Kulturwissenschaftliche Konzepte der Transplantation

Kulturwissenschaftliche Konzepte der Transplantation

Herausgegeben von
Ottmar Ette und Uwe Wirth

Unter Mitarbeit von
Carolin Haupt

DE GRUYTER

Dieser Band wurde mit Unterstützung des Gießener Zentrums für Medien und Interaktivität (ZMI) und des International Graduate Centre for the Study of Culture (GCSC) gedruckt.

ISBN 978-3-11-061136-6
e-ISBN (PDF) 978-3-11-061934-8
e-ISBN (EPUB) 978-3-11-061772-6

Library of Congress Control Number: 2019939357

Bibliografische Information der Deutschen Nationalbibliothek
Die Deutsche Nationalbibliothek verzeichnet diese Publikation in der Deutschen Nationalbibliografie; detaillierte bibliografische Daten sind im Internet über http://dnb.dnb.de abrufbar.

Satz: jürgen ullrich typosatz, Nördlingen
Druck und Bindung: CPI books GmbH, Leck
Coverabbildung: Filmstill aus *The Brain That Wouldn't Die*
(1962, R: Joseph Green, DVD: Synapse Film)

www.degruyter.com

Inhaltsverzeichnis

Ottmar Ette und Uwe Wirth

Einleitung

In seinen *Paradigmen zu einer Metaphorologie* hat sich Hans Blumenberg kritisch mit dem Anliegen einer Begriffsgeschichte auseinandergesetzt, die glaubt, ihre metaphorischen Wurzeln ignorieren zu können. Blumenbergs alternativer Vorschlag läuft auf eine Analyse der Wechselbeziehung zwischen Metapher und Begriff hinaus – eine Analyse, deren Fokus darauf liegt, „die logische ‚Verlegenheit' zu ermitteln, für die die Metapher einspringt".[1] Dergestalt nimmt die Metaphorologie eben jene epistemischen Zonen in den Blick, in denen die eingesetzten Metaphern theoretisch eigentlich „gar nicht ‚zugelassen'" sind, aber gleichwohl eine Vermittlungsfunktion übernehmen.

Eben diese merkwürdige *metaphorologische Interferenz* macht sich prägnant am Terminus ‚Hybridität' bemerkbar, dessen Verwendungsweise in kultur- und medienwissenschaftlichen Diskussionszusammenhängen bis heute zwischen begrifflichen und metaphorischen Implikationen changiert. Der mittlerweile ubiquitär einsetzbare Ausdruck für alle möglichen Formen der Vermischung und Vermengung[2] ist fragwürdig geworden – nicht zuletzt deswegen, weil seine Verwendungsweise in kultur- und medienwissenschaftlichen Kontexten immer noch – und immer wieder – von seinen biologischen Konnotationshöfen überblendet wird.

Auch wenn zahlreiche Versuche unternommen wurden, Hybridität in ein Konzept semantischer Kreuzungen, räumlicher Konfigurationen und machtpolitischer Konfrontationen zu übersetzen,[3] ist es bis heute nicht gelungen, sich der biologischen Implikationen von „organic metaphors" wie der Hybridität zu entledigen.[4] Immer wieder wird Hybridität von den Konnotationen des Organischen und des Botanischen eingeholt, so dass man mittlerweile eine Art „Anti-Hybridity Backlash"[5] beobachten kann: Hybridität scheint nur noch als Einsatzpunkt einer Kritik des Essentialismus von Bedeutung.

---

1 Blumenberg: *Paradigmen zu einer Metaphorologie*, S. 10.

2 Vgl. Bronfen/Marius: „Hybride Kulturen. Einleitung zur anglo-amerikanischen Multikulturalismusdebatte", S. 14.

3 Vgl. Bhabha: *The Location of culture*, S. 22f., aber auch Clifford: *Routes*, S. 3.

4 Young: *Colonial desire*, S. 4.

5 Vgl. Nederveen Pieterse: „Hybridity, so what?", S. 224.

https://doi.org/10.1515/9783110619348-001

In diesem Band möchten wir daher der Frage nachgehen: Was kommt danach? Was kommt nach der Hybridität? Welche alternativen kulturwissenschaftlichen Konzepte können in Dienst genommen werden, um die komplexen Konfigurationen des Vermischens und Verbindens von Medien und Kulturen, von Denkformen und Lebensformen, zu beschreiben?

Zugleich stellt sich aber auch die Frage, ob die Verabschiedung des Hybriditätsbegriffs – respektive der Hybriditätsmetapher – nicht ihrerseits ein metaphorologisches Missverständnis impliziert: Unklar bleibt im Kontext vieler kulturwissenschaftlicher Diskussionen nämlich, auf welcher Ebene und in welcher Form ‚Hybridität' in Dienst genommen wird. So schreibt Andreas Ackermann: „Der Begriff verweigert sich indes einer eindeutigen Verortung und verbleibt häufig im metaphorischen [...]."[6] Diese Passage legt nahe, dass Hybridität als Begriff und nicht als Metapher Eingang in die Kulturwissenschaften finden soll. Dies verkennt aber zum Teil den Grund für die Verwendung des Ausdrucks ‚Hybridität', nämlich eine ‚logische Verlegenheit', die sich gerade *nicht* unmetaphorisch auf einen begrifflichen Punkt bringen lässt. Gleiches gilt für die von Robert Young vorgetragene Kritik an der Hybridität als einer der „organic metaphors", die im 19. Jahrhundert aus der Biologie in die Gesellschaftstheorie gewandert sind, um dort zum Nährboden für rassistische Denkweisen zu werden – was sie in seinen Augen als Termini heutiger Theoriebildung desavouiert.[7]

Bei Ackermann wie bei Young entsteht der Eindruck, dass der ‚Begriff' der Hybridität aus dem Kontext der Biologie in den Kontext der Kulturwissenschaften versetzt wurde, um eine Bedeutungsübertragung vorzunehmen. Doch was, wenn die ‚logische Verlegenheit' nicht erst mit der Verwendung im Kontext der Kulturwissenschaft einsetzt, sondern schon im Kontext der Biologie bestand?

Paradigmatisch zeigt sich diese *metaphorologische Interferenz* am Begriff der *Transplantation*, der heute in der Medizin verwendet wird, um Operationen der Organverpflanzungen zu bezeichnen. Der Medizinhistoriker Thomas Schlich und der Wissenschaftshistoriker François Delaporte haben die verschiedenen Etappen nachgezeichnet, die dazu geführt haben, dass sich überhaupt so etwas wie ein *Konzept von Transplantation* etablieren konnte, das Eingang in die Chirurgie fand.[8] Dabei wird deutlich, dass die Vorgeschichte des modernen Transplantationskonzepts aus einem Geflecht von metaphorischen Überblendungen besteht, die botanisches Erfahrungswissen auf medizinische Fragestellungen überträgt. Erst im Rekurs auf diese metaphorische Grundlage entstand, flankiert von techni-

---

6 Ackermann: „Das Eigene und das Fremde. Hybridität, Vielfalt und Kulturtransfers", S. 140.

7 Young: *Colonial desire*, S. 10.

8 Schlich: *Die Erfindung der Organtransplantation*; Delaporte: *Figures of medicine: Blood, face transplants, parasites*.

schen Neuerungen, ein Konzept von Transplantation, das einer „eigenen und neuen Logik folgte“.[9]

Zugleich findet das Konzept der Transplantation auch *außerhalb* der Bereiche Botanik, Biologie und Medizin Verwendung – etwa als Metapher für Übersetzungen aller Art. In eben diesem Sinn vergleicht Schleiermacher in seiner Abhandlung *Über die verschiedenen Methoden des Übersetzens* die Tätigkeit des Übersetzens mit einer exotischen gärtnerischen Intervention, wenn er schreibt, dass durch das „vielfältige Hineinverpflanzen fremder Gewächse [...] unser Boden reicher und fruchtbarer geworden“ sei.[10] Auch in Walter Benjamins Überlegungen zur *Aufgabe des Übersetzers* heißt es: „Übersetzung verpflanzt also das Original“.[11] Sowohl Schleiermacher als auch Benjamin rekurrieren damit auf eine Tradition in der Geschichte der Übersetzungstheorie, die das verpflanzende Versetzen als Form der Übersetzung, ja, der kulturellen Übersetzung[12] in Dienst nimmt, um damit Aspekte der *Transkulturation*, also der beständigen Querung unterschiedlicher Kulturen, zu beschreiben – nicht umsonst ein Begriff, der um 1940 in der spanischsprachigen Karibik unter der Feder von Fernando Ortiz entstanden ist und seither in unterschiedlichste kulturelle Kontexte ‚transplantiert‘ wurde.

Dabei stellt sich *erstens* die Frage, wie mit dem übersetzenden Verpflanzen das Fremde und das Eigene in Beziehung gesetzt wird. Dies mündet in einen Problemkontext, der im weitesten Sinne all das betrifft, was man im Anschluss an Bruno Latour als „Zirkulation“ respektive als „netzwerkbahnende Aktivität“[13] bezeichnen kann: Sei es die Zirkulation als organisches Konzept fließender ‚Körperströme‘ und -säfte; sei es die Zirkulation als mediales respektive soziales Konzept fließender Informations- und Kommunikationsströme. *Zweitens* stellt sich aber auch die Frage, wie sich derartige Konzepte körperlicher und kommunikativer Übersetzung zu den eingangs entfalteten Bedeutungsfiliationen von Hybridität verhalten, was in einen *dritten* Fragekomplex mündet: Wie lässt sich erklären, dass historische Semantiken von Übersetzungstheorien bis heute auf biologische und organologische Metaphoriken rekurrieren? Dies impliziert eine *vierte* Frage: Wie ist eine kulturtheoretische Abstraktion von derartigen Biologismen und Essentialismen möglich? Ist sie überhaupt nötig?

---

9 Schlich: *Die Erfindung der Organtransplantation*, S. 33.

10 Schleiermacher: *Hermeneutik und Kritik*, S. 69.

11 Benjamin: „Die Aufgabe des Übersetzers“, S. 15.

12 Vgl. hierzu Bachmann-Medick: „From hybridity to translation“ sowie dies.: „Translational turn“.

13 Latour: „On actor-network theory: A few classifications“, S. 379.

Unser Band möchte diesen Fragen nachgehen, indem er nicht nur dem metaphorischen Tenor dieser ‚Biologismen' auf den Grund geht, sondern auch nach den ‚logischen Verlegenheiten' fragt. Dabei sollen verschiedene *Transplantations-* und *Transkulturations-* und *Zirkulationslogiken* erkundet werden.

Dies betrifft zunächst einmal das, was man mit Deleuze und Guattari als Wurzellogik[14] bezeichnen könnte, als Modell, um unterschiedliche Wissensordnungen zu beschreiben: vom porphyrischen Baum bis hin zum Rhizom.[15] Dabei erweisen sich Wurzeln aber nicht nur als Modelle, die Logiken der Verortung in Stellung bringen, um intern und auf lokaler Ebene Zirkulationen zu ermöglichen, sondern Wurzeln fungieren auch als Modelle des Transitorischen – als Wurzeln in Bewegung: sei es im Sinne der Mangrovenwurzel,[16] die unter wechselnden Lebensbedingungen (Süß- und Salzwasser) überleben kann, indem sie sogenannten ‚Luftwurzeln' bildet; sei es im Sinne der bereits erwähnten Verpflanzung von Organismen in einen ‚fremden Boden' – also um Formen der kolonisierenden oder invasiven Verpflanzung.

In diesem zweiten Zusammenhang wird Verpflanzung zu einem *travelling concept*, das die Reise von Pflanzen als *travelling transplants* motiviert. Eine moderne Variante dieser *travelling transplants* findet heute im Rahmen der Transplantationsmedizin statt: Die Organverpflanzung sieht sich nicht nur auf einer lokalen und internen Ebene mit vielfältigen Problemen der Integration von Fremdkörpern in einen Wirtsorganismus konfrontiert,[17] was die ‚netzwerkbahnenden Aktivitäten' und die ‚Zirkulation' auf Blutkreislauf und Nervenstränge bezieht, sondern viele Organe haben eine Reise um die halbe Welt hinter sich, bevor sie ihre Empfänger erreichen.[18] Hier finden also Zirkulationen auf einer globalen Ebene statt, die zum einen Fragen nach den Biopolitiken der Transplantation aufwerfen, zum anderen nach der Adäquatheit der ‚Wurzellogik' als Beschreibungsmodell.

Womöglich müssen hier noch andere Konzepte in Anschlag gebracht werden, etwa das Konzept der Pfropfung,[19] bei dem ein Pflanzenteil, der sogenannte Reis, auf eine im Boden verwurzelte ‚Unterlage' gepflanzt wird: eine Agrikulturtechnik, die nicht nur auf lokaler Ebene Formen der wurzellosen Transplantation ermög-

14 Vgl. Deleuze/Guattari: *Tausend Plateaus. Kapitalismus und Schizophrenie*, S. 14 ff.
15 Vgl. hierzu auch Serres: „Die Übersetzung des Baumes", S. 26 ff.
16 Ette: *Literatur in Bewegung*, S. 461 ff.
17 Vgl. Karafyllis: „Lebewesen als Programme"; Schicktanz: „Fremdkörper".
18 Vgl. Krüger-Fürhoff: *Verpflanzungsgebiete*.
19 Vgl. Arribert-Narce (Hg.): *Graft and transplant: Identities in question*; Wirth (Hg.): *Impfen, Pfropfen, Transplantieren* sowie Delaporte/Devauchelle/Fournier (Hg.): *Transplanter. Une approche transdisciplinaire: art, médecine, histoire et biologie: colloque de Cerisy.*

licht,[20] sondern auch in globalen Zusammenhängen zu Konstellationen führt, die man als *transkulturalisierende Transplantation* deuten kann: ein Beispiel ist der Import amerikanischer ‚Unterlagen' nach Frankreich im 19. Jahrhundert, um der (ebenfalls aus Amerika stammenden) Reblausplage Herr zu werden.[21] In diesem Zusammenhang scheint es auch bemerkenswert, dass im Französischen wie im Englischen für die Verfahren der Pfropfung die gleichen Begriffe verwendet werden wie für die Verfahren der Transplantation (*greffer* respektive *grafting*).

Zu klären gilt daher, wie körperliche Transplantationskonzepte mit kulturellen Transplantationskonzepten interferieren und inwiefern diese Interferenz ihrerseits zur Voraussetzung für Prozesse der Transkulturation und der Translation werden.

Unser Anliegen ist es, Möglichkeiten eines ‚viellogischen Denkens' in mobilen Konzepten zu erkunden. Dabei zeigt der Band, wie in unterschiedlichen Theorietraditionen innerhalb und außerhalb Europas (etwa in Lateinamerika und in der Karibik) Konzepte entwickelt wurden, die jenseits des Hybriditätsbegriffs versuchen, neue Metaphern und Modelle zu finden, zum Beispiel indem sie die Konnotationen von Transplantation und Pfropfung, von Mestizisierung und Kreolisierung, aber auch von Transkulturierung und Archipelisierung fruchtbar machen. Zwischen diesen theoretischen Welten, die lange Zeit Parallelwelten waren, versuchen die hier versammelten Beiträge zu vermitteln und Konzepte zu entwickeln, die in die Zukunft gerichtet sind.

In den ersten beiden Beiträgen von Uwe Wirth und Ottmar Ette geht es um die metaphorologische Aufladung der Konzepte Pfropfung und Transplantation in transdisziplinärer und transkultureller Hinsicht. Bei den Beiträgen von Georg Toepfer und Benjamin Bühler geht es um die Konsequenzen, die der biologische und der literarische Hybriditätsdiskurs für die Transplantation als Zukunftskonzept hat – durchaus auch im Rahmen der *Science Fiction*. Ernst Rühl und Helge Baumann rücken dezidiert das Transplantieren und Pfropfen von Pflanzen in den Mittelpunkt: Sie nehmen Weinreben und Platanen unter botanischen und poetologischen Vorzeichen in den Blick, während bei Silke Schicktanz, Solveig Lena Hansen und Irmela Krüger-Fürhoff die (medizin-)ethischen und ästhetischen Strategien der Transplantation als chirurgischer Intervention im Fokus des Interesses stehen. Die metaphorische Übertragung dieser chirurgischen Intervention auf Text- und Kunstpraktiken, etwa in Form des *Cut and Paste*, wird in den Beiträgen von Marie Millutat und Yvette Sánchez thematisch – und in zugespitzter Form,

20 Vgl. Derrida: „Dissemination", S. 403.

21 Vgl. Gale: *Dying on the vine. How phylloxera transformed wine*, S. 120f.

nämlich mit Blick auf *Cut and Paste* als Zirkulationsbewegung mit rechtlichen Konsequenzen, bei Anja Lemke. Mit dem Beitrag von Annette Simonis kommt noch einmal die Transplantation als transkulturelle Konzeptmetapher für Prozesse des Kulturtransfers ins Spiel. Weiter geführt wird diese Indienstnahme für transkulturelle ‚Verpflanzungsprozesse' im karibischen und indischen Raum, aber auch im Nahen Osten – mit Rückbezügen zu den botanischen Implikationen der Transplantation – in den Beiträgen von Gesine Müller, Dirk Wiemann und Jens Kugele.

An dieser Stelle möchten wir uns nicht nur bei den Beiträgerinnen und Beiträgern des Bandes bedanken, sondern auch für die großzügige finanzielle Unterstützung durch das Gießener *Zentrum für Medien und Interaktivität* (ZMI) und das *Graduate Center for the Study of Culture* (GCSC), ohne die das Zustandekommen dieses Bandes nicht möglich gewesen wäre – ebenso wenig wie ohne die redaktionelle Unterstützung durch Carolin Haupt.

Literatur

Ackermann, Andreas: „Das Eigene und das Fremde: Hybridität, Vielfalt und Kulturtransfers", in: *Handbuch der Kulturwissenschaften. Themen und Tendenzen. Bd. 3*, hg. v. Friedrich Jaeger/Jörn Rüsen, Stuttgart 2004, S. 139–154.

Arribert-Narce, Fabien (Hg.): *Graft and transplant: Identities in question*. Sonderband der Zeitschrift *Skepsi*, 1 (2008).

Bachmann-Medick, Doris: „From hybridity to translation", in: *The Trans/national study of culture: A translational perspective*, hg. v. ders., Berlin u. a. 2014, S. 119–136.

Bachmann-Medick, Doris: „Translational turn", in: dies.: Doris Bachmann-Medick: *Cultural Turns. Neuorientierungen in den Kulturwissenschaften*, Reinbek bei Hamburg 2006, S. 238–283.

Benjamin, Walter: „Die Aufgabe des Übersetzers", in: *Gesammelte Schriften. Bd. IV, 1: Kleine Prosa, Baudelaire-Übertragungen*, hg. v. Tillman Rexroth, Frankfurt a. M. 1991 (Nachdruck [1921],1972), S. 9–21.

Bhabha, Homi K.: *The location of culture*, London u. a. 1994.

Blumenberg, Hans: *Paradigmen zu einer Metaphorologie*, Frankfurt a. M. 2005 (1960).

Bronfen, Elisabeth/Benjamin Marius: „Hybride Kulturen. Einleitung zur anglo-amerikanischen Multikulturalismusdebatte", in: *Hybride Kulturen. Beiträge zur anglo-amerikanischen Multikulturalismusdebatte*, hg. v. Elisabeth Bronfen/Benjamin Marius/Therese Steffen, Tübingen 1997, S. 1–29.

Clifford, James: *Routes. Travel and translation in the late twentieth century*, Cambridge, Mass 1999.

Delaporte, François/Bernard Devauchelle/Emmanuel Fournier (Hg.): *Transplanter: Une approche transdisciplinaire: art, médecine, histoire et biologie: colloque de Cerisy*, Paris 2015.

Delaporte, François: *Figures of medicine. Blood, face transplants, parasites*, New York 2013.

Deleuze, Gilles/Félix Guattari: *Tausend Plateaus. Kapitalismus und Schizophrenie*, Merve 2002 (1980).

Derrida, Jacques: „Dissemination", in: ders.: *Dissemination* (1972), Wien 1995, S. 323–414.

Ette, Ottmar: *Literatur in Bewegung. Raum und Dynamik grenzüberschreitenden Schreibens in Europa und Amerika*, Weilerswist 2001.

Gale, George: *Dying on the vine: How phylloxera transformed wine*, Berkeley 2011.

Karafyllis, Nicole: „Lebewesen als Programme. Die wissenschaftstheoretische Verflechtung von *Life Sciences* und *Techno Sciences* und ihre anthropologische Bedeutung“, in: *Disziplinen des Lebens. Zwischen Anthropologie, Literatur und Politik*, hg. v. Ulrich Bröckling, Tübingen 2004, S. 235–254.

Krüger-Fürhoff, Irmela: *Verpflanzungsgebiete. Wissenskulturen und Poetik der Transplantation*, München 2012.

Latour, Bruno: „On actor-network theory: A few classifications“, in: *Soziale Welt* 4 (1996), S. 369–381.

Nederveen Pieterse, Jan: „Hybridity, so what?: The anti-hybridity backlash and the riddles of recognition“, in: *Theory, culture & society* 18 (2/3), (2001), S. 219–245.

Schicktanz, Silke: „Fremdkörper. Die Grenzüberschreitung als Prinzip der Transplantationsmedizin“, in: *Biofakte. Versuch über den Menschen zwischen Artefakt und Lebewesen*, hg. v. Nicole C. Karafyllis, Paderborn 2003, S. 179–198.

Schleiermacher, Friedrich: *Hermeneutik und Kritik*, Frankfurt a. M. 1977 (1838).

Schlich, Thomas: *Die Erfindung der Organtransplantation. Erfolg und Scheitern des chirurgischen Organersatzes (1880 – 1930)*, Frankfurt a. M. 1998.

Serres, Michel: „Die Übersetzung des Baumes“, in: *Übersetzung. Hermes* III, hg. v. Günther Rösch, Berlin 1992, S. 13–52.

Wirth, Uwe (Hg.): *Impfen, Pfropfen, Transplantieren*, Berlin 2011.

Young, Robert: *Colonial desire. Hybridity in theory, culture, and race*, London 1995.

Uwe Wirth

Konzepte und Metaphern der Transplantation

„Wir befinden uns heute in einem Zeitalter der Transplantationen“, schreibt der Arzt Franz Unterberger 1918, kurz vor Ende des Ersten Weltkriegs, und bezieht sich damit auch auf die „ungeahnten Triumphe“ der plastischen Chirurgie, etwa die „Ueberpflanzungen von Haut“ bei verwundeten Soldaten.[1] Trotz seiner vollmundigen Verkündung des Transplantationszeitalters bleibt Unterberger jedoch in einem Punkt skeptisch, nämlich bei der ‚Überpflanzung‘ *fremder* Organe. Bei diesen *heteroplastischen* Transplantationen sei abzusehen, „daß die Erfolge mit wenigen Ausnahmen nur vorübergehend sind“.[2] Diese ambivalente Einschätzung ist der Einsatzpunkt der medizinhistorischen Rekonstruktion des ‚Konzepts Transplantation‘, das Thomas Schlich in seinem Buch *Die Erfindung der Organtransplantation* nachgezeichnet hat.[3] Dabei geht es implizit auch um die Geschichte des Begriffs ‚Transplantation‘, die sich als Geschichte eines „travelling concept“, ja eines „nomadic concept“ entpuppt.[4]

Noch bis Mitte des 18. Jahrhundert bezeichnete der Terminus ‚Transplantation‘ einen Vorgang, bei dem, wie man in *Zedlers Universal-Lexicon* lesen kann, durch eine magisch-magnetische Kraft, „die Kranckheit aus dem menschlichen Leibe in einen Cörper abgeleitet und gleichsam versetzet wird“.[5] Diesem ‚magischen Konzept‘ von Transplantation steht ein ‚botanisches Konzept‘ gegegnüber,

1 Unterberger: „Hat die Ovarientransplantation praktische Bedeutung?“, S. 903.

2 Ebd.

3 Schlich: *Die Erfindung der Organtransplantation*, S. 17f.

4 Der von Mieke Bal geprägte Begriff der „Travelling Concepts“ (vgl. Bal: *Travelling Concepts in the Humanities*) ist mittlerweile zu einem etwas inflationär verwendeten *buzz word* kulturwissenschaftlicher Herangehensweisen geworden, die sich (auch) für begriffliche Übertragungsbewegungen interessieren. Wenig Beachtung wurde dabei der wissenschaftsgeschichtlichen Genealogie dieses Ansatzes geschenkt – so nimmt Bal in dem Kapitel „Travel between Science and Culture“ (S. 29f.) mehrfach auf Überlegungen zu ‚nomadischen Begriffen“ der Wissenschaftshistorikerin Isabelle Stengers Bezug. In Isabelle Stengers Vorwort „La propagation des concepts“ zu dem von ihr herausgegebenen Band *D'une science à l'autre. Des concepts nomades* (S. 9–26) geht es darum, die Bewegungen von Begriffen im Feld der Wissenschaften zu beschreiben – insbesondere auch im Hinblick darauf, durch welche Manöver Demarkationslinien gezogen werden, „*entre ce-qui a droit au titre de ‚concept scientifique‘ et ce qui sera dit simple métaphore*“. (S. 10) Interessant wäre es, Stengers wissenschaftsgeschichtliche Bewegungsmetaphorik mit dem metaphorologischen Projekt Blumenbergs ins Gespräch zu bringen.

5 Zedler: *Grosses und vollständiges Universal-Lexicon*, Artikel „Transplantation“, Spalte 2125.

https://doi.org/10.1515/9783110619348-002

das seit dem 16. Jahrhundert metaphorisch auf chirurgische Experimente übertragen wird. So beschreibt Gaspare Tagliacozzi in seinem Buch über die plastische Chirurgie, *De curtorum chirurgia per insitionem*,[6] seine Versuche, Körperteile – etwa Nasen – zu ‚verpflanzen', wobei er sich explizit auf die gärtnerisch-botanischen Praktiken des Pfropfens bezieht. So legt er im zwölften Kapitel des ersten Buches die Prinzipien der chirurgischen Operationen dar, indem er drei Klassiker des Landbaus zitiert: Cato, Columella und Palladius.[7] Den Auftakt macht ein Zitat der ersten Zeilen des Lehrgedichts über die Baumveredelung (*De insitione*), das Palladius seinem *Opus Agriculturae* als letztes Buch beigegeben hat.[8] Dort erwähnt Palladius die „vielen Arten von Transplantaten", die durch „ausdauernden Fleiß" entwickelt wurden und sich durch die „Eingriffe einer geschulten Hand"[9] ausführen lassen. Kurz darauf geht er ins Detail: Da ist vom Pfropfen hinter die Rinde die Rede, von der Spaltpfropfung und dem Okulieren.[10]

Bei Taglicozzis Zitat dieser Stelle werden eben diese verschiedenen *modi operandi* der Pfropf-Technik zur Folie für die noch zu entwickelnden Prinzipien chirgischer Operationen. Dies wird deutlich, wenn Tagliacozzi kurz darauf auf das fünfte Buch von Columellas *De re rustica* Bezug nimmt,[11] wo detailliert die verschiedenen Methoden des Pfropfens von Oliven- und Obstbäumen, aber auch von Wein beschrieben werden – begleitet von Hinweisen zu den Monaten, in denen die unterschiedlichen Pflanzen behandelt werden sollten, bis hin zu den passenden Bodenbedingungen. Das fünfte Kapitel von Columellas *De Re Rustica* ist also insofern auch eine Abhandlung über die ‚kulturtechnischen' Rahmenbedingungen des Pfropfens.[12] All diese Techniken und Prinzipien der Pfropf-Operationen werden von Tagliacozzi auf den Bereich der chirurgischen Operatio-

6 Tagliacozzi: *De curtorum chirurgia per insitionem.*

7 Ebd., S. 43f.

8 Vgl. Palladius: *Das Bauernjahr*, S. 674f.

9 Ebd., S. 679. Eben diesen Abschnitt zitiert Tagliacozzi auf den Seiten 43 und 44 von *De curtorum chirurgia per insitionem*: *„principio multas species industria sollers / protulit et doctam iussit inire manum, / nam quaecumque virens alienis frondibus arbos / comitur, his discit credita ferre modis: / aut nova discreto fi guntur germina libro / aut aliud sumunt robora fissa caput / aut virides oculos externi gemma tumoris / excipit et lento stringitur uda sinu.*" (Palladius, S. 678).

10 Vgl. Mudge/Janick/Scofield u. a.: „A history of grafting", S. 457f.

11 Vgl. hierzu Columella: *Über die Landwirtschaft*, S. 165–190.

12 Zum Begriff der Kulturtechnik siehe Maye: „Was ist eine Kulturtechnik?", wo Maye feststellt: „Im 19. Jahrhundert wäre ein Konzept namens ‚Kulturtechnik' ganz selbstverständlich innerhalb der Agrar- oder Geowissenschaften angesiedelt worden", weil typische Gegenstandsbereiche „Flurbereinigung, Flussbegradigung und andere Projekte des Wege- und Wasserbaus" seien (S. 121). In einer Fußnote verweist Maye auf einen „Klassiker" der Kulturtechnik: Friedrich Wilhelms Dünkelbergs *Encyclopedie und Methodologie der Culturtechnik.* Interessanterweise hat sich Dünkelberg auch mit den kulturtechnischen Dimensionen des Weinbaus auseinandergesetzt,

nen übertragen. Dabei werden – wie der Titel von Tagliacozzis Buch *De curtorum chirurgia per insitionem* deutlich macht – die Fachausdrücke fürs Pfropfen – *insitio* respektive *inserere* – zu „Oberbergriffe[n] für eine Technik, die wir heute Transplantation zu nennen gewohnt sind".[13] Allerdings changiert dabei die Verwendungsweise des Wortes ‚transplantatio' zwischen metaphorischer und wörtlicher Bedeutung.[14]

I

Unter dem Vorzeichen einer metaphorologischen Betrachtunsweise bleibt zu fragen, ob die metaphorische Übertragung aus dem botanischen Bereich in den medizinischen Bereich tatsächlich nur Ausdruck einer „logischen Verlegenheit" ist, für die die Metapher „einspringt",[15] denn immerhin wird mit dem *Termins* ‚Transplantation', wie François Delaporte gezeigt hat,[16] ein neues *Konzept* etabliert: ein Konzept, das sich dann – „nach einer wechselvollen Geschichte"[17] im 19. Jahrhundert – als *Begriff* der chirurgischen Transplantation im heutigen Sinne durchsetzt. Mit anderen Worten: Dass wir heute von Transplantation sprechen, verdankt sich einer metaphorischen Übertragung des Pfropfungskonzepts aus dem Pflanzenreich ins Tierreich und einer terminologischen Verdrängung einer magisch konnotierten Vorstellung von Transplantation, so dass auf den ‚frei gewordenen' Terminus ‚Transplantation' eine neue Bedeutung übertragen werden konnte.

Im Denkstil der Metaphorologie könnte man sagen: Die Entstehung des modernen Begriffs der Transplantation verdankt sich einer zunächst metaphorischen Verwendungsweise, die alte Vorstellungen (und das heißt in diesem Zusammehang: das jahrhundertealte botanische Erfahrungswissen über die verschiedenen Techniken des Pfropfens) auf einen neuen Gegenstandsbereich, die Chirurgie, überträgt. Die, wie es bei Blumenberg heißt, „Bilder und Gebilde" der alten Erfahrungswelt werden durch „Konjekturen und Projektionen"[18] in einem neuen Verwendungskontext *produktiv* gemacht.

---

nämlich in seiner 1867 verfassten Studie *Der Nassauische Weinbau. Eine Skizze der klimatischen, Boden- und Cultur-Verhältnisse des Rheingau's.*

13 Vgl. hierzu auch Fichtner: „Das verpflanzte Mohrenbein", S. 96.

14 Fichtner: *Transplantatio*, S. 92.

15 Blumenberg: *Paradigmen zu einer Metaphorologie*, S. 10.

16 Delaporte: *Figures of medicine. Blood, face transplants, parasites*, S. 27f.

17 Fichtner: „Das verpflanzte Mohrenbein", S. 96.

18 Blumenberg: *Paradigmen zu einer Metaphorologie*, S. 10.

Nicht, dass damit auch nur eines der neuen technischen Probleme gelöst wäre – doch immerhin hilft die epistemische Metapher der Pfropfung, gleichsam auf der Unterlage eines alten Repertoirs von Terminologien, ein Bewusstsein für die neuen Probleme zu entwickeln. Dadurch nämlich, dass sich die neuen Problemlagen zwar metaphorisch im Rekurs auf alte Terminologien formulieren, aber eben noch nicht lösen lassen. Möglicherweise kommt an eben diesem Punkt die Metaphorologie im Sinne Blumenbergs an ihr Ende: dann, wenn es nicht nur um das *Einspringen* für eine ‚logische Verlegenheit' geht, sondern wenn eine *epistemologische Umdeutungen* von Metaphern und Begriffen in neuen Kontexten nötig wird.

Um diesen Moment des Umdeutens in den Blick zu nehmen, scheinen mir zwei Ansätze besser geeignet zu sein, die sich aus anderen Theorietraditionen herschreiben – und bemerkenswerterweise beide auf das Modell der Pfropfung rekurrieren. Diesmal aber nicht als metaphorischer Bezugsrahmen, sondern als Weise der Bezugnahme: Es geht nicht um die Bilder und Projektionen der Gartenbautechnik, sondern um eine metaphorische Abstraktion, die sich darauf bezieht, dass ein Begriff respektive ein Konzept auf Kosten eines anderen Begriffs (respektive eines anderen Konzepts) neue Bedeutungsmöglichkeiten entfalten kann.

In *La Métaphore Vive* stellt Paul Ricoeur mit Blick auf die Wechselbeziehung zwischen Metaphernproduktion und Begriffsproduktion fest: Erst „die Verjüngung aller toten Metaphern und die Erfindung neuer lebendiger Metaphern, die die Metapher neu beschreiben, ermöglichen es, der Metaphernproduktion selbst eine neue Begriffsproduktion aufzupfropfen".[19] Im Original ist hier von *„greffer une nouvelle production conceptuelle sur la production métaphorique elle-même"*[20] die Rede.

Eine ganz ähnliche Denkfigur findet man bei Derrida, am Ende seines einflussreichen Aufsatzes „Signatur Ereignis Kontext", in dem er das Manöver der Dekonstruktion als Manöver einer begrifflichen Bedeutungsverschiebung beschreibt. Die Dekonstruktion, so Derrida, besteht darin, „eine begriffliche Ordnung [...] umzukehren und zu verschieben".[21] Als Beispiel führt er seine eigene Vorgehensweise an, mit der er versucht, einen neuen Schriftbegriff zu etablieren: ein Begriff, der zwar immer noch den gleichen Namen trägt, aber sehr viel mehr bezeichnet als der ‚alte' Name ‚Schrift'. In eben diesem Zusammenhang spricht er davon, dass er dem alten Namen ‚Schrift' einen neuen Begriff (*un ‚nouveau' concept d'écriture*) „aufgefpfropft" hat. Dem neuen Begriff den alten Namen zu

19 Ricoeur: *Die lebendige Metapher*, S. 272.

20 Vgl. Ricoeur: *La métaphore vive*, S. 372.

21 Derrida: „Signatur Ereignis Kontext", S. 45. Im Original heißt es: *„renverser et à déplacer un ordre conceptuel"* (Derrida: „Signature événement contexte", S. 393).

lassen, der nun aber etwas neues, anderes bezeichnet, heißt für Derrida: „maintenir la structure de greffe“,[22] also: die Struktur der Pfropfung als Prinzip der Begriffsproduktion *fortsetzen.*

Die Pfropfung wird bei Ricoeur und Derrida – natürlich mit je unterschiedlichen Ausrichtungen – zu einem Prinzip der Konfiguration von Konzepten: Sie ist ein Prinzip der Bezugnahme, das in Prozessen der Metaphernproduktion und in Prozessen der Begriffsproduktion wirksam ist, aber auch in der Wechselbeziehung zwischen Prozessen der Begriffs- und der Metaphernbildung. Damit wird die Pfropfung, wie Gaston Bachelard in *L’eau et les rêves* schreibt, zu einem produktiven Prinzip der „materiellen Einbildungskraft“: „C’est la greffe qui peut transmettre à l’imagination formelle la richesse et la densité des matières“.[23] Die Pfropfung wird hier zum Prinzip einer Übertragung zwischen der materiellen und der formellen Einbildungskraft: Sie ist das Prinzip der Projektion, mit dem Bilder und Gebilde von einer Begriffsdomäne auf eine andere übertragen werden. Zu fragen bleibt, ob diese Projektion tatsächlich nur *eine* Richtung kennt, nämlich die von den materialisierenden Imaginationen zur formalen Abstraktion, oder ob die Projektion auch die Übertragung abstrakter Relationen in anschauliche Bilder, Exemplifikationen und Metaphern fasst, so dass es gleichsam zu einer konnotativen Anreicherung durch die materielle Einbildungskraft kommt. Dann würde die Pfropfung als Prinzip der semantischen Bezugnahme zugleich eine Figur begrifflicher und metaphorischer Interaktion, die das Ergebnis einer „network-tracing activity“[24] ist, die man im Anschluss an Latour auch als ‚konzeptionelle Zirkulation‘ bezeichnen könnte. Das Ergebnis dieser konzeptionellen Zirkulation ist ein Quasi-Objekt, ein Hybrid aus begrifflichen und metaphorischen netzwerkbahnenden Aktivitäten.

Eben diese These möchte ich hier vertreten, denn sie lässt sich, so denke ich, gerade auch mit Blick auf die wissenschaftsgeschichtliche Verhältnisbestimmung von Pfropfung und Transplantation plausibilisieren. Damit kommen nun zwei unterschiedliche Hinsichten des ‚Prinzips Pfropfung‘ ins Spiel: Einmal die Praktiken und Techniken der Pfropfung als Bezugsrahmen von Metaphern, die für logische Verlegenheiten einspringen, wie es bei Tagliacozzis Bezugnahme auf Columella und Palladius zu beobachten war; zum anderen das Prinzip der Pfropfung als Modus der Bezugnahme von Begriffen und Metaphern aufeinander, wie sie gerade bei Ricoeur, Derrida und Bachelard zur Sprache kam.

---

22 Ebd.

23 Bachelard: *L’eau et les rêves*, S. 14.

24 Latour: „On actor-network theory. A few classifications“, S. 379.

Wichitge Aspekte dessen, was hier als konzeptionelle Zirkulation bezeichnet wird, treten zu Beginn von François Delaportes Untersuchung *Das zweite Naturreich* zu Tage, wo er eine Feststellung macht, die zunächst überrascht:

> In der Geschichte der Pflanzenphysiologie im allgemeinen ist es die Geschichte der Tierphysiologie, die ein Intelligibilitätsmodell liefert. Es läßt sich auf diesem Gebiet der Botanik eine Eigenschaft feststellen, die derjenigen der Medizin des XVII. Jahrhunderts ähnlich ist.[25]

Hatten wir bei Taliacozzi die metaphorologische Tendenz beobachtet, dass das Pflanzenreich, genauer gesagt, der Bereich der Botanik (und die Techniken der Intervention in diesen Bereich) zum Modell für den Bereich der Medizin (und damit auch für das ‚Tierreich') wurde, so impliziert diese Passage die gegenteilige Annahme, nämlich dass es zu einer Art Rückübertragung von der Tierphysiologie auf die Pflanzenphysiologie kommt, dass die Tierphysiologie dadurch zum „Intelligibilitätsmodell"[26] wird. Dies führt laut Delaporte dazu, dass die „physiologische Beobachtung der pflanzlichen Funktionen" eine neue Ausrichtung bekommt durch die „Untersuchung der Organe",[27] und zwar genau in dem Moment, in dem Tierphysiologie und Medizin durch eine „systematische Praxis des Experimentierens"[28] mit neuen Erkenntnissen zur Funktion der Organe aufwarten.

Der Bereich der Botanik – und mit ihm die Praktiken und Techniken der Pfropfung – fungieren damit nicht mehr nur als Bildspender der materiellen Einbildungskfraft, sondern sie werden selbst zu Empfängern neuer Konzepte, die durch die systematische Praxis des Experimentierens gewonnen wurden – hierzu zählen zum Beispiel Harveys bahnbrechende Einsichten über den Blutkreislauf.[29] Es kommt also zwischen dem Untersuchungsfeld ‚Pflanzenreich' und dem Untersuchungsfeld ‚Tierreich' zu einer netzwerkbahnenden Interaktivität, die eine konzeptionelle Zirkulation bewirkt: eine Zirkulation, die das Wissen über die Pflanzen, das, wie Canguihelm bemerkt, „lange Zeit selbst von Unbeweglichkeit gezeichnet [war]", durch die „Erkenntnisse über die Grundfunktionen des Tierischen" in Bewegung versetzt.[30] Die Untersuchung tierischer und menschlicher Organe bewirkt mithin eine Veränderung der Funktionskonzepte im Pflanzenreich. Damit rückt auch der Begriff des Organs und des Organischen in den Fokus der Aufmerksamkeit, der sich in begrifflicher wie in metaphorischer Hinsicht als

25 Delaporte: *Das zweite Naturreich*, S. 10.
26 Ebd.
27 Ebd.
28 Canguihlem: „Vorwort", S. 7.
29 Vgl. Harvey: *On the motion of the heart and blood in animals*.
30 Conguilhelm: „Vorwort", S. 7.

Funktionskonzept des Körpers gleichermaßen auf Pflanzen, Tiere und Maschinen anwenden lässt.[31]

Dies betrifft nicht mehr nur die Übertragungen zwischen Planzenreich und Tierreich, sondern auch die Übertragungen zwischen Menschenwelt und Maschinenwelt. Die Projektion von Funktionskonzepten von einem Bereich auf den anderen sowie die damit implizierten Konjekturen über funktionale Analogien, bringen eine Dynamik konzeptioneller Zirkulationen in Gang: Zwischen den verschiedenen Bereichen kommt es zu *wechselseitigen* Übertragungen, die ein Hybrid aus begrifflichen und metaphorischen netzwerkbahnenden Aktivitäten entstehen lassen, das unter dem Namen ‚Transplantation' firmiert. Das Selbe lässt sich auch über das Konzept Organ und das Konzept Pfropfung sagen: Im Englischen und Französischen sind die Ausdrücke *Graft* und *Greffe* gleichermaßen *termini technici* in der Botanik wie in der Transplantationsmedizin.[32] Womöglich könnte man hier – analog zu dem von Ernst Kapp in seiner *Philosophie der Technik* eingeführten Begriff der „Organprojektion"[33] von einer Art *Transplantationsprojektion* sprechen, durch die die Techniken des ‚Verpflanzens' – etwa in Form des Pfropfens – aus dem Pflanzenreich auf das Tierreich projiziert werden. Folgt man Kapp, dann ist unter Projektion zunächst einmal einfach ein Bündel von „Vorstellungen"[34] zu verstehen – insofern ist der Projektionsbegriff durchaus an das anschließbar, was hier als konzeptionelle Zirkulation bezeichnet wird, nämlich, dass sich die Vorstellungen, die mit dem Terminus ‚Transplantation' verbunden werden, in konzeptioneller und konnotativer Hinsicht anreichern, sobald sie vom Untersuchungsfeld Pflanze zum Untersuchungsfeld Tier ‚hinüberwandern'.

II

Eine analoge Dynamik der Projektion im Sinne einer konzeptionellen Zirkulation lässt sich im Verhältnis von Mensch und Maschine beobachten, wobei es auch hier um die Organ- respektive Organismusvorstellungen geht. So provoziert La Mettrie Mitte des 18. Jahrhunderts mit seinem berühmten Essay *L'Homme Machine*, in dem er behauptet, der Mensch sei eine Maschine, „derartig zusammengesetzt, daß es unmöglich ist, sich anfangs von ihr eine klare Vorstellung zu machen und folglich sie genau zu bestimmen".[35] Eine klare Vorstellung des Zusammengesetztseins sei

31 Vgl. Toepfer: „Organ", S. 750.

32 Vgl. Hamilton: *A history of organ transplantation*, S. XIV.

33 Vgl. Kapp: *Grundlinien einer Philosophie der Technik*, S. 84.

34 Ebd., S. 41.

35 La Mettrie: *Die Maschine Mensch*, S. 27.

nur möglich, wenn man „gleichsam im Durchgang durch die Organe die Seele zu entwirren sucht“.[36] Die Gleichsetzung von Mensch und Maschine ist hier offenbar (eben darin besteht die Provokation) nur zum Teil metaphorisch gemeint.[37]

Eine Modulation dieser Auffassung vom Menschen als einem maschinellen Gefüge begegnet uns in Donna Haraways „A Cyborg Manifesto“ wieder – bei ihr wird der Mensch nicht mehr als *maschine composée* vorgestellt, bei der die Organe wie Maschinenteilen zusammenwirken, sondern der Mensch wird ersetzt durch den Cyborg – als Gefüge aus Organismus und Maschine. So stellt Haraway mit programmatischem Unterton fest:

> Im späten 20. Jahrhundert, in unserer Zeit, einer mythischen Zeit, haben wir uns alle in Chimären, theoretisierte und fabrizierte Hybride aus Maschine und Organismus, verwandelt, kurz, wir sind Cyborgs. Cyborgs sind unsere Ontologie.[38]

Der Cyborg als „kybernetischer Organismus“[39] wird für Haraway zu einer Metapher, zu einem „condensed image of both imagination and material reality“,[40] für die Möglichkeit, Belebtes und Unbelebtes, Menschliches und Nicht-Menschliches miteinander zu verbinden. Der Cyborg als extreme Form der Hybridbildung, die, wie es bei Latour heißt, „zwei vollkommen getrennte ontologische Zonen, die der Menschen einerseits, die der nicht-menschlichen Wesen andererseits“,[41] miteinander verbindet, fungiert hier als *chimärische Konfiguration*:[42] zum einen als körperliches Gefüge, nämlich als „Konfiguration von Festkörpern, die sich so bewegen, dass die Konfiguration dabei nicht zerstört wird“;[43] zum anderen als konzeptionelle Konfiguration phantasmagorischer Vorstellungen von zusammengesetzten, hybriden Entitäten. Dies wirft transhumanistische Fragen nach den möglichen Erweiterungen von Sinnesfunkionen auf, oder mündet in posthumanistische Problemstellungen, denen es um eine Neudefinition des ‚Menschseins‘ geht und sich mit Donna Haraway auf die provokante Formel bringen lassen:

36 Ebd.

37 Das hindert La Mettrie nicht, den Menschen an anderer Stelle, wenn es um den Einfluss des Wetters geht, mit einer Pflanze zu vergleichen: „Der Einfluß des Klimas ist so mächtig, daß ein Mensch, der es wechselt, diesen Wechsel unwillkürlich spürt. Er ist eine wandelnde Pflanze, die sich selbst umgepflanzt hat.“ (Ebd., S. 41): Im Original heißt es: „une Plante ambulante, qui s’est elle-meme transplantée“ (S. 40).

38 Haraway: „Ein Manifest für Cyborgs“, S. 465.

39 Ebd., S. 464.

40 Haraway: „A cyborg manifesto“, S. 150.

41 Latour: Wir sind nie modern gewesen, S. 19f.

42 Vgl. hierzu Wirth: „Chimärische Konfigurationen im Spannungsfeld von Mensch und Maschine“, S. 249f.

43 Canguilhem: „Maschine und Organismus“, S. 194.

Have we ever been human?[44] Dies löst eine ganze Kaskade von Folgefragen aus, etwa die nach den Kriterien, die bei der Unterscheidung von Mensch und Maschinen, oder zwischen Mensch und Tier ins Feld geführt werden. Es geht aber umgekehrt auch um Fragen nach den Konzepten der Vermischung, der Zusammensetzung, der Komposition.[45] Diese betreffen gleichermaßen die Funktionskonzepte des Organischen und die Existenzweise technischer Objekte – also jenes Problemfeld, dem sich Gilbert Simondon im Rahmen seiner „Allgemeinen Organologie" gewidmet hat.[46]

Und damit kommt erneut die Transplantation ins Spiel, sie ist nämlich das zentrale Konzept, um die ‚Zusammensetzung' von Menschen und Maschinen oder von Menschen und Tieren als *chimärischen Konfigurationen* denken zu können: Transplantation impliziert nicht nur eine metaphorische Dynamik im Sinne der konzeptionellen Zirkulationen, sondern auch eine Dynamik des körperlichen kompositionellen Zusammengesetztseins. Dabei funktioniert die Aufladung des Konzepts Transplantation auch hier analog zur Aufladung des Konzepts Pfropfung: Beide Operationen sollen es in körperlicher und konzeptioneller Hinsicht ermöglichen, die Zirkulation zu erhalten zwischen *erstens* organologischen Ganzheitsvorstellungen im Sinne einer integralen, natürlichen Einheit, die auch nach einer gärtnerischen oder chirurgischen Intervention ihre Fähigkeit behält, weiter zu wachsen respektive zusammenzuwachsen; *zweitens* technisch-mechanischen Vorstellungen eines „Gefüges",[47] das die Vorstellung der natürlichen integralen Einheit in die Vorstellung einer funktionalen Einheit transformiert, wie man es etwa beim Einsatz von Organprothesen beobachten kann; und *drittens* Vorstellungen einer im weitesten Sinne des Wortes ökonomischen Steigerung der natürlichen Kräfte. Dies kann die quantitative oder qualitative Steigerung von Ernteerträgen betreffen, aber auch die Erweiterung der Funktionsmöglichkeiten einer technischen oder medialen Konfiguration im Sinne des *Enhancements*.[48] Die Transplantation von menschlichen, tierischen oder künstlichen Organen erweist sich dabei als eine Art pfropfprothetische Intervention – es gibt also gute sachliche Gründe, warum im Französischen und Englischen *Greffe* und *Grafting* als Fachbegriffe der Transplantationsmedizin nach wie vor verwendet werden. Die Erweiterung von Funktionsmöglichkeiten ist Teil des Konzepts fast aller medizin-

---

44 So die Überschrift des ersten Teils von Haraways *When species meet*. Vgl. hierzu auch: Hayles: *How we became posthuman*, S. 84f.

45 Zum Begriff der Komposition, wie er hier verwendet wird, vgl. Latour: „An attempt at a ‚compositionist manifesto'", S. 474.

46 Simondon: *Die Existenzweise technischer Objekte*, S. 60.

47 Canguilhem: „Maschine und Organismus", S. 194.

48 Vgl. hierzu: Krüger-Fürhoff: *Verpflanzungsgebiete*, S. 69f.

technischen „couplings between organism and machine“,[49] die von der Verstärkung primärer Körperfunktionen, über die lebenserhaltenden Maschinen der modernen Gerätemedizin bis hin zum Einsatz von „Biofakten“[50] reichen.

Dabei stehen die Techniken und die Politiken des Transplantierens im Spannungsfeld der Dialektik *lebendig* und *nicht-lebendig*, *eigen* und *fremd*.

Die moderne Transplantationsmedizin steht und fällt mit der Etablierung des Hirntodkriteriums, da dieses „die Organentnahme bei hirntoten Menschen erst ermöglicht hat“.[51] Insofern wird der geistig für tot erklärte, aber durch Maschinen vegetativ am Leben erhaltene, Menschenkörper zu einem organischen Ersatzteillager. Aber auch der Einsatz von anorganischen, also *toten* Materialien (etwa einem künstlichen Hüftgelenk aus einer speziellen Metalllegierung) oder eines Mini-Computers (etwa ein Hörgerät) als Prothese wirft *ex negativo* die Frage auf, was das Attribut ‚Lebendigkeit‘ eigentlich ausmacht und wie sich organisches und anorganisches verbinden lässt.[52]

Der zweite politische – respektive biopolitische – Aspekt des Transplantierens betrifft das Problemfeld der *Xenotransplantation*, das die Gattungsgrenze zwischen Mensch und Tier thematisch werden lässt. So müssen alle Experimente einer Übertragung tierischer Organe auf den Menschen einerseits von der Annahme einer biologischen Affinität von menschlichen und tierischen Organismen ausgehen. Andererseits ist die philosophische Anthropologie seit jeher darum bemüht, die *differentia specifica* zwischen Mensch und Tier herauszustreichen und damit direkt oder indirekt Argumente für die Überlegenheit des Menschen und die moralische Rechtfertigung für die Züchtung und Tötung von Tieren zum Zwecke der Heilung von Menschen zu liefern.[53] Was das bio-medizinische Forschungsgebiet der Xentotransplantation betrifft, so geht es nicht nur um das Problem der durch das Immunsystem bedingten Abstoßung fremder Organe, sondern auch um das Phänomen des sogenannten „Mikro-Chimärismus“, bei dem, wie Silke Schicktanz schreibt, „Zellen des Spenderorgans in den Körper des Empfängers auswandern und sich an verschiedenen Stellen ansiedeln, so dass sich das Immunsystem an diese Zelltypen ‚gewöhnt‘“.[54] Die Transplantation

---

49 Haraway: „A cyborg manifesto“, S. 150. Vgl. hierzu auch Andy Clarks Aufsatz: „Cyborgs unplugged“.

50 Karafyllis: „Lebewesen als Programme“, S. 235.

51 Schicktanz: „Fremdkörper: Die Grenzüberschreitung als Prinzip der Transplantationsmedizin“, S. 180.

52 Vgl. Toepfer: „Der Begriff des Lebens“, S. 161.

53 Schicktanz: „Fremdkörper: Die Grenzüberschreitung als Prinzip der Transplantationsmedizin“, S. 180.

54 Ebd., S. 188.

umfasst hier nicht mehr nur das Zusammenfügen von Körperteilen, sondern das Assimilieren von Zelltypen, damit diese in ein symbiotisches Verhältnis zueinander gebracht werden können.

Das Nachdenken über weitergehende Möglichkeiten der medizinischen wie der medialen Transplantation gehört zum Standard-Repertoire phantasiebegabter Vertreter der Roboter-Forschung: Hans Moravec entwarf schon Ende der 1980er Jahre ein „Transplantationsszenario“, das unser Gehirn aus dem Körper befreit. Nachdem schon heute viele Menschen „ihr Leben einem wachsenden Pool künstlicher Organe und anderer Körperteile“ verdanken – warum sollte man nicht „alles ersetzen, das heißt, ein menschliches Gehirn in einen speziell konstruierten Roboterkörper verpflanzen?“[55]

Moravecs ‚Transplantationsszenario‘ ist eine Variante dessen, was Kapp als ‚Organprojektion‘ bezeichnet – hier nun freilich im Modus einer *Transplantationsprojektion*: es geht um Produkte der Einbildungskraft, Imaginationen, Fiktionen, die konzeptionelle Zirkulationen im Rahmen metaphorischer Übertragungsprozesse in Gang setzen bzw. selbst das Ergebnis konzeptioneller Zirkulationen sind. Erneut stellt sich – wie schon bei den Übertragungsbewegungen der Transplantationskonzepte zwischen Pflanzenreich und Tierreich – die Frage, wie es um die Übetragungsrichtung bestellt ist. Auch bei den Transplantationsprojektionen zwischen Mensch und Maschine lässt sich beobachten, dass es zu konzeptionellen Übertragungen *und* zu Rückübertragungen kommt. Dies ist ein Umstand, auf den auch Kapp aufmerksam macht, wenn er die Organprojektion als „mechanische Nachformung einer organischen Form“[56] bezeichnet (als Beispiel nennt er den Hammer als Verstärkung der Armkraft durch ein Werkzeug). Dabei ist die Organprojektion jedoch nicht einfach die Erweiterung einer Organfunktion, sondern eine Konstruktion, die sich der Einsicht in Organfunktionen verdankt. So dürfe man zwischen der Konstruktion der *Camera Obscura* und der Konstruktion des Auges nur deshalb eine Analogie ziehen, weil sie „das von dem Organ aus unbewusst projizierte mechanische Nachbild desselben sei, mittels dessen Unterstützung die Wissenschaft nachträglich in die Vorgänge der Gesichtswahrnehmungen habe eindringen können“.[57] Technische Objekte – seien sie primitive Werkzeuge oder seien sie avancierte Mediendispositive – sind mithin als Erweiterungen von körperlichen Organen auf der Grundlage der Übertragungen von Organ-Konzepten aufzufassen. Dies wird an einer Passage der *Grundlinien einer Philosophie der Technik* deutlich, in der Kapp feststellt (durchaus anschlussfähig

55 Moravec: *Mind children*, S. 152.

56 Kapp: *Grundlinien einer Philosophie der Technik*, S. 52.

57 Ebd., S. 84.

an Blumenbergs Rede von den „Projektionen und Konjekturen", durch die der Mensch seine Lebenswelt durch Vergleiche mit der „Welt seiner Bilder und Gebilde" erschließt[58]), dass „die Bildbedürftigkeit der Sprache mit divinatorischer Hellsicht so viele den künstlichen Werkzeugen entlehnte Benennungen treffend auf Eigenschaften und Vorgänge der organischen Tätigkeit überträgt".[59] Während das „stoffliche Produkt der Technik das Abbild der Organe" sei, erscheine die physiologische Terminologie als „ein Gegenbild der technischen".[60]

Hier deutet sich eine doppelte Dynamik von konzeptioneller Übertragung und terminologischer Gegenübertragung an, die indes auf der strikten (Latour würde sagen: ontologischen) Trennung zwischen der Vorstellung von Organen im Kontext des Physiologischen und der Vorstellung von Organen qua Werkzeugen im Kontext des Technischen besteht. Apodiktisch heißt es an einer Stelle: „Ein Organ ist niemals Teil einer Maschine, ein Handwerkszeug ebenso wenig das Glied eines Organismus."[61] Nach Kapp lässt sich die „Begriffsvermengung" von Maschine und Organismus im Rekurs auf den „Prozess der Projektion" erklären: Demnach spielt „die Vorstellung des Organischen unwillkürlich und unvermerkt von dem Vorbild aus auf die mechanische Nachbildung" mit hinüber. Umgekehrt wird bei der „Verwendung des Maschinellen zur Erklärung organischer Vorgänge, das Mechanische im Eifer des Experimentierens so unvermerkt in den Organismus" hinüber projiziert, „dass neben dem bildlichen Herüber- und Hinübererklären auch offenbare, sonst unstatthafte Verwechslungen nicht ausbleiben konnten".[62] Entscheidend für das Theorem der Organprojektion ist, „wie der Zusammenhang von Organ und Werkzeug, und das heißt in diesem Fall der Übergang vom Organischen zum Mechanischen, gedacht wird".[63] Die Vorstellung vom Körper als bloßem Funktionsgefüge wird von Kapp abgelehnt – ebenso die Vorstellung von Prothesen als Ersatz-Organen. Für ihn sind „künstliche Glieder" wie die eiserne Hand des Götz von Berlichingen nur „[n]otdürftige Ergänzungen eines fehlenden Gliedes", nichts anderes als *„mechanische Gestelle"*.[64] Kapps Kritik an der „Vertauschung der Begriffe Mechnismus und Organismus"[65] betrifft dabei weniger die metaphorische Übertragung, als vielmehr die konzeptionelle Rückübertragung, also etwa die mit dem Einsatz einer Organprothese verbundene

---

58 Blumenberg: *Paradigmen zu einer Metaphorologie*, S. 8.
59 Kapp: *Grundlinien einer Philosophie der Technik*, S. 95.
60 Ebd.
61 Ebd., S. 99.
62 Ebd., S. 99f.
63 Maye/Scholz: „Einleitung", S. XXIII.
64 Kapp: *Grundlinien einer Philosophie der Technik*, S. 102.
65 Ebd., S. 101.

Vorstellung, dass der Organismus, in den diese Prothese verpflanzt wird, selbst als maschineller Mechanismus aufzufassen sei. Damit gerät eine mögliche ‚Nebenwirkung' konzeptioneller Zirkulationen in den Blick: Konzeptionelle Zirkulationen resultieren eben nicht immer in „divinatorischer Hellsicht",[66] sondern können umgekehrt im Zuge einer metaphorischen Übertragung zu *konnotativen Kontaminationen* führen.

III

Abschließend möchte ich noch zwei weitere Diskursfelder erwähnen, auf die Organismusvorstellungen aus Flora und Fauna respektive Konzepte der Transplantation und der Pfropfung projiziert werden, nämlich intertextuelle und interkulturelle Prozesse.

In seinem 1979 veröffentlichten Buch *La seconde main ou le travail de la citation* schreibt Antoine Compagnon: „La citation est un corps étranger dans mon texte [...]":[67] ein Fremdkörper, bei dem die Integration des Zitats in den neuen Kontext den gleichen Gesetzen unterliegt wie das Spenderorgan bei einer Organtransplantation. Wie die „greffe d'un organe"[68] ist auch die textuelle Transplantation – respektive die textuelle Pfropfung[69] – immer der Gefahr ausgesetzt, abgestoßen zu werden,[70] weshalb es einer Konfiguration bedarf, die sicherstellt, dass das Zitat in seinem neuen Kontext ‚angenommen' wird. Die entsprechenden Operationen des ‚Entnehmens' und ‚Einsetzens' beschreibt Compagnon als „interventions empiriques",[71] die sich zunächst an den botanischen Konzepten des Propfens und den chirurgischen Konzepten der Transplantation orientieren. Kurz darauf wechselt Compagnon dann allerdings sein Metaphern-Register und spricht von Zitieren als einer „geste archaïque du découper-coller"[72] – rekurriert also auf die „Papierpraktiken"[73] der Collage. Damit wird der Akt des Zitierens im Rahmen einer ‚Werkzeugprojektion' gedacht, nämlich als Operation mit Schere und Klebstoff, sprich als Operation des *cut and paste*, die durch Ausschneiden

66 Ebd., S. 95.
67 Compagnon: *La seconde main ou le travail de la citation*, S. 31.
68 Ebd.
69 Vgl. hierzu auch Derrida: „Signatur Ereignis Kontext", S. 27.
70 Compagnon: *La seconde main ou le travail de la citation*, S. 31.
71 Ebd.
72 Ebd. S. 34.
73 Ebd., S. 17.

und Einkleben neue Zusammenhänge entstehen lässt. Vor diesem Hintergrund werden nicht nur der gärtnerische Greffier oder der chirurgische Operateur, sondern der Bricoleur respektive der Monteur zu Protagonisten eines Konzepts der Text- und Kunstproduktion, das spätestens mit den künstlerischen Avantgarden ‚um 1900' prägend für den Denkstil der Moderne wird – man befindet sich sozusagen im Zeitalter einer „Poetik der Transplantation".[74]

Dabei steht die Transplantation erneut im Spannungsfeld von wörtlicher und metaphorischer Bedeutung: Da sind zum einen die konnotativen Echos der Techniken und Praktiken des botanischen Pfropfens (Stichwort Schneiden und Kleben) und des mittlerweile etablierten chirurgischen Terminus ‚Transplantation', die aber beide jenseits des Paradigmas ‚Organismus' gedacht werden, wenn man sie auf die medialen Konfigurationen der Collagen, Assemblagen und Montagen überträgt. Heißt: Der Modus des Zusammengesetztseins orientiert sich nicht mehr am Zusammenwachsen, sondern am mechanischen Gefüge, dem nur noch der Monteur beikommen kann. In den Collagen und Montagen geht es demgemäß auch in erster Linie um die Präsentation des Zusammengesetztseins und um die Demonstration des ‚*second-hand*-Charakters' der verwendeten Materialien. So fügt Kurt Schwitters Alltagsmaterialien in seine Collagen ein, um diese „Reste ehemaliger Kultur"[75] ostentativ vorzuführen. Diese, wie im Anschluss an Adorno und Bürger immer wieder betont wurde, dezidiert „nicht-organischen"[76] Werke wollen jeden Schein des ‚Naturgemäßen' im Sinne einer „erschlichenen, organischen Einheit"[77] vermeiden. Dies ist eine deutliche Abwendung von zentralen Prinzipien der Poetiken ‚um 1800': Prinzipien, die maßgeblich von Organismusvorstellungen geprägt sind.

Dies zeigt sich etwa mit Blick auf Edwards Young 1759 erschienenen *Conjectures on Original Composition*, in denen ein ‚naturwüchsiges' Originalitätskonzept entfaltet wird, das dann den gesamten Geniediskurs ‚um 1800' durchzieht. Dabei rekurriert Young auf ein explizit botanisches Metaphern-Register, wenn er schreibt: „An Original may be said to be of a vegetable nature; it rises spontaneously, from the vital root of genius; it grows, it is not made."[78] Dieser selbstwachsenden Pflanzennatur des Originalgenies steht ein ‚Geist der Imitation' gegenüber, der sich in einer „sort of manufacture"[79] manifestiert, die bereits

---

74 Vgl. Krüger-Fürhoff: *Verpflanzungsgebiete*, S. 28f.

75 Schwitters: „Daten aus meinem Leben", S. 241.

76 Bürger: *Theorie der Avantgarde*, S. 105.

77 Adorno: *Ästhetische Theorie*, S. 233.

78 Young: *Conjectures on original composition*, S. 12, § 43.

79 Ebd.

Vorhandenes – „pre-existent materials not their own“[80] – verarbeitet und arrangiert. Insofern erweist sich der „Imitator“ berühmter literarischer Vorbilder als, wie Young schreibt, „transplanter of Laurels, which sometimes die on removal, always languish in a foreign soil“.[81] Der Vorgang des Nachahmens wird hier mit der Metapher des *Verpflanzens* in einen anderen Boden umschrieben, sprich: als Versetzen in einen anderen historischen und kulturellen Kontext, wobei es bei dieser Re-Kontextualisierung zu einer Schwächung des Originals kommt: Das Ruhmesblatt des Originals (der Lorbeer) verliert seine ‚natürliche‘ Kraft, sobald er verpflanzt wird – der Standortwechsel bewirkt eine Schwächung.

Ein Echo dieser Haltung findet sich in Herders *Fragmenten über die neuere deutsche Literatur*, wo das von Young bestellte Metaphernfeld gleich mehrfach in Dienst genommen wird – so wenn es heißt: „Jedes Buch ist ein Beet von Blumen und Gewächsen; jede Sprache ein unermäßlicher Garten voll Pflanzen und Bäume [...]“.[82] Auch bei Herder wird das im eigenen Boden wurzelnde Gewächs zum Tenor einer botanischen Originalitätsmetaphorik. Umgekehrt werden Transplantation und Pfropfung zu negativ konnotierten Gegenkonzepten. Dies deutet sich in einer Passage an, in der Herder die Nationalsprache dadurch charakterisiert, dass sie sich von ihren Nachbarsprachen kenntlich unterscheidet: „eine Sprache, die so wie sie ist, nach allen von ihr losgeschnittenen und verpflanzten Ästen, mit allen in sie gepfropften fremden Zweigen, doch als ein selbstgewachsener Stamm dasteht“.[83] Kommen Pfropfung und Transplantation hier noch relativ neutral als zwei Modi einer Dynamik des Herausschneidens und Einsetzens ins Spiel, kritisiert Herder an anderer Stelle explizit die „Zumischung fremder Sprachen und Denkarten“, die die deutsche Sprache und Literatur im Laufe ihrer Geschichte erfahren hat und spricht im gleichen Zusammenhang davon, „[w]ie viel fremde Äste auf den Stamm unserer Literatur gepfropft sind“.[84] Mit dem hier mitschwingenden xenophoben Unterton gewinnt die Pfropfung neben ihrer intertextuellen auch eine interkulturelle Dimension: Sie wird zu einer Figur, mit der sich nicht nur die Dialektik von Original und Kopie, sondern auch die Interaktion von fremden und eigenen kulturellen Einflüssen beschreiben lässt.

Das illustrieren Schleiermachers Abhandlung „Über die verschiedenen Methoden des Übersetzens“. Dort wird die Tätigkeit des Übersetzens mit einer exotischen gärtnerischen Intervention verglichen, wenn Schleiermacher schreibt, dass durch das „vielfältige hineinverpflanzen fremder Gewächse [...] unser Boden

80 Ebd.
81 Ebd., S. 10, § 39.
82 Herder: „Über die neuere deutsche Literatur. Fragmente“, S. 552.
83 Ebd., S. 570.
84 Ebd., S. 567.

reicher und fruchtbarer geworden“ ist.[85] *Übersetzen* wird hier zunächst einmal als *Versetzen* in einen anderen Kontext thematisch – eben dies ist der Tenor dieser botanischen Transplantationsmetaphorik. Interessanterweise wird das Motiv der wechselseitigen Beeinflussung von fremdem Gewächs und einheimischem Boden von Schleiermacher aber nicht im Sinne eines *Terroire*-Konzepts ins Spiel gebracht, bei dem der Boden durch die Wurzeln in die Pflanze hineinwirkt, sondern umgekehrt: Der Boden wird durch die fremde Pflanze beeinflusst, und zwar *verbessert* und *angereichert*. Dies ist eine Gegenposition zu jenem Originalitätskonzept, das bei Young und Herder durchschien – es erinnert ein wenig an das eingangs erwähnte magische Konzept der Transplantation, bei dem sich die Eigenschaften des Transplantats auf die Bodenbedingungen übertragen.

Dies könnte ein interessanter Ank71üpfungspunkt für eine Auseinandersetzung mit dem Modell der „kulturellen Übersetzung“[86] sein, gerade auch im Hinblick darauf, wie sich das Konzept der Hybridität im Rekurs auf Pfropfung und Transplantation reformulieren lässt.[87] Es ist vor allem aber ein Anknüpfungspunkt für die Frage nach der kulturwissenschaftlichen Relevanz des Konzepts Transplantation: sei es unter literaturwissenschaftlichen, sei es unter wissenschaftsgeschichtlichen Vorzeichen,[88] sei es mit Bick auf Fragen der Identität oder des kulturellen In-Between,[89] sei es hinsichtlich der Dialektik von Spender und Empfänger, aber auch der Ko-Existenz von Verschiedenartigem[90] – im Sinne einer körperlichen, konzeptionellen oder kulturellen *chimärischen Konfiguration*.[91]

Dies entspricht ansatzweise jenem Projekt, das Derrida in *La Dissemination* vorgeschlagen hat (ein Projekt, das bei genauerer Betrachtung vor allem ein metaphorologisches ist), nämlich die systematische und historische Untersuchung der „Analogien zwischen den Formen textueller Pfropfung und den sogenannten pflanzlichen oder, mehr und mehr, tierischen Pfropfungen.“[92]

85 Schleiermacher: „Ueber die verschiedenen Methoden des Uebersetzens“, S. 69.

86 Vgl. Bhabha: „The third space“, S. 209f.

87 Vgl. Wirth: „Pfropfung als Kulturkontakt“, S. 32f.

88 Vgl. hierzu die Habilitationsschrift von Krüger-Fürhoff: *Verpflanzungsgebiete* und den Tagungsband von Wirth: *Impfen, Pfropfen, Transplantieren*.

89 Vgl. das Editorial von Arribert-Narce zu dem Sonderband der Zeitschrift Skepsi *Graft and transplant: Identities in question*, S. 4.

90 Vgl. das Vorwort von Devauchelle zu dem Tagungsband: *Transplanter*, S. 6.

91 Vgl. Wirth: „Nach der Hybridität. Pfropfen als Kulturmodell“, S. 31f.

92 Derrida: „Die zweifache Séance“, S. 226.

Literatur

Adorno, Theodor W.: „Ästhetische Theorie“, in: ders. *Gesammelte Schriften Band 7*, hg. v. Gretel Adorno/Rolf Tiedemann, Frankfurt a. M. 1973.

Arribert-Narce, Fabien: „Foreword“, in: *Graft and transplant: Identities in question*. Sonderband der Zeitschrift *Skepsi*, 1 (2008), S. 4.

Bal, Mieke: *Travelling concepts in the humanities: A rough guide*, Toronto 2002.

Bhabha, Homi K.: „The third space: Interview with Homi Bhabha“, in: *Identity: Community, culture, difference*, hg. v. Jonathan Rutherford, London 1990, S. 207–221.

Blumenberg, Hans: *Paradigmen zu einer Metaphorologie*, Frankfurt a. M. 2005 (1960).

Bürger, Peter: *Theorie der Avantgarde*, Frankfurt a. M. 1974.

Canguilhem, Georges: „Vorwort“, in: François Delaporte: *Das zweite Naturreich. Über die Fragen des Vegetabilischen im XVIII. Jahrhundert*, Frankfurt a. M. u. a. 1983, S. 7–9.

Canguilhem, Georges: „Maschine und Organismus“, in: *Nach Feierabend*, hg. v. David Gugerli/Michael Hagner u. a., Zürich u. a. 2007 (1952), S. 193–219.

Clark, Andy: „Cyborgs unplugged“, in: *Science fiction and philosophy. From time travel to superintelligence*, hg. v. Susan Schneider, Chichester 2009, 172–185.

Columella, Lucius Junius Moderatus: *Über die Landwirtschaft. Ein Lehr- und Handbuch der gesamten Acker- und Viehwirtschaft aus dem 1. Jahrhundert u.Z.*, übers. v. Karl Ahrens, Berlin 1976.

Delaporte, François: *Figures of medicine: Blood, face transplants, parasites*, New York 2013 (2009).

Delaporte, François: *Das zweite Naturreich. Über die Fragen des Vegetabilischen im XVIII. Jahrhundert*, Frankfurt a. M. u. a. 1983 (1979).

Delaporte, François/Bernard Devauchelle/Emmanuel Fournier (Hg.): *Transplanter: Une approche transdisciplinaire: Art, médecine, histoire et biologie: Colloque de Cerisy*, Paris 2015.

Derrida, Jacques: „Signatur Ereignis Kontext“, in: ders.: *Limited Inc*, übers. v. Werner Rappl, Wien 2001, S. 15–45.

Derrida, Jacques: „Signature événement contexte“, in: ders.: *Marges de la Philosophie*, Paris 1972, S. 365–393.

Derrida, Jacques: „Die zweifache Séance“, in: ders.: *Dissemination*, übers. v. Hans-Dieter Gondek, Wien 1995 (1972), S. 193–320.

Dünkelberg, Friedrich Wilhelm: *Encyclopedie und Methodologie der Culturtechnik*, Braunschweig 1883.

Dünkelberg, Friedrich Wilhelm: *Der Nassauische Weinbau. Eine Skizze der klimatischen, Boden- und Cultur-Verhältnisse des Rheingau's*, Wiesbaden 1867.

Fichtner, Gerhard: „Das verpflanzte Mohrenbein. Zur Interpretation der Kosmas-und-Damian-Legende“, in: *Medizinhistorisches Journal* (1968) 3/2, S. 87–100.

Fichtner, Gerhard: *Transplantatio. Zur Geschichte eines Begriffs und einer Vorstellung in der Medizin* (Dissertation, Typoskript), Tübingen 1968.

Hamilton, David: *A History of organ transplantation: Ancient legends to modern practice*, University of Pittsburgh 2012.

Haraway, Donna: *When species meet*, Minnesota 2007.

Haraway, Donna: „A cyborg manifesto: Science, technology, and socialist-feminism in the late twentieth century“, in: dies.: *Simians, cyborgs, and women. The reinvention of nature*, New York 1991 (1985), 149–181.

Haraway, Donna: „Ein Manifest für Cyborgs. Feminismus im Streit mit den Technowissenschaften", in: *Kursbuch Medienkultur. Die maßgeblichen Theorien von Brecht bis Baudrillard*, hg. v. Claus Pias, Stuttgart 1999, S. 464–471.
Harvey, William: *On the motion of the heart and blood in animals*, London 1889 (1628).
Hayles, Katherine: *How we became posthuman: Virtual bodies in cybernetics, literature, and informatics*, Chicago 1999.
Herder, Johann Gottfried: „Über die neuere deutsche Literatur. Fragmente. Erste Sammlung. Zweite völlig umgearbeitete Ausgabe", in: ders.: *Werke in zehn Bänden: Band 1 Frühe Schriften 1764–1772*, hg. v. Ulrich Gaier, Frankfurt a. M. 1985, S. 541–650.
Kapp, Ernst: *Grundlinien einer Philosophie der Technik. Zur Entstehungsgeschichte der Kultur aus neuen Gesichtspunkten*, hg. v. Harun Maye/Leander Scholz, Hamburg 2015 (1877).
Karafyllis, Nicole: „Lebewesen als Programme. Die wissenschaftstheoretische Verflechtung von *Life Sciences* und *Techno Sciences* und ihre anthropologische Bedeutung", in: *Disziplinen des Lebens. Zwischen Anthropologie, Literatur und Politik*, hg. v. Ulrich Bröckling, Tübingen 2004, S. 235–254.
Krüger-Fürhoff, Irmela: *Verpflanzungsgebiete. Wissenskulturen und Poetik der Transplantation*, München 2012.
Latour, Bruno: „On actor-network theory: A few classifications", in: *Soziale Welt*, 4 (1996), S. 369–381.
Latour, Bruno: *Wir sind nie modern gewesen. Versuch einer symmetrischen Anthropologie*, übers. v. Gustav Roßler, Frankfurt a. M. 2008 (1991).
Latour, Bruno: „An attempt at a ‚compositionist manifesto'", in: *New literary history*, 41 (2010), S. 471–490.
La Mettrie, Julien Offray de: *Die Maschine Mensch*, Französisch – Deutsch, übers. v. Claudia Becker, Hamburg 2009 (1748).
Maye, Harun: „Was ist eine Kulturtechnik?", in: *Schwerpunkt Kulturtechnik. Zeitschrift für Medien- und Kulturforschung*, 1 (2000), S. 121–135.
Maye, Harun/Leander Scholz: „Einleitung", in: *Ernst Kapp: Grundlinien einer Philosophie der Technik. Zur Entstehungsgeschichte der Kultur aus neuen Gesichtspunkten*, hg. v. Harun Maye/Leander Scholz, Hamburg 2015 (1877), S. VII-L.
Moravec, Hans: *Mind children. Der Wettlauf zwischen menschlicher und künstlicher Intelligenz*, Hamburg 1990.
Mudge, Ken/Jules Janick/Steven Scofield u. a.: „A history of grafting", in: *Horticultural Reviews*, 35 (2009), S. 437–493.
Palladius, Rutilius Taurus Aemilianus: *Das Bauernjahr*. Lateinisch – Deutsch, hg. und übers. v. Kai Brodersen, Berlin 2016.
Rheinberger, Hans-Jörg: „Pfropfen im Experimentalsystem", in: *Impfen, Pfropfen, Transplantieren*, hg. v. Uwe Wirth, Berlin 2011, S. 65–74.
Ricoeur, Paul: *Die lebendige Metapher*, übers. v. Rainer Rochlitz, München 2004.
Ricoeur, Paul: *La métaphore vive*, Paris 1975.
Schicktanz, Silke: „Fremdkörper: Die Grenzüberschreitung als Prinzip der Transplantationsmedizin", in: *Biofakte. Versuch über den Menschen zwischen Artefakt und Lebewesen*, hg. v. Nicole Karafyllis, Paderborn 2003, S. 179–198.
Schleiermacher, Friedrich: „Ueber die verschiedenen Methoden des Uebersetzens", in: *Das Problem des Übersetzens*, hg. v. Hans Joachim Störig, Darmstadt 1973 (1813), S. 38–69.
Schlich, Thomas: *Die Erfindung der Organtransplantation. Erfolg und Scheitern des chirurgischen Organersatzes (1880–1930)*, Frankfurt a. M. 1998.

Schwitters, Kurt: „Daten aus meinem Leben“, in: ders.: *Das literarische Werk*, hg. v. Friedhelm Lach, Köln 1981 (1926), Bd. 5, S. 240–242.

Simondon, Gilbert: *Die Existenzweise technischer Objekte*, Zürich 2012.

Stengers, Isabelle: *D'une science à l'autre: Des concepts nomades*, Paris 1987.

Tagliacozzi, Gaspare: *De curtorum chirurgia per insitionem: Libri duo*, Venedig 1597.

Toepfer, Georg: „Organ“, in: *Historisches Wörterbuch der Biologie. Geschichte und Theorie der biologischen Grundbegriffe. Bd. 1*, hg. v. dems., Darmstadt 2011, S. 746–753.

Toepfer, Georg: „Der Begriff des Lebens“, in: *Philosophie der Biologie. Eine Einführung*, hg. v. Ulrich Krohs/Georg Toepfer, Frankfurt a. M. 2005, S. 157–174.

Unterberger, Franz: „Hat die Ovarientransplantation praktische Bedeutung?“, in: *Deutsche Medizinische Wochenschrift* (1918) 33, S. 903–904.

Wirth, Uwe: „Chimärische Konfigurationen im Spannungsfeld von Mensch und Maschine“, in: *Maschinen des Lebens. Leben der Maschinen. Zur historischen Epistemologie und Metaphorologie von Maschine und Leben*, hg. v. Patricia A. Gwozdz/Jakob Christoph Heller/Tim Sparenberg, Berlin 2018, S. 248–262.

Wirth, Uwe: „Poetisches Paperwork. Pfropfung und Collage im Spannungsfeld von *Cut and Paste*“, in: *Paperworks: Literarische und kulturelle Praktiken mit Schere, Leim, Papier*, hg. v. Magnus Wieland/Irmgard Wirtz, Göttingen 2017, S. 41–63.

Wirth, Uwe: „Pfropfung als Kulturkontakt“, in: *Kulturkontakte. Szenen und Modelle in deutsch-japanischen Kontexten*, hg. v. Yuichi Kimura/Thomas Pekar, Bielefeld 2015, S. 29–48.

Wirth, Uwe: „Nach der Hybridität. Pfropfen als Kulturmodell. Vorüberlegungen zu einer Greffologie“, in: *Nach der Hybridität. Zukünfte der Kulturtheorie*, hg. v. Ottmar Ette/Uwe Wirth, Berlin 2014, S. 13–35.

Wirth, Uwe: „Kultur als Pfropfung. Pfropfung als Kulturmodell. Prolegomena zu einer *Allgemeinen Greffologie* (2.0)“, in: *Impfen, Pfropfen, Transplantieren*, hg. v. dems., Berlin 2011, S. 9–27.

Young, Edward: *Conjectures on original composition*, London 1759.

Zedler, Johann Heinrich: *Grosses vollständiges Universal-Lexicon aller Wissenschafften und Künste, welche bishero durch menschlichen Verstand und Witz erfunden und verbessert worden*, 58 Bde (1732–1754), Bd. 44, Leipzig u. a. 1745.

Ottmar Ette

Transatlantische Transplantationen: Von Pfropfung und *mestizaje* zum transarchipelischen Zusammenleben in den Amerikas

I Krieg und Konvivenz

In einer der wohl folgenreichsten, bewegendsten und paradoxesten Kriegserklärungen, von denen die Militärgeschichte, aber auch Literatur- und Kulturgeschichte zu berichten wissen, hat der kubanische Dichter, Essayist und Revolutionär José Martí der spanischen Kolonialmacht jenen Krieg erklärt, der 1898 letztlich zur Niederlage Spaniens führte, als das *Desastre* in die Annalen einging und der spanischen Kolonialherrschaft, die symbolisch am 12. Oktober 1492 mit der Ankunft des Christoph Columbus in der sogenannten „Neuen Welt" begann, ein abruptes und unwiderrufliches Ende bereitete. Nur wenige Wochen vor seinem Tod am 19. Mai des Jahres 1895 hatte der charismatische Gründer des *Partido Revolucionario Cubano* die von ihm und dem militärischen Oberbefehlshaber Máximo Gómez im dominikanischen Montecristi unterzeichnete und auf den 25. März 1895 datierte[1] offizielle Kriegserklärung verfasst, die sich als das *Manifiesto de Montecristi* in die Geschichte der transatlantischen wie der hemisphärischen Beziehungen auf so besondere Weise einschreiben sollte.

Dieses *Manifiesto* stellt zweifellos einen der schillerndsten und faszinierendsten Texte des hispanoamerikanischen Modernismus dar. Geprägt von einem nicht allein auf die europäischen Traditionen rückführbaren Humanismus, der im Sinne Martís genuin auf dem amerikanischen Kontinent Wurzeln geschlagen hatte,[2] formulierte die herausragende literarische, philosophische und politische Gestalt des kubanischen 19. Jahrhunderts in rasch, bisweilen fiebrig hingeworfenen Schriftzügen und in Wendungen, welche die Entschlossenheit zum Kampf, aber auch die Liebe zum spanischen Volk sehr deutlich werden lassen, eine Kriegserklärung, die in manchen Passagen zugleich als Liebeserklärung an das kubanische, aber auch an das spanische Volk gelesen werden kann. Die von Martí gefundenen Formulierungen dieses Manifests faszinieren bis heute:

1 Ich zitiere nach der Faksimile-Ausgabe von Martí: *Manifiesto de Montecristi*, S. 30.
2 Vgl. Ette: „José Martís Nuestra América", S. 75–98.

https://doi.org/10.1515/9783110619348-003

> Der Krieg richtet sich nicht gegen den Spanier, der in der Sicherheit seiner Kinder und in der Ehrfurcht vor dem Vaterland, die sich beide erwerben lassen, respektiert und sogar geliebt die Freiheit genießen können wird, welche allein jene mit sich fortreißt, die sich ihr kurzsichtig in den Weg stellen. [...] Von den spanischen Bewohnern Cubas erhofft sich die weder schmeichelnde noch zaudernde Revolution, anders als im unehrenhaften Zorn des ersten Krieges, eine so freundlich gesinnte Neutralität oder eine so wahrhaftige Hilfe, daß der Krieg dadurch verkürzt, seine Katastrophen vermindert und der Friede leichter und freundschaftlicher wird, in dem Eltern und Kinder zusammenleben werden.[3]

Ein Krieg, von dessen Verkürzung schon bei Kriegsausbruch gesprochen wird? Die Katastrophen eines Krieges, die möglichst von Beginn an vermieden oder doch vermindert werden sollen? Und das Heraufziehen eines Friedens, der erleichtert und geradezu freundschaftlich gestaltet werden soll, vor allem aber von Anfang an auf das Zusammenleben abzielt? Kein Zweifel: Die Kriegserklärung von José Martí, dessen Vater aus Spanien und dessen Mutter von den Kanaren stammten, zielte von Beginn an auf eine künftige friedliche Konvivenz, die der auf Kuba geborene Kreole nicht umsonst in das Bild einer Genealogie von Eltern und Kindern fasste. Das *Manifiesto de Montecristi* ist das Manifest eines erhofften künftigen Zusammenlebens der unterschiedlichsten Bevölkerungsgruppen in einem demokratisch verfassten Gemeinwesen. Es ist das Dokument eines ZusammenLebensWissens,[4] das der Verfasser der *Versos sencillos* im Verlauf eines kurzen, aber ungeheuer intensiven Lebens entwickelt hatte und das auf die Einheit eines künftigen Kuba, ja jener hemisphärischen Konstruktion[5] abzielte, die Martí liebevoll als *Nuestra América* bezeichnete.

Die gewiss nicht nur aus kriegstaktischen Gründen beschworene Einheit der hispanischen Familie, die Martí zu Beginn eines „Krieges ohne Haß (*sin odio*)“[6] gegen die spanische Kolonialmacht proklamierte, zeigt unverkennbar, wie es dem Vordenker der kubanischen Unabhängigkeit selbst noch in dieser teilweise paradoxen Kriegserklärung darum zu tun war, das künftige Zusammenleben aller in den Krieg verwickelten Gruppen in den Mittelpunkt des erst noch aufzubauenden Gemeinwesens zu rücken. Friedvolle Konvivenz steht – selbst an der Schwelle zu dem im Wesentlichen von ihm vorbereiteten Krieg – für Martí an erster Stelle: Sie erst macht eine lebenswerte Zukunft im Zeichen eines Humanismus möglich, der sich an der Einheit, Gleichheit und Freiheit aller Menschen auszurichten hatte.

---

3 Martí: *Manifiesto de Montecristi*, S. 6 u. 16.

4 Vgl. Ette: *ZusammenLebensWissen* sowie ders.: *Konvivenz*.

5 Vgl. zum Begriff der hemisphärischen Konstruktion Birle/Braig/Ette u. a. (Hg.): *Hemisphärische Konstruktionen der Amerikas*.

6 Martí: *Manifiesto de Montecristi*, S. 16.

Die *Guerra de Martí* sollte anders als der im angeführten Zitat erwähnte Zehnjährige Krieg, die so verlustreiche *Guerra de Diez Años*, nicht in wechselseitigem Hass, nicht in gegenseitiger Vernichtung enden, sondern als antikolonialer Unabhängigkeits- und Freiheitskrieg ein neues Staatswesen begründen, das nicht wieder in die Fehler des lateinamerikanischen, aber auch speziell kubanischen *Caudillismo* zurückfallen durfte. Zeit seines Lebens hatte Martí nach neuen Formen und Normen friedlichen und freiheitlichen Zusammenlebens Ausschau gehalten: ein langes Leben im Exil, das bereits im Wirbel der ersten Wochen des Krieges sein vorzeitiges, wenn auch von Martí selbst ins Auge gefasstes und mitbedachtes Ende fand. Bis in den Tod hinein dürfte ihn die Hoffnung geleitet haben, durch sein Leben wie seinen Tod Modell und Maßstab zu sein für ein künftiges Kuba, das niemals mehr im Zeichen kolonialer oder imperialer Unterdrückung, aber auch niemals mehr unter der Unterdrückung durch eigene Generäle und Gewaltherrscher leiden sollte: „Mi verso crecerá: bajo la yerba / Yo también creceré."[7] Die Geschichte seiner langen und fruchtbaren Rezeption sollte ihm recht geben.[8]

Es ist bekannt, dass José Martís Name, sein Werk wie seine Wirkungen in der Tat nach seinem Tod und wohl noch bis zum heutigen Tage sehr wohl wuchsen, die mit der Kriegserklärung verbundenen Hoffnungen auf ein friedvolles Zusammenleben in Freiheit und Differenz aber Träume blieben. Dabei scheiterten seine Vorstellungen ebenso mit Blick auf einen Spanisch-Kubanischen Krieg, der gerade nicht wie der vorausgegangene Krieg in eine jahrelange Patt-Situation einmünden sollte, wie hinsichtlich der militärischen Elite, die sich der politischen Führung des *Partido Revolucionario Cubano* keineswegs unterzuordnen gedachte und in der Verfolgung eigener Machtinteressen nicht das Martísche Ideal einer Republik zum Wohle aller – „Para todos y para el bien de todos"[9] – anstrebte. Die in ihrer Ausrichtung durchaus unterschiedlichen *Caudillos*, die auch über weite Strecken des 20. Jahrhunderts und bis in die Gegenwart hinein die Geschichte Kubas prägen sollten, beriefen sich zwar gern und unentwegt auf José Martí,[10] dachten aber nicht im Traum daran, den Träumen des kubanischen Dichters von einem friedvollen, freiheitlichen Zusammenleben nachzuhängen oder sie gar in die kubanische Wirklichkeit umzusetzen.

7 Martí: „Antes de trabajar", S. 126.

8 Vgl. Ette: *José Martí*.

9 Martí: „Para todos y para el bien de todos", S. 267–279. Vgl. zur machtpolitischen Ausrichtung auch González-Ocaña: „Diálogo entre Martí y Maquiavelo", S. 53–65.

10 Zur brisanten Rezeptionsgeschichte des kubanischen Dichters und Denkers vgl. Ette: *José Martí*.

Gleichwohl wird man weder die militärischen Führer von 1895 noch gar José Martí für das vom Autor von „Nuestra América“ früh erkannte Eingreifen der USA in den Kolonialkrieg zwischen Spanien und seiner „siempre fiel isla de Cuba“ und damit für jenes *Desastre* verantwortlich machen können, das eine Katastrophe nicht nur für Spanien, sondern auch für Kuba selbst darstellte, geriet man doch nun von einer kolonialen in eine imperiale Abhängigkeit, die erst mit dem Zusammenbruch der Diktatur Fulgencio Batistas und dem Heraufziehen der Kubanischen Revolution, die auf tragische Weise rasch in eine neue Diktatur anderen Zuschnitts einmünden sollte, beendet werden konnte. Wieder einmal hatte die kubanische Geschichte einen anderen Verlauf als die der meisten anderen lateinamerikanischen Länder genommen.[11]

José Martí hatte schon früh erahnt und weitblickend beschrieben, was nach dem Epochenjahr 1898 und damit nach dem Tod des kubanischen Intellektuellen für den Nicaraguaner Rubén Darío wie für den Uruguayer José Enrique Rodó sehr schnell zu einer Tatsache geworden war, in deren Bewusstsein die großen Vertreter des hispanoamerikanischen *Modernismo* geradezu verzweifelt nach Antworten rangen. Mit seinem bewusst zum neuen Jahrhundert veröffentlichten literarischen Entwurf *Ariel* griff Rodó auf die Shakespeare'sche Figurenkonstellation von Prospero, Caliban und Ariel aus *The Tempest* sehr eindrucksvoll zurück, um im Zeichen eines kulturellen, an Frankreich orientierten Panlatinismus und nicht zuletzt eines aus hispanoamerikanischer Perspektive gelesenen Friedrich Nietzsche[12] jener Nordomanie (*nordomanía*),[13] die nunmehr von den Eliten des spanischsprachigen Amerika Besitz zu ergreifen begann, intellektuell die Stirn bieten zu können. Der Uruguayer Rodó sah spätestens mit dem Jahre 1898 nicht nur die politischen und ökonomischen, sondern auch die kulturellen Fundamente des „lateinischen“ Amerika in Gefahr und versuchte, der wachsenden Präponderanz des US-amerikanischen Wirtschafts- und Gesellschaftsmodells ein kulturelles Gegen-Modell in Form des Luftgeistes Ariel entgegenzustellen, der sich dem stumpfen Utilitarismus eines mit den Vereinigten Staaten identifizierten Caliban nicht zu unterwerfen bereit war. Das *Desastre* von 1898 bildete angesichts des imperialen Ausgreifens der USA eine Herausforderung für ganz Lateinamerika.

Die Ängste Rodós vor einer zunehmenden Hegemonie der Vereinigten Staaten bald auch im kulturellen Bereich waren alles andere als unbegründet, hatte doch auch der große modernistische Dichter Rubén Darío die einschneidende Bedeutung des bereits zum damaligen Zeitpunkt als geradezu unaufhaltsam

---

11 Zur kubanischen Geschichte vgl. Zeuske/Zeuske: *Kuba 1492–1992* sowie Zeuske: *Insel der Extreme*.

12 Vgl. Ette: „„Así habló próspero‘„.

13 Rodó: Rodó: *Ariel*, S. 137.

scheinenden Vorrückens des großen Nachbars im Norden früh erkannt. In seinem berühmten, seinen *Cantos de vida y esperanza* zugehörigen Gedicht „A Roosevelt" wandte sich Darío direkt an den Präsidenten der Vereinigten Staaten von Amerika, der wenige Jahre zuvor – und noch vor seiner Präsidentschaft – mit seinen *Rough Riders* spektakulär in den Krieg 1898 eingegriffen hatte:

> Du bist die Vereinigten Staaten,
> Du bist die künftige Invasion
> des naiven Amerika, das indigenes Blut besitzt,
> das noch immer Jesus Christus anbetet und noch immer auf Spanisch spricht.[14]

Wie Rodó hob auch Darío die Prägung durch die spanische Sprache wie den Katholizismus hervor, brachte aber auch die indigene Dimension ins Spiel, die Rodó in seinem arielistischen Entwurf völlig vernachlässigte. In den Fragen des Gedichts Daríos verdichteten sich die Fragen einer ganzen modernistischen Generation, die durch den Aus- und Übergriff der US-amerikanischen Expansion und die militärische Überlegenheit einer Flotte, welche die einst so stolze spanische Flotte fast zeitgleich vor Santiago de Cuba und vor Cavite auf den Philippinen im Meer versenkte. Doch die brennenden spanischen Schiffe, deren Bilder in diesem ersten transkontinentalen Medienkrieg um die Welt gingen, wurden nun nicht mehr als Zeichen des Untergangs der alten spanischen Kolonialmacht, sondern der eigenen Bedrohtheit durch eine Übermacht aus dem Norden verstanden. Das bange Fragezeichen war dem spanischsprachigen modernistischen Schwan – dem Wappentier all jener Dichter und Erzähler im Umfeld von Rubén Darío, die sich als Modernisten begriffen – buchstäblich auf den weißen Leib geschrieben:

> Werden wir den hochmütigen Barbaren ausgeliefert sein?
> Werden wir, so viele Millionen, auf Englisch sprechen?[15]

Dies waren keineswegs nur die Befürchtungen eines der großen spanischsprachigen Dichterfürsten. Denn dass solche Ängste nicht gänzlich unbegründet und aus der Luft gegriffen waren, zeigt die Tatsache, dass mit der Abdankung Spaniens auf den Philippinen dort auch das Spanische aus den verschiedensten Lebensbereichen, aber nicht zuletzt auch aus der Literatur nach José Rizal mit erstaunlicher Geschwindigkeit schwand und auf immer verschwand. Erst aus heutiger Perspektive lässt sich in vollem Umfange erkennen, dass das Spanische nicht nur im Süden des amerikanischen Doppelkontinents als Weltsprache mit einer großen

---

14 Darío: „A Roosevelt", S. 878.
15 Darío: „Qué signo haces, oh Cisne", S. 890.

Widerstandskraft ausgestattet ist und dem Englischen in vielen Bereichen sehr wohl Paroli zu bieten vermag.

Im hispanoamerikanischen Modernismus zeichnet sich deutlich der reflektierte Versuch ab, angesichts der stark veränderten geopolitischen und geoökonomischen Situation, in der mit einer weiteren Expansion der USA nach der Jahrhundertwende zu rechnen war, neue geokulturelle Frontlinien zu ziehen, die letztlich dazu führten, dass man spätestens seit der Wende zum 20. Jahrhundert von zwei diametral einander entgegengesetzten Amerikas sprechen konnte. Gerade die drei Großen unter den hispanoamerikanischen Modernisten waren es, die in diesem *fin de siglo* Kampfpositionen absteckten, welche in gewiss weiterentwickelter Form noch heute die kulturellen Diskursgegensätze zwischen der angelsächsischen und einem „lateinisch" geprägten Amerika ausmachen. Das Epochenjahr 1898 markiert wie kein anderes die langanhaltenden Selbst- und Fremdbilder der „beiden" Amerikas.[16]

José Martí war ohne jeden Zweifel als politischer wie als geschichtsphilosophischer Denker seinen Zeitgenossen weit voraus, entwickelte er sich doch schon früh zum großen Theoretiker jener dritten Phase beschleunigter Globalisierung,[17] in deren Verlauf mit den USA erstmals ein außereuropäisches, wenn auch europäisch geprägtes Land eine zunehmend global ausgeweitete Führungsrolle übernahm. Niemand hat diese Entwicklung mit schärferem Blick erfasst als jener Kubaner, der die Veränderungen aus seinem Exil in verschiedenen Ländern Spanisch-Amerikas sowie in den USA aufmerksam beobachtete, in unterschiedlichen literarischen Formen festhielt und kritisch analysierte. Denn er begriff, dass die großen Transformationen in den Vereinigten Staaten nicht ohne tiefgreifende Auswirkungen auf die jungen Staaten Lateinamerikas bleiben konnten. Und dazu war es notwendig, ein eigenes Verständnis von Moderne, Modernisierung und Modernismus zu entwickeln. Bereits in einer auf New York am 15. Juli 1882 datierten Chronik für die einflussreiche argentinische Zeitung *La Nación* in Buenos Aires hatte Martí seine breit gefächerte Leserschaft darauf aufmerksam gemacht, dass sich im US-Kongress eine veränderte Politik abzeichnete, die mit Blick auf Südamerika, aber auch auf rivalisierende europäische Kolonialmächte auf den raschen Aufbau und Ausbau einer technologisch überlegenen und schlagkräftigen Kriegsflotte setze. So lässt sich unter der Feder des jungen Kubaners gleichsam im Gründungsjahr des *Modernismo*, im Jahr des Erscheinens seines Gedichtbandes *Ismaelillo*, eine erste Skizze jener Entwicklungen erkennen, welche in den letzten beiden Jahrzehnten des 19. Jahrhunderts und bis zum Beginn des Ersten

16 Vgl. hierzu auch Ette: „Aus ferner Nähe".

17 Vgl. zu den vier Phasen beschleunigter Globalisierung das Auftaktkapitel in Ette: *TransArea*.

Weltkrieges die dritte Phase beschleunigter Globalisierung charakterisieren sollten. Warnend wies Martí auf die in aller Öffentlichkeit diskutierten Überlegungen der politischen „Aristokratie“ in den USA hin, unter ihrer direkten Einflussnahme in Zentralamerika eine interozeanische Kanalverbindung zu schaffen[18] und möglichst schnell eine schlagkräftige Kriegsflotte aufzubauen, um die Interessen der USA gegenüber anderen Nationen wo nötig mit Gewalt durchsetzen zu können.[19] Als politischer Berichterstatter formulierte Martí deutlich:

> Zusätzlich führen die Republikaner ins Feld, diese Nation sei bereits in ihr Erwachsenenalter eingetreten, so wie Südamerika nun definitiv etabliert sei: Im Sinne der Notwendigkeiten eigener Expansion benötige das Land daher große Geldmittel, um binnen kurzer Zeit ein großes Heer ausheben und eine furchterregende Armada schaffen zu können. Sie führen ins Feld, daß es zu einem Krieg mit England, der großen Seemacht, kommen könne, weil man die Oberhoheit über den Kanal von Panamá anstrebe oder weil man das weitere Anwachsen der englischen Macht in Amerika verhindern müsse. Und der befremdliche Fall ist eingetreten, daß der Kongreß auf Antrag und hartnäckiges Nachhaken jenes Marineministers eine überwältigende Summe für die Aufrüstung der Armada bereitstellte, der schon zur Zeit von Grant mit verwirrten, unnötigen oder völlig ungeklärt gebliebenen Gesten mehrere Hundert Millionen locker machte.[20]

José Martí hatte damit Anfang der 1880er Jahre schon das globale Webmuster erkannt, dass die Vereinigten Staaten fortan ihrer zunehmend aggressiven Außenpolitik zugrundezulegen gewillt waren. Fortan beobachtete er das weitere Fortschreiten der Bemühungen, eine *New Steel Navy* aufzubauen, welche die geostrategische Reichweite des US-Kongresses entscheidend vergrößerte und eine wesentliche Grundlage für die Verwandlung der Vereinigten Staaten in einen *global player* schuf, mit Argwohn und wachsender Sorge. Die hemisphärischen Konsequenzen einer derartigen Politik standen Martí plastisch vor Augen: er zweifelte nicht daran, dass das große Land im Norden schon bald seine militärische Übermacht nutzen und, je nach Interessenlage, in unterschiedlichen Regionen des Südens eingreifen würde. Die sich verändernden Kräfteverhältnisse auf globaler Ebene mussten früher oder später, so lautete schon bald seine Erkenntnis, Rückwirkungen auf eine Politik haben, die allein auf die eigene Stärke vertraute und diese auch militärisch einzusetzen gewillt war. Dies hatte Rückwirkungen auf Martís hemisphärische Konstruktionen. Denn eine bei Konflikten auf friedliche Mittel zählende Konvivenz war auf kontinentaler Ebene zutiefst gefährdet.

---

18 Martí: „De año nuevo“, S. 365f.
19 Ebd., S. 366.
20 Martí: „Carta de los Estados Unidos“, S. 325f.

Genau an diesem für die Entwicklungsgeschichte des amerikanischen Doppelkontinents neuralgischen Punkt entfaltete sich das Denken José Martís zu einer Globalisierungstheorie, die für lokale Analysen stets globale Szenarien durchzudenken begann und sich der Tatsache bewusst blieb, dass sich im kontinentalen wie im globalen Maßstab neue Beschleunigungsprozesse bereits mit großer Deutlichkeit abzeichneten. Spätestens seit der Interamerikanischen Konferenz von Washington, an der er aufgrund seiner zahlreichen politischen Aktivitäten im lateinamerikanischen Kontext 1889/1890 offiziell als Delegierter teilnahm, wusste José Martí nicht nur, dass die Vereinigten Staaten unbeirrbar auf Expansionskurs blieben, sondern dass es mit der Einheit der lateinamerikanischen Länder nicht zum Besten bestellt war. Den USA stand keine Einheit, sondern ein zerstrittenes, mit internen Konflikten beschäftigtes Lateinamerika gegenüber, das die Gefahren, die es bedrohten, noch nicht einmal erkannt hatte. Die Frage der Einheit – und damit auch der Konvivenz – wurde für Martí im Vorfeld heraufziehender militärischer Konflikte und drohender Katastrophen zur Überlebensfrage.

II Pfropfung, Einheit und Differenz

In Martís bis heute sicherlich einflussreichstem literarischen Essay, der unter dem Titel „Nuestra América“ symbolträchtig an einem 1. Januar des Jahres 1891 in *La Revista Ilustrada de Nueva York* erschien, entwarf der kubanische Schriftsteller von seinem Exil in Manhattan aus eine ebenso politisch und geschichtsphilosophisch wie ästhetisch verdichtete Reflexion jener dritten Phase beschleunigter Globalisierung, deren Konsequenzen er im kontinentalen wie im planetarischen Kontext vor Augen zu führen versuchte. Bereits im *incipit* dieses meisterhaften Textes rückte der kubanische Modernist das Moment einer ungeheuren Beschleunigung in den Mittelpunkt:

> Cree el aldeano vanidoso que el mundo entero es su aldea, y con tal que él quede de alcalde, o le mortifiquen al rival que le quitó la novia, o le crezcan en la alcancía los ahorros, ya da por bueno el orden universal, sin saber de los gigantes que llevan siete leguas en las botas, y le pueden poner la bota encima, ni de la pelea de los cometas en el cielo, que van por el aire dormido[s] engullendo mundos. Lo que quede de aldea en América ha de despertar. Estos tiempos no son para acostarse con el pañuelo a la cabeza, sino con las armas de almohada, como los varones de Juan de Castellanos: las armas del juicio, que vencen a las otras. Trincheras de ideas, valen más que trincheras de piedras.[21]

21 Martí: *Nuestra América*, S. 13. Meine Übersetzung dieses Grundlagentextes findet sich in der vielbeachteten Anthologie von Rama (Hg.): *Der lange Kampf Lateinamerikas*.

Dorf, Welt und Weltall stehen von Beginn an in einem dynamischen Interaktionsverhältnis, das eine abgeschlossene Lokalität des Lokalen nicht länger zulässt. Das Lokale, so hob Martí bereits im Jahre 1891 hervor, müsse global gedacht werden, wolle man nicht einer völligen Fehleinschätzung anheimfallen, die eine Vielzahl großer Gefahren mit sich bringe. Für diese Gefahren stehen jene Giganten, die sich mit Siebenmeilenstiefeln nähern und daher für den „selbstgefälligen Dörfler" bei lokaler Betrachtung noch nicht einmal am Horizont auszumachen sind. Und doch näherten sie sich, wie Martí in einer lyrisch verdichteten modernistischen Sprache darlegte, mit ungeheurer Geschwindigkeit.

Nicht umsonst griff José Martí in einem intertextuellen Verweisspiel auf die gerade auch in der angelsächsischen Welt sehr populäre Erzählung *Peter Schlemihls wundersame Geschichte* zurück, mit der Adelbert von Chamisso noch vor seiner großen Reise um die Welt im Bild der Siebenmeilenstiefel auf all jene Beschleunigungen literarisch reagierte, welche die zweite Phase beschleunigter Globalisierung in der zweiten Hälfte des 18. Jahrhunderts mit ihren großen europäischen Entdeckungsreisen mit sich gebracht hatte.[22] Doch was der aus Frankreich stammende preußische Dichter an seinem Rückzugsort Kunersdorf am „Musenhof" derer von Itzenplitz im Jahre 1813 entworfen hatte,[23] wurde von Martí in der nunmehr dritten Beschleunigungsphase der Globalisierung von einem europäischen in einen amerikanischen Kontext übersetzt, wobei aus den Siebenmeilenstiefeln des angehenden Naturforschers nun Soldatenstiefel wurden, von denen schon bald die noch ahnungslosen Länder des amerikanischen Südens unterdrückt werden könnten. Es sind Bilder einer im Goethe'schen Sinne geradezu *velociferischen* Akzeleration, die alles im weiteren Fortgang dieses symbolisch aufgeladenen Textes mit sich reißt.

Dieser raschen Beschleunigung des Nordens aber sah Martí das Amerika des Südens, *Nuestra América*, schutzlos ausgeliefert. Das einer so hohen Geschwindigkeit nicht angepasste und mithin noch schlafende Amerika müsse daher aufwachen (*despertar*), womit Martí ganz nebenbei einen der Kampfbegriffe der spanisch-amerikanischen Unabhängigkeitsrevolution der ersten Hälfte des 19. Jahrhunderts wiederaufnahm. Es gelte, mit größter Dringlichkeit jene Einheit in „unserem Amerika" zu schaffen, die erst die unabdingbare Voraussetzung dafür wäre, nicht – wie in der ersten Phase beschleunigter Globalisierung – aufgrund innerer Kämpfe und Zwistigkeiten den neuen Konquistadoren zu unterliegen, sondern die eigene Unabhängigkeit und Selbstbestimmung zu wahren. Es ging Martí durchaus um eine Konvivenz in Differenz, aber stets auf eine strategi-

---

22 Vgl. Ette: „Welterleben / Weiterleben".

23 Vgl. hierzu ausführlich Sproll: „Adalbert von Chamissos Weltreise in seinem Nachlass".

sche Einheit bezogen. Sein Aufruf zur Einheit der lateinamerikanischen Länder ist dringlich: „hemos de andar en cuadro apretado, como la plata en las raíces de los Andes".[24]

Die Natursymbolik dieses Aufrufes verbindet eine geologische, anorganische Isotopie mit einer organischen, wobei die „Wurzeln" der Anden jenes Element einer Verwurzelung einspielen, das in der Martíschen Symbolwelt von so großer Bedeutung ist. Wenn es José Martí gelingt, von Beginn seines Essays an die intertextuellen Verweissysteme auf die europäischen Literaturen durch den Verweis auf „la pelea de los cometas en el cielo"[25] und damit auf indigene Traditionen und Vorstellungswelten zu öffnen, die den gesamten Essay durchlaufen und an seinem Ende mit dem Verweis auf den „Gran Semí" und damit den Mythos von Amalivaca kulminieren, dann führt uns das literarische Gemachtsein dieses Textes in seinem Verwobensein vor, wie Martí sich eine derartige Einheit vorstellte: als Konvivenz der unterschiedlichsten amerikanischen und europäischen Traditionen. Die Schlusssätze von „Nuestra América" lassen keinen Zweifel an der ebenso die unterschiedlichen Epochen wie die verschiedenartigen Kulturen querenden Ausrichtung des Martíschen Entwurfes:

> ¡Porque ya suena el himno unánime; la generación real lleva a cuestas, por el camino abonado por los padres sublimes, la América trabajadora; del Bravo a Magallanes, sentado en el lomo del cóndor, regó el Gran Semí, por las naciones románticas del continente y por las islas dolorosas del mar, la semilla de la América nueva![26]

José Martí war durch die Schriften seines venezolanischen Freundes Arístides Rojas gleichsam aus zweiter Hand auf die Beschreibung indigener Mythen durch Alexander von Humboldt und Pater Filippo Salvatore Gilli gestoßen[27] und fügte diese von Europäern nacherzählten mündlich tradierten Mythen der indigenen Bevölkerung Amerikas seinem Text ein. Im Bild des „neuen Amerika" erscheint *Nuestra América* als der erhoffte Ort eines Zusammenlebens der Traditionen, einer Konvivenz der Kulturen, die sich einem angelsächsisch dominierten Norden entgegenstellt, welcher seine indigene Bevölkerung längst zum allergrößten Teil ausgerottet oder in Reservaten zusammengepfercht hatte. Transkulturelle Dimensionen, wie sie im weiteren Verlauf unserer Überlegungen noch zu diskutieren sein werden, zeichnen sich hier bereits ab. Welchen Vorstellungen und Leit-Bildern aber folgte Martí, wenn er die erstrebte künftige Konvivenz in ihrer Schaf-

---

24 Martí: *Nuestra América*, S. 14.
25 Ebd., S. 13.
26 Ebd., S. 24f.
27 Vgl. Vitier: „Una fuente venezolana de José Martí", S. 105–113.

fung, in ihrer Genese zu beschreiben suchte? Welche Metaphoriken nutzte er, um seine Bilder des Zusammenlebens evozieren zu können?

Zweifellos stehen im Zentrum der von Martí in den Fokus genommenen grundlegenden und langfristigen Entwicklungsprozesse in Politik und Gesellschaft, in Kultur und Ökonomie die Ideen und ein Wissen, das freilich gegenüber dem „traditionellen" (da bislang vorherrschenden) europäischen Wissen signifikante Veränderungen erfährt:

> Conocer es resolver. Conocer el país, y gobernarlo conforme al conocimiento, es el único modo de librarlo de tiranías. La universidad europea ha de ceder a la universidad americana. La historia de América, de los Incas a acá, ha de enseñarse al dedillo, aunque no se enseñe la de los arcontes de Grecia. Nuestra Grecia es preferible a la Grecia que no es nuestra. Nos es más necesaria. Los políticos nacionales han de reemplazar a los políticos exóticos. Injértese en nuestras repúblicas el mundo; pero el tronco ha de ser el de nuestras repúblicas. Y calle el pedante vencido; que no hay patria en que pueda tener el hombre más orgullo que en nuestras dolorosas repúblicas americanas.[28]

Kenntnis und Erkenntnis sowie ein möglichst hoher Wissensstand, der sich konkret auf die jeweiligen Länder bezieht, bilden das Rückgrat für ein besseres Regieren in den Ländern Lateinamerikas, zugleich aber auch die beste Versicherung – und Martí wusste, wovon er sprach – gegen jedweden Rückfall in Tyrannei. Veränderte Bildungs- und Ausbildungskonzepte, die sich an der eigenen Geschichte, an den jeweiligen Kulturen und den spezifischen Bedürfnissen der einzelnen Länder Amerikas ausrichten mussten, sollten die simplen Übertragungen europäischer Konzepte auf den amerikanischen Kontinent ersetzen. Zentral in dieser Passage aber ist jene organische Metaphorik, die Martí für die Umsetzung seines Programms wählte. Sie ließe sich so ins Deutsche übersetzen: „Möge man ruhig die Welt unseren Republiken einpfropfen – der Stamm aber muss der unserer Republiken sein". Was ist mit dieser Begrifflichkeit gemeint?

Im Bild der Pfropfung entfaltet der kubanische Denker die so oft von ihm benutzte und gepflegte organische, an Wurzeln und Verwurzelungen orientierte Vorstellungswelt, die sich mit ihren agrikulturellen Metaphoriken des Wachstums und der Kultivierung an einer langen abendländischen Tradition des Kultivierens ausrichtete.[29] Dabei zentriert Martí die landwirtschaftliche Methode der Pfropfung von Bäumen[30] freilich durch das Bild eines Stammes und seiner Verwurzelung, wobei diese Verwurzelung die von „außen", aus einer fremden Welt kommenden

---

28 Martí: *Nuestra América*, S. 17 f.

29 Vgl. Böhme: „Vom Cultus zur Kultur(wissenschaft)"; vgl. auch Wirth: „Vorüberlegungen zu einer Logik der Kulturforschung".

30 Zur kulturtheoretischen Relevanz der Pfropfung vgl. insb. Wirth: „Kultur als Pfropfung. Pfropfung als Kulturmodell" sowie Ette/Wirth (Hg.): *Nach der Hybridität.*

Elemente gleichsam territorialisiert und im amerikanischen Wurzelgrund verankert. Wie an vielen Stellen seines gewaltigen Werkes evoziert Martí die Metaphorologie der Wurzeln wie der Verwurzelung, um keinen Zweifel an der territorialen Bezogenheit seiner Überlegungen aufkommen zu lassen und um zu signalisieren, dass es sich hierbei um einen organischen Prozess des Wachsens und der Pflege, der pfleglichen Kultivierung handeln müsse.

Zusammenleben gründet für den kubanischen Denker mithin auf einem Zusammenwachsen. Eine Kultur des Zusammenlebens setzt damit ein Kulturmodell des Zusammenwachsens voraus, das in der Kulturtechnik der Pfropfung, folgen wir dieser für Martí wichtigen Metaphorik, hier seinen adäquaten Ausdruck findet. Diese Pfropfung betrifft für Martí ebenso die politischen wie die kulturellen, die sozialen wie die ökonomischen, die biopolitischen wie die lebenswissenschaftlichen Aspekte einer Konvivenz, die es gerade auch *nach* den großen Auseinandersetzungen auf den Weg zu bringen gelte und die er selbst mit seiner *Guerra de Martí* bereits in der offiziellen Kriegserklärung von Montecristi auf den Weg zu bringen suchte.

Der antikoloniale Krieg gegen Spanien sollte dabei dem Ausgreifen der USA in den karibischen Raum zuvorkommen, schrieb der weitsichtige Globalisierungstheoretiker doch in einer berühmt gewordenen Formulierung in seinem Brief vom 18. Mai 1895, einen Tag vor seinem Tod also, aus Dos Ríos im *Oriente* Kubas an seinen mexikanischen Freund Manuel Mercado, er habe es – über das Ziel der Schaffung einer kubanischen Nation hinaus – für seine Pflicht gehalten, „de impedir a tiempo con la independencia de Cuba que se extiendan por las Antillas los Estados Unidos y caigan, con esa fuerza más, sobre estas tierras de América. Cuanto hice hasta hoy, y haré, es para eso“.[31]

Die angeführte Passage zur Pfropfung steht in Einklang mit der von Martí häufig benutzten Kulturmetaphorik des *mestizaje*,[32] also der nicht-pflanzlichen aber darum nicht weniger lebendigen organischen Verbindung zwischen unterschiedlichen ethnischen Gruppen, die *Nuestra América* für Martí letztlich immer als „unser mestizisches Amerika (*nuestra América mestiza*)“[33] erscheinen und begreifen lassen. Hier zeigen sich Vision und Ausgestaltung, aber auch mancherlei Grenzen und Gefahren, die das politische wie kulturelle Projekt des großen Dichters des hispanoamerikanischen Modernismus charakterisieren.

Denn Martí versucht, für sein Konzept von *Nuestra América*, das Amerika im Plural seiner Herkünfte („unser“) und im Singular seiner Einheit („Amerika“)

---

31 Martí: „A manuel mercado“, S. 167.

32 Vgl. zum Begriff des *mestizaje* bzw. des métissage u.a. Toumson: *Mythologie du métissage* sowie Schumm: „‚Mestizaje‘ und ‚culturas híbridas‘“.

33 Martí: *Nuestra América*, S. 19.

denken wollte, durch die Veränderung der Bildungsinstitutionen neue Herkünfte aus der Geschichte des Kontinents ins Bewusstsein zu heben, um damit neue Zukünfte entfalten zu können. In der Formel *nuestra Grecia* reklamiert er für die amerikanische Antike im Vergleich mit der abendländischen Antike einen status auf Augenhöhe, der vor dem Hintergrund einer differenten Vergangenheit Amerika auch das Recht auf eine andere, divergierende *Moderne* zugestehen musste. Denn weder die sozioökonomische Modernisierung (*modernización*) noch die epochale Ausgestaltung der Moderne (*modernidad*) und schon gar nicht die ästhetischen Ausdrucksformen des Modernismus (*modernismo*) durften sich für ihn in einer Übertragung europäischer Modelle und Vorbilder, so brillant sie auch immer scheinen mochten, erschöpfen. Hier musste *Nuestra América* neue, eigene Wege beschreiten, um aus anderen Vergangenheiten neue Zukunftsmöglichkeiten zu schöpfen.

Gewiss finden sich die Vorstellungen von einer amerikanischen Antike auf Augenhöhe mit der griechisch-römischen Antike im Kern bereits in den Reaktionen auf die *Conquista* weiter Teile Amerikas in der ersten Phase beschleunigter Globalisierung, hatte doch schon der 1539 in Cuzco geborene und 1616 im spanischen Córdoba verstorbene Garcilaso de la Vega el Inca in einer berühmten Wendung gleich im „Proemio al lector" seiner *Comentarios reales* betont, dass seine Geburtsstadt zu Zeiten der Incas „otra Roma en aquel imperio"[34] gewesen sei. Ähnlich stellte auch bereits der Titel der 1780 im italienischen Exil und in italienischer Übersetzung erschienenen *Historia antigua de México*, deren Verfasser der 1731 im neuspanischen Veracruz geborene Francisco Javier Clavijero[35] war, im sogenannten Disput um die Neue Welt[36], der während der zweiten Phase beschleunigter Globalisierung mit größter Vehemenz geführt wurde, unübersehbar die tendenzielle Gleichrangigkeit zwischen einer europäischen und einer „mexikanischen" und damit amerikanischen Antike klar heraus. José Martí konnte auf diesem Gebiet folglich auf eine lange, wenn auch lange Zeit verschüttete Tradition transatlantischer Auseinandersetzung zurückgreifen, die freilich an der scharfen Asymmetrie zwischen der ungleichen Wertschätzung altweltlicher und neuweltlicher Geschichte nur wenig verändert hatte. Der Kubaner zog daraus die notwendigen Konsequenzen und entwickelte ein Kulturmodell und eine Sichtweise beschleunigter Globalisierung, die aus den Diskussionen seiner Zeit deut-

---

34 Garcilaso de la Vega el Inca: *Comentarios reales de los Incas*, S. 4. Vgl. hierzu ausführlich Ette: *Viellogische Philologie*, S. 76–90.

35 Vgl. Clavijero: *Historia antigua de México*, S. xxv–xxxvii.

36 Vgl. hierzu die längst klassische Studie von Gerbi: *La disputa del nuovo mondo* sowie Bernaschina/Kraft/Kraume (Hg.): *Globalisierung in Zeiten der Aufklärung*.

lich herausragen und geopolitisch wie geokulturell höchst avancierte Positionen darstellen.

Zweifellos machte der kubanische Kreole in seinen Schriften Ernst mit der Bekämpfung allein an Europa orientierter Ideen und Vorstellungen, eines allein am Modell einer abendländischen Geschichte ausgerichteten Geschichtsverständnisses, das in seiner scharfen Asymmetrie ein jahrhundertealtes Erbe der transatlantischen Kolonialbeziehungen war. Doch die bei Martí immer wieder durchschlagende Scheidung zwischen „Eigenem" und „Fremdem" zwischen einem „eigenem" und einem „fremden" Griechenland verstellt allzu leicht den Blick dafür, dass das kulturelle Erbe der Bewohner dieses Amerika – wie der Kubaner sehr wohl wissen musste – an beiden Griechenlands, an beiden Antiken partizipiert. Nur im Sinne einer eingeschränkten territorialen Herkunft ließe sich die griechische oder römische Antike in den Amerikas als etwas „Fremdes" bezeichnen.

Weder in der Fusionsmetaphorik der Mestizisierung, des *mestizaje*, noch im metaphorischen Rückgriff auf die Kulturtechnik der Pfropfung wird das kulturtheoretische Modell Martís freilich der Komplexität und der Dynamik jener kulturellen Entwicklungen gerecht, für die Lateinamerika beispielhaft stehen mag. Weder in der Fusionsrhetorik einer Verschmelzung der Ethnien und der Kulturen noch in der Pfropfung auf an einem in der Erde verwurzelten Stamm lassen sich jene dynamischen, unterschiedliche Kulturen querenden Prozesse abbilden, die sich nicht auf simple Wesenheiten, nicht auf statische Vorstellungen „eigener" und „fremder" Kultur zurückführen lassen. Zweifellos zählte Martís Verständnis der Kulturen auf dem amerikanischen Doppelkontinent zu den fortgeschrittensten seiner Zeit und ließ den großen Theoretiker der damaligen Globalisierungsphänomene zu einem Denker werden, dessen kulturtheoretische wie kulturpolitische Einsichten die Positionen anderer Modernisten wie Rubén Darío oder José Enrique Rodío deutlich hinter sich ließen. Und zweifellos lässt sich Martí in eine Traditionslinie antillanischen bzw. karibischen Denkens einfügen, insofern er den „islas dolorosas del mar"[37] nicht nur im archipelischen, sondern in einem weltumspannenden Sinne eine große kulturelle und nicht nur geostrategische Bedeutung zumaß[38]. Doch schon bald sollten seine Kulturmodelle und Entwürfe zwar nicht aus politischer, wohl aber aus kulturtheoretischer Sicht durch Ansätze just aus jenem geokulturellem Raum, dem sich das Schaffen des kubanischen Lyrikers und Essayisten verdankt, deutlich überflügelt werden. Bleiben wir daher im karibischen Raum, der spätestens seit dem Schaffen José Martís zu einem der vielleicht

37 Martí: *Nuestra América*, S. 25.

38 Vgl. hierzu auch Wood: „José Martí".

wichtigsten Produzenten weltumspannend gedachter Kulturtheorien wurde. Denn nicht umsonst war der Raum der Karibik nicht allein in der ersten und zweiten, sondern auch in der dritten Phase beschleunigter Globalisierung einer der weltweit verdichtetsten Zonen weltumspannender Austausch- und Transformationsprozesse.

III Jenseits der Pfropfung, jenseits der Wurzeln

In einem Interview aus dem Jahre 1999 hielt der im Libanon geborene und seit Ausbruch der über ein Jahrzehnt andauernden *Guerre du Liban* 1975 in Frankreich lebende Schriftsteller und Intellektuelle Amin Maalouf mit Blick auf sein eigenes Leben zur Vorstellung der „Verwurzelung" des Menschen und zu seinem „Exil" fest:

> L'exil est un sentiment, une attitude, je dirais une crânerie. Je suis, bien sûr, quelqu'un qui a dû quitter son pays en période de guerre, pour aller s'installer dans un autre pays. Dans un sens, on peut parler d'exil, mais dans un autre sens, j'ai toujours refusé l'idée d'exil, partant du principe que l'homme est de toute façon, par nature, capable déjà de partir. C'est pourquoi je préfère de beaucoup la notion d'origines à la notion de racines, parce que les racines, c'est pour les végétaux. [...] Mais il est vrai aussi qu'il y a spontanément chez tout être humain, et depuis l'aube de l'histoire, je ne dirais pas un instinct migratoire, mais en tout cas la possibilité de se déplacer dans un monde qui est à nous tous; et donc j'essaie de ne pas me considérer comme un exilé, mais plutôt comme quelqu'un qui a quitté un pays pour en découvrir un autre. J'acquiers une appartenance supplémentaire. Je découvre une culture supplémentaire. Je poursuis le cours de ma vie avec toutes les déviations qu'il peut y avoir dans le cours de chaque vie, mais je n'aime pas beaucoup la notion d'exil car elle suppose qu'il y a un pays auquel on est tenu d'appartenir, et qu'on est nécessairement déraciné quand on est ailleurs. Non, l'homme a ses racines dans le ciel.[39]

Dieses zugleich auf sehr intime und kulturtheoretisch reflektierte Weise auf das eigene Lebens-, Überlebens- und Zusammenlebenswissen zurückgreifende Zitat des großen libanesischen Autors macht ein Jahrhundert nach Martí deutlich, mit welcher Skepsis Amin Maalouf jedweder Rede von einer organischen „Verwurzelung" des Menschen in seiner „Muttererde" begegnet und in welchem Maße er für eine Sichtweise plädiert, welche die Bewegungen und Begegnungen des Menschen in den Mittelpunkt nicht seiner einzigen Zugehörigkeit, sondern seiner

39 Sassine: „Entretien avec Amin Maalouf", S. 29 f. Vgl. hierzu auch Ette: „„Ma patrie est caravane"".

vielen verschiedenartigen Zugehörigkeiten[40] stellt. Der Mensch, so könnte man Maaloufs Auffassung resümieren, ist nicht verwurzelt, sondern vielverbunden.

Aber kehren wir in den karibischen Raum, mit dem sich auch Amin Maalouf als Romancier beschäftigte,[41] und dort wiederum nach Kuba zurück. Mit Fug und Recht ließe sich behaupten, dass einer der großen Vordenker einer derartigen kulturtheoretischen Sichtweise, die den Menschen von seinem Verwurzelungsdenken löste und erlöste, ein kubanischer Anthropologe und Kulturtheoretiker war, der sich überdies auch noch als guter Kenner der Schriften seines Landsmannes José Martí erwies: der Spezialist für afroamerikanische Kulturbeziehungen Fernando Ortiz. Auch sein umfangreiches Werk kreist wie das José Martís um die Frage der Bedingungen, Möglichkeiten und Grenzen des Zusammenlebens im karibischen Raum im Zeichen weltweiter Globalisierungsphänomene.

Die Anfänge von Fernando Ortiz ließen nicht notwendig vermuten, dass er sich eines Tages zum Begründer eines breiten Verständnisses von Transkulturalität entwickeln würde. Denn als ein Schüler des italienischen Kriminologen Cesare Lombroso[42] und damit als ein Erbe jener intimen Verbindung zwischen Philologie und Rassismus, deren Aufklärung sich eine von Markus Messling geleitete Potsdamer Forschungsgruppe gewidmet hat,[43] ging es Ortiz in seinen ersten Forschungen um eine vom Rassedenken bestimmte Analyse der hohen Kriminalitätsrate in der afrokubanischen Bevölkerung. Doch Fernando Ortiz entfernte sich Zug um Zug vom Rassedenken mancher seiner Vorgänger und beschäftigte sich bald nicht mehr mit der sogenannten „hampa afrocubana“,[44] sondern mit komplexen transatlantischen Kulturphänomenen jenseits aller Kriminalisierung einer verarmten schwarzen Bevölkerung in Kuba.

Seine jahrzehntelangen Forschungen führten ihn zu einer neuen, innovativen Sichtweise der kulturellen Transfer- und Transformationsprozesse zwischen Kuba und dem afrikanischen Kontinent, Phänomenen also, deren kulturellen Reichtum der kubanische Forscher zunehmend erkannte und in den Fokus seiner Veröffentlichungen rückte. Und es gelang ihm, nicht nur auf seiner Heimatinsel ein neues, dynamisches Verständnis afrokubanischer Kulturen zu wecken.

In seinem erstmals im Jahre 1940 vorgelegten Grundlagenwerk *Contrapunteo cubano del tabaco y el azúcar*[45] richtete er sein Augenmerk auf die Komplexität all

---

40 Vgl. hierzu auch Maalouf: *Les Identités meurtrières.*

41 Vgl. Maalouf: *Origines.*

42 Zur Wichtigkeit von Cesare Lombroso im Geflecht der hier nur kurz benannten Traditionslinien vgl. die schöne Arbeit von Lenz: *Genie und Blut.*

43 Vgl. u. a. Messling: *Gebeugter Geist* sowie Messling/Ette (Hg.): *Wort Macht Stamm.*

44 Ortiz: „Hjampa afrocubana“ sowie ders.: „Etnología del hampa cubana“.

45 Ortiz: *Contrapunteo cubano del tabaco y el azúcar.*

jener Deportationen, Migrationen und Bewegungen, welche die Insel Kuba inmitten der Karibik prägten:

> No hubo factores humanos más trascendentes para la cubanidad que esas continuas, radicales y contrastantes transmigraciones geográficas, económicas y sociales de los pobladores, que esa perenne transitoriedad de los propósitos y que esa vida siempre en desarraigo de la tierra habitada, siempre en desajuste con la sociedad sustentadora. Hombres, economías, culturas y anhelos todo aquí se sintió foráneo, provisional, cambiadizo, «aves de paso» sobre el país, a su costa, a su contra y a su malgrado.[46]

Die Metaphorik der Verwurzelung ist hier keineswegs ausgeblendet, erscheint aber als *desarrraigo* in einem Diskurs ständiger Entwurzelungen, die es nicht länger erlauben, territoriale Wurzeln als Leitmetaphorik für ein anthropologisch und kulturtheoretisch fundiertes Verstehen der kulturellen Prozesse in der Karibik heranzuziehen. Fernando Ortiz lässt in seiner unverkennbar karibisch geprägten Landschaft der Theorie[47] an die Stelle der Verwurzelung vielmehr eine Metaphorik der Zugvögel treten. Kulturelle Konfigurationen ohne festen Wohnsitz zeichnen sich ab, die Räume aus Bewegungen, aus vektoriell gespeicherten und immer wieder anders einspeisbaren Bewegungsmustern hervorgehen lassen – auch wenn Fernando Ortiz im obigen Zitat von 1940 im Kontext der damaligen Auseinandersetzungen um „das Kubanische“ nicht auf die Feststellung der *cubanidad*, mithin eines spezifisch kubanischen Wesens, verzichten zu können glaubte. Das Territoriale erscheint im Licht der Ortiz’schen Transkulturationstheorie als ein Bewegungsraum (für die „Zugvögel“), als ein Verbindungsraum (für die Seefahrer) und als ein Lebensraum, der die Entwurzelung, das Fehlen eines festen Wohnsitzes, das von außerhalb Kommende, stets Transitorische, nicht zu reterritorialisieren und damit räumlich stillzustellen vermag. Damit gelang dem kubanischen Anthropologen zugleich ein entscheidender Schritt weg von der zum damaligen Zeitpunkt dominanten These von einer Akkulturation im Sinne Bronislaw Malinowskis und hin zu jenem Neologismus, der uns heute längst vertraut ist.

Der aus der kulturanthropologischen Perspektive von Ortiz entscheidende historische Faktor für „esa vida siempre en desarraigo“[48] war zweifellos der vielschichtige historische Prozess der *Conquista*, jene erste Phase beschleunigter Globalisierung, die in den Worten von Fernando Ortiz gleichsam zum „Big Bang“,[49] zum auslösenden Schock der Kulturen in der sogenannten „Neuen Welt“ wurde:

46 Ebd., S. 95.
47 Vgl. hierzu Ette: *Viellogische Philologie*, S. 36–46.
48 Ortiz: *Contrapunteo*, S. 95.
49 Vgl. in diesem Zusammenhang auch Sarduy: *Big bang*.

> Si estas Indias de América fueron Nuevo Mundo para los pueblos europeos, Europa fue Mundo Novísimo para los pueblos americanos. Fueron dos mundos que recíprocamente se descubrieron y entrechocaron. El contacto de las dos culturas fue terrible. Una de ellas pereeció, casi totalmente, como fulminada. Transculturación fracasada para los indígenas y radical y cruiel para los advenedizos. La india sedimentación humana de la sociedad fue destruida en Cuba y hubo que traer y transmigrar toda su nueva población, así la clase de los nuevos dominadores como la de los nuevos dominados. Curioso fenómeno social éste de Cuba, el de haber sido desde el siglo XVI igualmente invasoras, con la fuerza o a la fuerza, todas sus gentes y culturas, todas exógenas y todas desgarradas, con el trauma del desarraigo original y de su ruda transplantación, a una cultura nueva en creación.[50]

In dieser Passage zeigt sich deutlich, in welchem Maße Fernando Ortiz die Transkulturationsprozesse seines Kuba – er wurde 1881 zwar in La Habana geboren, wuchs aber auf der Baleareninsel Menorca auf, wo er auch seine erste Schrift nicht auf Spanisch, sondern auf Menorquinisch veröffentlichte – im Lichte von Genozid, von massivster Gewalt und von zerstörerischem Zusammenstoß sieht, so dass dem von ihm geschaffenen Begriff der Transkulturation nichts Beschönigendes und nichts Verharmlosendes anhaftet. Der Begriff der Transkulturation bezieht – hierin jenem der Konvivenz ähnlich – alle möglichen Formen von Katastrophen und Zusammenstößen mit ein.

Wohl aber haftet ihm noch immer – wie schon im Bild des *desarraigo*, der Entwurzelung – die organische Metaphorologie an, die am Ende dieses Zitats auch zum Begriff der Transplantation führt, zu einer Verpflanzung also, die gleichsam die Wurzeln in Bewegung setzt. So haben sich die Zugvögel bei Fernando Ortiz keineswegs gänzlich von ihren territorialen Verwurzelungen gelöst: Zu stark war diese von Amin Maalouf viel später rundweg abgelehnte und verworfene Bildsprache, die ein José Martí gerade für den Raum der Karibik wie für *Nuestra América* so nachhaltig im Zeichen der Pfropfung modernisiert hatte. Die Brüche und Widersprüche in Ortiz' Theoriemetaphern verweisen uns heute darauf, wie schwer es fiel, ganz auf die Rede von Pflanzen und Wurzeln, von Anbauen und Umtopfen zu verzichten.

Es ist der Schock, dieser zerstörerische Zusammenprall unterschiedlichster Kulturen, der die Spezifik Amerikas im allgemeinen sowie der Antillen und Cubas in einem ganz besonderen Sinne ausmacht. Die vektorielle Dimension dieses Zusammenstoßes, also die Speicherung von historischen Bewegungsbahnen, die von Amerika und Europa und bald schon von Afrika und Asien kommend aufeinandertreffen und kollidieren, entfaltet ihre Prägekraft von diesem *choque* aus, der an der Wende vom 15. zum 16. Jahrhundert nach Christus alle weiteren Phasen

---

50 Ebd., S. 94.

beschleunigter Globalisierung mit seinen Bewegungsfiguren markiert. Innerhalb dieses sich mit ungeheurer Wucht entfaltenden weltweiten Systems avanciert die Karibik zu einer herausragenden Verdichtungszone oftmals gewalttätiger Globalisierungsprozesse. Sie wird zum Versuchs- und Experimentierfeld und mehr noch zu einem Paradigma[51] im weltweiten Maßstab. Denn schon zu Beginn der ersten Beschleunigungsphase der Globalisierungsprozesse *de longue durée* entstand eine Asymmetrie globaler Beziehungen, die über Jahrhunderte anhalten sollte – und die unterschiedlichen Inseln des karibischen Archipels waren mittendrin in diesem ungeheuren Wirbelsturm.

Mit insulären Situationen und transkontinentalen Beziehungen gleichermaßen vertraut, verstand es der Wissenschaftler und Essayist Fernando Ortiz, die Ausschließungsmechanismen seines ursprünglich kriminologisch motivierten Interesses an den schwarzen Kulturen Kubas in einen integrativen, auf die Schaffung einer ihrer selbst bewussten *cubanía* zielenden Identitätsentwurf zu überführen. In einer Vielzahl von Büchern und Essays, aber auch mit Hilfe vieler einflussreicher Zeitschriften, die er ins Leben rief oder zu neuem Leben erweckte, verbreitete er seine Vorstellungen unermüdlich und mit Langzeitwirkung: Nicht umsonst gab man ihm später den liebevollen Beinamen eines (nach Columbus und Alexander von Humboldt) „dritten Entdeckers" der Insel. Ohne seine Schriften wären die avantgardistisch inspirierten afrokubanischen Erzähltexte wie Alejo Carpentiers *¡Ecué-Yamba-O!* oder die „mulattischen" Klang-Text-Experimente der *Motivos de son* Nicolás Guilléns nicht denkbar gewesen: Seine Kulturanthropologie stand nicht allein im Zeichen der Innovation, sondern auch der künstlerischen Kreation.

Und in der Tat ist der *Kubanische Kontrapunkt von Tabak und Zucker* ein Text zwischen Wissenschaft und Literatur, zwischen einer Bezugnahme auf die zeitgenössischen Forschungen und dem *Libro de Buen Amor*, zwischen Fiktion und Diktion, aber auch zwischen Amerika, Afrika und Europa. Dies erklärt, warum dieser zutiefst *friktionale*, also zwischen Fiktion und Diktion oszillierende Text seine langanhaltende Wirkung auch keineswegs „nur" im Bereich der Anthropologie oder Kulturtheorrie entfaltete und in verschiedenste Forschungsgebiete und Forschungsthematiken Eingang fand.

Gewiss ist die spezifisch translatorische, nicht zuletzt anhand der neologismenfreudigen Formulierkunst ihres Verfassers sichtbare sprachliche Leistung Fernando Ortiz' beeindruckend.[52] Doch entsteht die bis heute anhaltende produktive Spannung dieses Buches vor allem aus der Reibung zwischen unterschied-

51 Vgl. hierzu Ette/Kraume/Mackenbach u. a. (Hg.): *El Caribe como paradigma*.
52 Vgl. hierzu Firmat: *The Cuban condition*, S. 16–33.

lichsten Formen des Lebenswissens, das Ortiz sowohl in transdisziplinärer Vorgehensweise den verschieden disziplinierten Bereichen abendländischer Wissenschaft und den nicht-wissenschaftlichen Schreibformen der europäischen Literaturgeschichte wie auch nicht-okzidentalen Repräsentations- und Speicherformen des Wissens entnahm. Ortiz' *contrapunteo cubano* ist ein interaktiver, von der Leserschaft höchst verschiedenartig nutzbarer Speicher an Wissensformen und Wissensnormen im transatlantischen Kontext.

Es mag sein frühes Interesse an den Formen der Alltagskultur und insbesondere an der Gastronomie gewesen sein, das ihn zu der heute im karibischen Raum so geläufigen Metapher des *ajiaco*, des Eintopfes indigener Herkunft, führte, in dem sich die unterschiedlichsten Ingredienzien wiederfinden, ohne doch miteinander zu verschmelzen und ohne je eine „fertige", abgeschlossene gastronomische Einheit zu bilden.[53] Fernando Ortiz bietet für den Bereich der Transkulturation damit ein drittes, diesmal gastronomisches Metaphernfeld an, das sich unverkennbar vom Fusions- und Auflösungsdenken des *melting pot* unterscheidet und die einzelnen Ingredienzien einer transkulturellen Entwicklung nicht einfach in einer Gesamtheit, gleichsam in einem durchgequierlten Eintopf, aufgehen lässt.

Sein oft diskutierter Begriff der *transculturación* ist zugleich Movens und Ingredienz dieses Bandes, der auf der Inhaltsebene unterschiedlichste grenzüberschreitende Bewegungen im transnationalen, transarealen und transkontinentalen Maßstab in den Mittelpunkt rückt. Im Zentrum steht dabei immer die Frage nach dem Zusammenleben, nach der Geschichte und den Geschichten, aber auch nach den Normen und Formen einer Konvivenz, die für ihn wie für José Martí bei allen Auseinandersetzungen stets entscheidend war und blieb.

Die aus der Perspektive Kubas zentripetalen Migrationsbewegungen antillanischer wie kontinentaler Indianer, Spanier, Afrikaner, Juden, Portugiesen, Briten, Franzosen, Nordamerikaner und Asiaten unterschiedlichster Breitengrade werden ergänzt durch zentrifugale Bewegungsmuster, die sich mit dem von Europa ebenso gewaltig wie gewalttätig verstärkten „huracán de cultura", einem Wirbelsturm der Kultur,[54] überlagern und in der transitorischen und transterritorialen Metaphorik niemals gänzlich heimisch werdender Zugvögel ihren genuinen Ausdruck finden. Die Bilder sind einprägsam: Zugvögel in einem Wirbelsturm, der schon vor der Ankunft der ersten Europäer mit der Transkulturation

53 Das gastronomische Interesse von Fernando Ortiz findet sich bereits in der ersten selbständigen Publikation des gerade vierzehnjährigen Menorquinen. Vgl. Ortiz Fernández: *Principi y pròstes*.

54 Ortiz: *Contrapunteo*, S. 94.

des indigenen Volkes der Taínos begonnen habe. Dann aber brach erst der eigentliche Wirbelsturm über die karibische Inselwelt herein:

> Luego, un huracán de cultura; es Europa. Llegaron juntos y en tropel el hieerro, la pólvora, el caballo, el toro, la rueda, la vela, la brújula, la moneda, el salario, la letra, la imprenta, el libro, el señor, el rey, la iglesia, el banquero... Y un vértigo revolucionario sacudió a los pueblos indios de Cuba, arrancando de cuajo sus instituciones y destrozando sus vidas.[55]

Mit Bedacht entschied sich Ortiz wieder für das Element der Luft und nicht der Erde, wählte den Hurrikan als charakteristisches Element einer tropischen Natur zur Veranschaulichung eines Prozesses der Kultur, der schockartiger und brutaler nicht hätte ausfallen können. Was in Europa Jahrtausende kultureller Entfaltung brauchte, habe sich in Kuba wie im Zeitraffer auf wenige Jahrhunderte zusammengedrängt: eine ungeheure Beschleunigung, deren Ergebnis ein „Fortschritt voller Stürze und Bestürzungen" (*progreso a saltos y sobresaltos*)[56] gewesen sei. Er führte auf der Antilleninsel rasch zum weitestgehenden Erlöschen indigenen Lebens, wie dies schon Bartolomé de las Casas in seiner *Brevísima relación de la destrucción de las Indias* zeitgenössisch mit aller wünschenswerten Klarheit diagnostiziert hatte.

Walter Benjamins eher europäisch konzipierter und vorgestellter Sturm des Fortschritts[57] ist hier zum Wirbelsturm einer Transkulturation angewachsen, die Kuba im Fadenkreuz verdichteter und jäh sich beschleunigender Globalisierungsprozesse wie eine Insel erscheinen lässt, die den Wellen der Meere wie der Migrationen preisgegeben ist: eine Art In*kuba*tion der Globalisierung, deren Beschleunigung alles mit sich fortreißt und doch die Kultur einer Transkulturation entfaltet – und eben nicht die Unkultur einer Akkulturation, gegen die Ortiz seinen Begriff einer *transculturación* 1940, also fast zeitgleich mit Benjamins Überlegungen „Über den Begriff der Geschichte", ins Feld führte. Angesichts der Wucht dieses Sturmes – eine Thematik, die zu Beginn einer langen Wirkungsgeschichte bekanntlich William Shakespeare in *The Tempest* aus dem und auf den karibischen Raum bezog – konnte von Wurzeln keine Rede mehr sein.

An dieser Stelle kann nicht auf die strukturell wichtige Tatsache eingegangen werden, dass der „eigentliche" *Contrapunteo cubano* mit weniger als 90 Seiten in einer neueren Ausgabe angesichts des wesentlich umfangreicheren, knapp 350 Seiten umfassenden, aus 25 römisch durchnumerierten Kapiteln bestehenden zweiten Teils doch nur ein gutes Fünftel des gesamten Buches ausmacht. Wie

---

55 Ebd.

56 Ebd., S. 94.

57 Vgl. Benjamin: „Über den Begriff der Geschichte", S. 697f.

Julio Cortázars erstmals 1963 erschienener Roman *Rayuela* lässt sich der Insel-Text von Fernando Ortiz' *Contrapunteo* aus dem Jahre 1940 auf nicht-lineare, gleichsam von Text-Insel zu Text-Insel springende Weise lesen. Er bildet ein Text-Archipel, in dem sich die Leserschaft nach Belieben diskontinuierlich bewegen kann.

Dabei könnte Fernando Ortiz, der nicht nur ein Kenner der Werke von José Martí, sondern auch von Alexander von Humboldt war, durchaus ein anderes, noch der Sattelzeit der Moderne zugehöriges Textmodell vor Augen gestanden haben: Alexander von Humboldts *Ansichten der Natur*, die vergleichbar mit dem *Contrapunteo* nicht nur – wie es in der auf 1849 datierten „Vorrede zur zweiten und dritten Ausgabe" hieß – die „Verbindung eines litterarischen und eines rein scientifischen Zweckes"[58] anstrebten, sondern ihrerseits einer Logik der Proliferation zusätzlicher Textteile freien Raum ließen. Denn die von Ausgabe zu Ausgabe sich ausdehnenden wissenschaftlichen Erläuterungen übertrafen schließlich die „eigentlichen" *Ansichten* um das Fünf- bis Zehnfache an Umfang und schlossen überdies ähnlich wie bei Ortiz Erzählkerne mit ein, die sich leicht narrativ zu verselbständigen drohten.

Wenn Alexander von Humboldts Schaffen also auf zumindest indirektem Wege Eingang in das Martí'sche Denken fand und dem Autor von „Nuestra América" die Fragmente einer indigen „verwurzelten" Symbolik lieferte, so dürfte er auch die Anlage des *Kubanischen Kontrapunkts* nicht zuletzt auf der Ebene des „Gemacht-Seins" des Bandes sehr wohl bei einem Autor mitgeprägt haben, der Humboldts *Essai politique sur l'île de Cuba* in einer für die Rezeptionsgeschichte wichtigen spanischsprachigen Übersetzung herausbrachte. Mit Fernando Ortiz stoßen wir zugleich aber auf Schreibformen, die nicht nur die Konzepte und Begrifflichkeiten, sondern auch die literarischen Formen des kubanischen Modernisten hinter sich ließen und einen Brückenschlag hin zu einer von den historischen Avantgarden mitgeprägten Entfaltung von Denk- und Schreibweisen einer Postmoderne darstellten, die wesentlich – und hierfür mögen die Namen von Jorge Luis Borges oder Julio Cortázar genügen – von hispanoamerikanischen Autoren mitgeprägt wurden. Denn es bedurfte wie bei dem ehemaligen Ultraisten Jorge Luis Borges oder wenig später bei Max Aub[59] einer avantgardistischen „Impfung", um diese allesamt mit den Verfahren der historischen Avantgarde intim vertrauten Autoren bei der Entwicklung postmoderner Schreibformen[60] vor einem Rückfall in

---

58 Humboldt: *Ansichten der Natur*, S. 9.

59 Vgl. hierzu die grundlegende Arbeit von Buschmann: *Max Aub und die spanische Literatur zwischen Avantgarde und Exil.*

60 Vgl. hierzu Ette: „Vanguardia, postvanguardia, posmodernidad".

die Avantgarde zu bewahren. Fernando Ortiz' *contrapunteo cubano* war zwar mit avantgardistischen Schreibverfahren geimpft, stellte in seiner Gesamtheit aber keineswegs ein avantgardistisches Buch dar. Damit eröffnete es den Weg für neue, relationale Sensibilitäten wie für Schreibformen, die jenseits des Traditionellen, aber auch jenseits der (heute als „historisch" bezeichneten) Avantgarde lagen.

Dass Borges' *Ficciones* ebenso auf wissenschaftlich-diktionale Schreibmuster zurückgriffen wie Aubs *Jusep Torres Campalans*, mag verdeutlichen, dass der *Friktionalität* des zeitlich zwischen diesen Texten entstandenen *Contrapunteo cubano* eine text- und (mit Blick auf die literaturgeschichtliche Entwicklung) zugleich diskurskonstitutive Bedeutung zukommt. So situiert sich dieser *Kubanische Kontrapunkt* gleich in mehrfacher Weise mit seinen nicht abschließbaren Bewegungen innerhalb eines Schreibens und Denkens, das zwischen Fiktion und Diktion, zwischen den Disziplinen und den Gattungen, zwischen Modernismus, Avantgarde und Postmoderne, aber auch zwischen den Kontinenten und den Inseln pendelt.

Gewiss: Der Bewegungsbegriff der Transkulturation trägt noch beim Rückgriff auf die Transplantation die Spuren der kulturtheoretischen Verwurzelung, verweist aber selbst über den *ajiaco* hinaus auf jene fundamentale Vektorizität, die alle Bewegungen der Hurrikans mit ihren Bahnen, die alle Migrationen der Zugvögel mit ihren Wegen, die alle Querungen, Transfers, Transformationen und Translationen der Kulturen der Welt nicht nur in der Karibik durchlaufen. Fernando Ortiz hat 1940 einen Band vorgelegt, der auf inhaltlicher wie auf struktureller Ebene ganz im Zeichen des Vektoriellen, der unabschließbaren Bewegungen, steht und eine offene Strukturierung von Text-Inseln ebenso konzeptionell wie ästhetisch entfaltet.

IV Poetische Erkenntnis und Weiterlebenswissen

Fernando Ortiz' berühmter Zeitgenosse José Lezama Lima kombinierte am Ende seiner dritten, innerhalb einer Abfolge von fünf Vorträgen folglich zentralen *conferencia* vom 22. Januar 1957 unter dem Titel „El romanticismo y el hecho americano" jene Bewegungsfiguren, die für *La expresión americana*, für den „amerikanischen Ausdruck" also, von überragender Bedeutung seien. Wenige Tage vor dem stets im Exil, aber damals auch noch auf der Insel gefeierten Geburtstag des kubanischen „Apostels" am 28. Januar versuchte der Gründer der berühmten *Orígenes*-Gruppe, angesichts der inszenierten Allgegenwart und der ständigen politischen Vereinnahmungen Martís durch alle kubanischen Regime die Figur des Autors von „Nuestra América" in ein anderes Licht, in das Licht einer Tradition der Abwesenheit, zu stellen:

> Pero esa gran tradición romántica del siglo XIX, la del calabozo, la ausencia, la imagen y la muerte, logra crear el hecho americano, cuyo destino está más hecho de ausencias posibles que de presencias imposibles. La tradición de las ausencias posibles ha sido la gran tradición americana y donde se sitúa el hecho histórico que se ha logrado. José Martí representa, en una gran navidad verbal, la plenitud de la ausencia posible. En él culmina el calabozo de Fray Servando, la frustración de Simón Rodríguez, la muerte de Francisco Miranda pero también el relámpago de las siete intuiciones de la cultura china, que le permite tocar, por la metáfora del conocimiento, y crear el remolino que lo destruye; el misterio que no fija la huida de los grandes perdedores y la oscilación entre dos grandes destinos, que él resuelve al unirse a la casa que va a ser incendiada. Su muerte tenemos que situarla dentro del Pachacámac incaico, del dios invisible.[61]

José Lezama Lima, die sicherlich beherrschende und alle anderen überragende Figur der kubanischen Literatur des 20. Jahrhunderts, rückte in diesen Überlegungen – in denen er wesentliche Elemente der beiden vorangegangenen Vorträge in der Figur Martís konfluieren und kulminieren ließ, den Gründer des *Partido Revolucionario Cubano* und Dichter der *Versos sencillos* in eine ebenso transhistorische wie transkulturelle Traditionslinie ein.[62] Denn Martí wird hier ebenso auf indigene amerikanische wie auf europäische oder asiatische Kulturhorizonte bezogen: In ihm vergleichzeitigt sich das Ungleichzeitige, in ihm kulminieren alle Kulturen, ohne doch miteinander zu verschmelzen und in einer einzigen Fusion zu enden. Unter der Feder von Lezama Lima entsteht eine alles mit allem verbindende multirelationale Figur, die geradezu postmodernen Zuschnitts ist, weil sie – wie in Jorge Luis Borges' „El Aleph" – alles in sich vergleichzeitigt. José Martí konnte gerade deshalb für José Lezama Lima zur Inkarnation der *expresión americana* werden, weil er sich nicht auf eine wie auch immer geartete kontinentale Territorialität Amerikas reduzieren ließ, sondern neue, weltumspannende Horizonte für das Denken und Schreiben in spanischer Sprache erschloss und so für die Fülle möglicher Abwesenheiten einstand. Kein Zweifel: José Lezama Lima reflektierte sich in José Martí, der für ihn in mancherlei Hinsicht so etwas wie ein ferner Spiegel war.

Sicherlich kreisten die Überlegungen Lezama Limas in diesem Zusammenhang immer wieder um die Frage der *poesía*,[63] der Dichtkunst und mehr noch der

61 Lezama Lima: *La expresión americana*, S. 115 f. Vgl. hierzu auch die wichtige monographische Studie von Quintana: *La biblioteca en la isla: para una lectura de ‚La expresión americana' de José Lezama Lima*, S. 249.

62 Vgl. hierzu auch das abschließende Kapitel ‚Globalisierung IV' von Ette: *TransArea*, an dessen Überlegungen ich hier anknüpfe, sowie zur Beziehung zwischen Lezama Lima und Martí (speziell zwischen 1939 und 1949 sowie zwischen 1956 und 1958, also just zum Zeitpunkt der Arbeit an *La expresión americana*) den Beitrag von Atencio: „Martí en Lezama Lima"; im Zentrum steht hier freilich die Sichtweise der Dichtkunst.

63 Vgl. ebd., S. 96 f.

Poetik und Poetologie. Indem sich aber José Lezama Lima, der Schöpfer der Figur José Cemí in *Paradiso*, in der Schlusspassage seines Vortrages vom 22. Januar 1957 auf die Tagebücher, die *Diarios* der letzten Wochen und Tage des *autor intelectual* des Krieges von 1895 gegen die spanische Kolonialmacht, konzentrierte und die polyseme Poetizität von Martís Schreiben in den Mittelpunkt rückte, griff er auf jene Ausdrucksformen des Martí'schen Schreibens zurück, in denen sich der Wirbel, der Hurrikan bildet, der geschaffen sei, um alles einschließlich dessen, der ihn hervorrief, mit sich fortzureißen und zu verschlingen. Wie bei Fernando Ortiz handelt es sich hier nicht um einen Sturm der Natur, sondern um einen der Kultur; und wie in Shakespeares *The Tempest* wird er vom Menschen selbst erzeugt, freilich nicht, um wie Prospero die eigene Macht zu entfalten, sondern sich selbst in eine gleichsam allgegenwärtige Abwesenheit, jene *ausencia posible*, in der Lezama die Ausdrucksweise des Amerikanischen erblickte, zu verwandeln.

Lezama verwies dabei mit Bedacht auf die schöpferische Kraft dieses *remolino*, auf die entscheidende Bedeutung des „conocimiento poético“,[64] auf die Relevanz der „poesía como preludio del asedio a la ciudad“,[65] welchem sich der Dichter von *Enemigo rumor* in seiner Abscheu gegenüber den herrschenden Verhältnissen zweifellos aufs Engste verbunden wusste. Entscheidend dabei ist die Berufung auf ein spezifisches Wissen der Dichtkunst, auf ein wohl nur der Literatur zugängliches Wissen, das – wie die Formulierungen zeigen – sehr wohl in die konkrete Umgestaltung von Wirklichkeit umschlagen kann. Hatte dies nicht gerade das Beispiel von José Martí eindrucksvoll in der Geschichte des Kontinents, in der Geschichte der Hemisphäre demonstriert? Was aber ist unter diesem „poetischen Wissen“ dieser „poetischen Erkenntnis“ zu verstehen?

In der lezamianischen Lektüre[66] der sorgsam ausgewählten Zitate und Motive der *Diarios*, die bekanntlich von den letzten Vorbereitungen und den ersten Manövern des von José Martí, Máximo Gómez und anderen nach Cuba getragenen Krieges gegen die spanische Kolonialmacht und damit von einem Kampf auf Leben und Tod berichten, erscheinen im kubanischen *Oriente* nicht nur die spanische Literatur des *Siglo de Oro* oder die amerikanische Populärkultur am Río de la Plata, nicht nur die kubanische Lyrik der Romantik oder die Körperlichkeit der angloamerikanischen Dichtkunst eines Walt Whitman, sondern vor allem die Präsenz des ägyptischen Totenbuches und der orphischen Kulte, die in ihrer

---

64 Lezama Lima: *La expresión americana*, S. 116.
65 Ebd.
66 Vgl. ebd., S. 116f.

Pendelbewegung, ihrer *oscilación* zwischen dem Reich der Toten und dem Reich der Lebenden vermitteln und im Tod der Lebenden das Leben der Toten – und damit die Allgegenwart der Abwesenheit – in der Form des *poetischen Wissens*, der poetischen Erkenntnis („conocimiento poético“[67]), projizieren. José Martí wird hier zu einer menschlichen und zugleich übermenschlichen Figur des Amerikanischen stilisiert, in deren Gesten und Bewegungen sich gleichsam transhistorisch die Wege der Kulturen der Welt kreuzen.

So wird gerade in der intimen Bindung und Verbindung des aus dem Exil „heimgekehrten“ Martí mit dem Lokalen, mit der Erde Kubas, die weltumspannende Dimension des kubanischen Dichters für Lezama überdeutlich. Vor allem aber wird der schon von seinen Schülern als „Apostel“ bezeichnete Dichter zum Inbegriff und zur Inkarnation dessen, was im Sinne Lezamas Ausdruck des Amerikanischen ist: die verdichtende Konfluenz weltweiter Traditionslinien im Zeichen eines Kontinents, im Zeichen einer Insel, die als Teil eines karibischen, aber auch weltweiten Archipels gleichsam eine Insel der Inseln ist. Kuba im Schnittpunkt aller Geschichte(n), aller Kulturen: Martí hätte sich einer derartigen Sichtweise kaum verweigert.

Der Wirbel dieses von José Lezama Lima in Bewegung gesetzten poetischen Wissens verwandelt die Figur José Martís in ihrem Oszillieren, in ihrem orphisch-kreativen Pendeln zwischen dem Reich der Lebenden und dem Reich der Toten, zwischen der Vorbereitung auf den Tod und der Transfiguration ins Leben in einen gerade durch den weltweiten Ausgriff sehr kubanischen Konfluenz- und Kulminationspunkt des Amerikanischen und der *expresión americana*. Jener Martí, der in dem von ihm geschaffenen Wirbel verschwand, lebt in anderer Form weiter. Um diese *ausencia posible*, die man auch als ein Glänzen durch Abwesenheit und damit als abwesende Anwesenheit verstehen kann, geht es in dieser Form des Weiterlebens – und somit auch in dieser Form eines Weiterlebenswissens, in dem das *Weiter* sich über Zeit und Raum ausbreitet. Dies schließt die transkulturelle Transzendierung Martís durch Lezama mit ein.

Vergessen wir dabei nicht, dass der von Lezama Lima gewählte Ausdruck „expresión“ ein Bewegungsbegriff und kein statisches Konzept ist: Amerikanisch also ist für den Dichter der *Confluencias*[68] das Schaffen Martís gerade nicht durch seine Beschränkung auf das Kubanische und damit (Proto-)Nationale der *patria chica*, auf das Hispanoamerikanische und damit Supranationale der *patria grande* oder auf das Kontinentale und damit Hemisphärische einer topographisch-geo-

---

67 Ebd., S. 116.

68 Lezama Lima: *Confluencias: Selección de ensayos.*

graphischen Raumkonstruktion.[69] Das poetische Wissen, die poetische Erkenntnis im Sinne Lezamas zielt nicht auf eine Essentialisierung des Amerikanischen, sondern auf dessen unterschiedliche *Areas* miteinander verbindende Relationalität und damit auf eine Poetik der Bewegung: Nicht der Raum, sondern dessen Querung, nicht die statische Präsenz, sondern die dynamische Erzeugung immer neuer möglicher Wege und Wegkreuzungen zählt, ja ist entscheidend. Diese transareale Poetik der Bewegung erst vermag es, aus den Abwesenheiten stets aufs Neue die Fülle des Möglichen zu entbinden – und dies ist mehr als „nur" eine andere Wendung für die dichterische Expansion und Transzendenz, die Lezama Lima immer wieder evozierte.

Wer in José Lezama Limas *La expresión americana* nach wie auch immer zu kategorisierenden Identitätsentwürfen[70] einer fest gefügten Latinität oder Hispanität, eines *latinoamericanismo* oder *panamericanismo*, einer *cubanidad* oder *caribeanidad* sucht, wird sich schon bald getäuscht und enttäuscht sehen: Der Band des großen Dichters der *Orígenes*-Gruppe – und darin besteht sein großer Vorzug – ist bestrebt, sich möglichst weit entfernt von derartigen Essentialismen „des" Kubanischen, „des" Karibischen oder „des" Amerikanischen zu halten. Der Essay-Band ist die Einladung zu einem komplexen Denken, das bereit ist, sich auf das *Viel-Logische* und damit auf den Wirbel des Wissens, auf die Polylogik des Lebens – einschließlich ihres zumindest literarischen Weiterlebens – einzulassen.

José Lezama Limas dichterische und dichtungstheoretische Ausrichtung ist nicht an einer Raumgeschichte, sondern an einer hochgradig vektorisierten *Bewegungsgeschichte* interessiert und orientiert. Bereits im *incipit* des ersten Vortrags in *La expresión americana* wird diese Vektorizität, aber auch die Landschaft einer Theorie erkennbar:

> Sólo lo difícil es estimulante; sólo la resistencia que nos reta es capaz de enarcar, suscitar y mantener nuestra potencia de conocimiento, pero en realidad ¿Qué es lo difícil? ¿lo sumergido, tan sólo, en las maternales aguas de lo oscuro? ¿lo originario sin causalidad, antítesis o logos? Es la forma en devenir en que un paisaje va hacia un sentido, una interpretación o una sencilla hermenéutica, para ir después hacia su reconstrucción, que es en definitiva lo que marca su eficacia o desuso, su fuerza ordenancista o su apagado eco, que es su visión histórica.[71]

---

69 Vgl. zu dieser Grundproblematik der hispanoamerikanischen Literatur Dessau: „Das Internationale, das Kontinentale und das Nationale in der lateinamerikanischen Literatur des 20. Jahrhunderts", S. 43–87 sowie Ette: „Asymmetrie der Beziehungen".

70 Vgl. die Kategorisierungen von Siebenmann: „Lateinamerikas Identität".

71 Lezama Lima: *La expresión americana*, S. 9.

In diesem Auftakt wird auf grammatikalischer wie auf stilistischer, auf inhaltlicher wie thematischer Ebene deutlich, dass es das in Bewegung und Entwicklung Befindliche, das Unabgeschlossene und mithin die *forma en devenir* innerhalb einer Landschaft und gerade nicht deren vermeintliche Gegebenheit und Starrheit sind, die den Essayisten, Dichter und Romancier mit ihrer sinnlichen und sinnhaltigen Offenheit anziehen. Es geht um das *estimulante*, um den Stimulus, ja selbst den schmerzenden Stich, der das Denken anreizt, in Bewegung setzt und nicht in erster Linie am Ankommen, am *Fest-Stellen* ausgerichtet ist. So geht es auch dem *conocimiento poético*, der dichterischen Erkenntnis, nicht um ein stabiles, ein für allemal fixiertes Wissen, sondern gleichsam um ein hochgradig dynamisches Wissen, ja einen Wirbel des Wissens, der gerade dem Schwierigen seinen Bewegungsimpuls verdankt: *Sólo lo difícil es estimulante.*

Das poetische Wissen zieht nichts vom Einfachen ab, und sein Begreifen zielt nicht auf ein simples Auf-den-Begriff-Bringen. Das *conocimiento poético* ist eine andere Wissensform, die darauf spezialisiert ist, nicht auf bestimmte Wissensformen spezialisiert zu sein. Es unterläuft damit Wissensnormen des Wissenschaftlichen, ohne dessen Wissensformen auszuschließen. Denn seine Grundlagen sind poly-logisch, zielen auf Inklusion, nicht auf Exklusion.

V Archipele des Wissens

Der Begriff der Landschaft, des *paisaje*, kehrt ein ums andere Mal schon auf den ersten Seiten, aber auch im weiteren Verlauf von *La expresión americana* wieder, um gleichsam eine in Bewegung befindliche *Landschaft der Theorie* zu bilden, die weder Cuba noch den amerikanischen Kontinent, weder die vergangenen Geschichtsverläufe noch ihr verklungenes Echo, die *visión histórica*, fixieren und festzuschreiben sucht. Dies ist ein Generierungsprogramm für das Künftige, ein sich ständig veränderndes Modell zur Erzeugung eines Denkens und Handelns, das nicht an einen einzigen Blickpunkt gebunden ist, sondern ebenso multiperspektivisch wie prospektiv immer wieder neue Horizonte projiziert. Eine gleichsam kubistische Konvivenz der Gesichtspunkte, der Ansichten, eröffnet sich und gibt einen weiteren, erweiterten und geweiteten Blick auf die Landschaft frei.

Im Spiel mit diesen Landschaften der Theorie erweist sich Literatur als experimenteller Erprobungsraum, aber auch als dynamischer Wissensraum des Kommenden, des Künftigen. Indem das Denkbare zum Schreibbaren, ja zum Publizierbaren wird, eröffnet es dem Erlebbaren wie dem Lebbaren neue Horizonte, in denen sich die Bewegungen als Zeitpfeile in das Transhistorische, ja das Ewige verwandeln:

> Dichosos los efímeros que podemos contemplar el movimiento como imagen de la eternidad y seguir absortos la parábola de la flecha hasta su enterramiento en la línea del horizonte.[72]

Die zwischen Literatur und Philosophie oszillierenden Ausdrucksformen sind bei dem Dichter, der zu uns wie aus der Bibliothek seines Hauses in der Trocadero-Straße und damit wie von einer Insel auf der Insel spricht, poetisches wie poetologisches Programm. Zugleich handelt es sich bei *La expresión americana* ganz im Sinne von Ortiz um einen entschieden transkulturellen Entwurf, dessen Querungen Traversen durch Kulturen, Epochen und Migrationen sind, die alles, was sich dem *conocimiento poético* darbietet, in eine offene Relationalität einbringen.

Dabei kommt der Landschaft eine entscheidende Bedeutung zu, wird sie doch nicht verstanden als Natur und damit als das Objekt, der Gegenstand der Kultur; vielmehr erscheint sie als deren Erzeugerin: „Lo único que crea cultura es el paisaje y eso lo tenemos de maestra monstruosidad, sin que nos recorra el cansancio de los crepúsculos críticos.“[73] Nicht die Kultur also bildet die Landschaft; vielmehr bringt die Landschaft erst die Kultur hervor. Und Lezama fügt mit Blick auf die Zeugungs- und Schöpferkraft der Bewohner dieser amerikanischen Landschaften hinzu:

> Además de la función y el órgano, hay que crear la necesidad de incorporar ajenos paisajes, de utilizar sus potencias generatrices, de movilizarse para adquirir piezas de soberbia y áurea soberanía.[74]

So werden in *La expresión americana* immer wieder neue, weltweite Beziehungen zwischen den unterschiedlichsten Inseln innerhalb der von Lezama Lima entworfenen mentalen Kartographien und Choreographien der Weltkulturen hergestellt. Archipele des Wissens entstehen. Es ist eine *transarchipelische* Vision, die der kubanische Dichter vor den Augen seiner Zuhörer wie seines Lesepublikums entfaltet. Immer wieder wird die (amerikanische) Landschaft zum Ausgangspunkt einer weltumspannenden und viellogischen Vielverbundenheit, die an die Stelle des Kontinentalen und Kontinuierlichen in Zeit und Raum eine neue Sensibilität für das Diskontinuierliche, für das transarchipelisch miteinander Verbundene erkennen lässt. Es ist an keine Essentialitäten festzubinden und nicht im Raum zu verwurzeln.

72 Ebd., S. 429.
73 Ebd., S. 27.
74 Ebd., S. 35.

So konstituiert sich der Raum nicht in seiner stabilen Territorialität, sondern erscheint als ein weltweiter Bewegungs-Raum, ein gleichsam unendlicher dynamischer Spiel-Raum, in dem die Relationalität zum Movens von Potenzialität und Zeugungskraft wird. In José Lezama Limas transarchipelischer Landschaft der Theorie ist kein Platz für Totalitarismen, kein Ort für Praktiken gewaltbereiter Exklusion, wohl aber ausreichend Raum für eine weltumspannende Spielfläche des Polylogischen, offen für den vielstimmigen Austausch zwischen unterschiedlichen Kulturen wie für die Entwicklung von Gnosemen, die ein Zusammenleben verschiedenartigster Logiken erlauben. Dies ist keine Evasion, keine Flucht aus der totalitären Diktatur Fulgencio Batistas und vor den blutigen Unterdrückungsversuchen, die sich gegen die verschiedenen revolutionären Gruppen im Kuba des Jahres 1957 richten, sondern der Versuch, mit den Mitteln der Literatur und der literarischen Verdichtung ein Modell des Amerikanischen zu entwerfen, das sich als Zusammenleben unterschiedlichster Logiken versteht.

Aber ein Jahrzehnt später wusste auch die Kubanische Revolution, dass sie in der Phase ihrer orthodox-totalitären Zuspitzung niemals auf den Autor von *Paradiso*, der zum Opfer ihres *ostracismo* wurde, zählen konnte. Literatur – dies war Lezama Lima sehr bewusst – setzt ein Wissen in Bewegung, das es uns erlaubt, totalisierenden Reduktionismen die ästhetische Kraft verdichteten Lebens, gleichsam eine literarische Lebenskraft, die vom außerliterarischen Lebens keineswegs getrennt ist, mit diesem aber auch nicht ineins fällt, entgegenzusetzen. Zwischen den imaginären, mythischen Dimensionen des Popol Vuh[75] und Joyces *Finnegan's Wake*, zwischen Aleijadinho und Picasso, zwischen dem Indio Kondori und Cézanne entfaltet sich in *La expresión americana* ein Magnetfeld, dessen Kraftlinien ebenso transhistorisch wie transkulturell sind.

In seinem abschließenden, am 26. Januar 1957 gehaltenen Vortrag „Sumas críticas del americano" setzt der kubanische Dichter noch einmal wesentliche Konfigurationen der vorangegangenen Vorträge ins Bild, mokiert sich über alle Versuche, die Formen der Kunst auf simple Weise zu territorialisieren, insofern man einen Picasso in die sogenannte „spanische Tradition" förmlich „einzukleben" suche,[76] und verweist darauf, dass es die synthetisierende Kraft der Goethezeit von zeitgenössischen Formen künstlerischer bzw. literarischer Synthese abzugrenzen gelte:

> Las grandes figuras del arte contemporáneo, han descubierto regiones que parecían sumergidas, formas de expresión o conocimiento que se habían descuidado, permaneciendo creadoras. El conocimiento de Joyce del neotomismo, siquiera sea como diletanti, no era un

---

75 Vgl. Ugalde Quintana: *La biblioteca en la isla*, S. 139–146.

76 Lezama Lima: *La expresión americana*, S. 159.

> eco tardío de la escolástica, sino un mundo medieval, que al ponerse en contacto con él se volvía extrañamente creador. La llegada de Stravinsky a Pergolesi, no era una astucia neoclásica, sino la necesidad de encontrar un hilo en la tradición, que había estado tan cerca de alcanzar el secreto de la mística, el canon de la creación, la fijeza en las mutaciones, el ritmo del retorno. La gran excepción de un Leonardo o de un Goethe, se convertía en nuestra época en la expresión signaria, que exigía un intuitivo y rápido conocimiento de los estilos anteriores, rostros de lo que ha seguido siendo creador después de tantos naufragios y una adecuada situación en la polémica contemporánea, en el fiel de lo que se retira hacia las sombras y el chorro que salta de las aguas.
> Si Picasso saltaba de lo dórico a lo eritrero, de Chardin a lo provenzal, nos parecía una óptima señal de los tiempos, pero si un americano estudiaba y asimilaba a Picasso, *horror referens*.[77]

Die in dieser Passage umschriebene Suche von Kunst und Literatur in untergetauchten Räumen und versunkenen Zeiten – und die Wasser- und Schiffbruchmetaphorik dieser Passage ist hier aufschlussreich[78] – legt nicht die Spuren alter Traditionen frei, sondern bringt auf überraschende Weise das miteinander in Verbindung, was auf den ersten Blick nicht zusammenzugehören scheint. Auch hier lässt sich jene spezifische Sensibilität für eine Relationierung jenes Ungleichzeitigen erkennen, die in die Gleichzeitigkeit holt, was unterschiedlichen Zeiten und Kulturen entstammt. Und wie schon beim *incipit* des Bandes findet sich auch hier der Hinweis auf das *sumergido*, das Überflutete und Untergegangene, das an der Oberfläche nicht mehr Sichtbare und doch nicht einfach Verschwundene: Das, was scheinbar nicht mehr ist und doch nicht aufhören kann zu sein; das, was nicht mehr sichtbar ist, und doch noch immer und für immer weiterlebt, stärker und verbundener denn je.

Angesichts der Tatsache, dass Lezama in den vorangegangenen Vorträgen die transareale Vielgestaltigkeit und Dynamik der amerikanischen Ausdrucksform wie des Ausdrucks des Amerikanischen historisch entfaltet hatte, musste nunmehr jegliche Asymmetrie im Polylog der Künste etwa zwischen Europa und Amerika als hochgradig fehlgeleitet erscheinen, konnte doch gerade von Amerika aus – wie Borges es in „El escritor argentino y la tradición" bekanntlich tat – Anspruch darauf erhoben werden, nicht territorial bestimmt und rückgebunden zu sein. Der *horror referens* entspricht in gewisser Weise dem *horror vacui*, der auf mittelalterlichen und frühneuzeitlichen Karten die unbekannten Räume mit Ungeheuern bevölkerte, die sich in keine klassifizierende Ordnung und damit auch in keine verortete Territorialität fügen wollten.

---

77 Ebd., S. 162f.

78 Vgl. zur Bedeutung des Überfluteten und Untergetauchten auch Ette/Müller (Hg.): *Paisajes sumergidos, Paisajes invisibles.*

Die Amerikaner aber, dies hatte Lezama in seinem Essay-Band eindrucksvoll gezeigt, durften längst Anspruch darauf erheben, das Wissen aus anderen Breitengraden nicht nur zu delokalisieren, mithin an einen anderen (peripheren) Ort zu verbringen, sondern in der Tat so zu translokalisieren, dass es von verschiedenen Logiken aus denkbar und lebbar werden kann. Im Archipel der Kulturen wird Amerika zum Bewegungsort des Viellogischen.

Eben hier setzt José Lezama Limas hemisphärische Konstruktion des Amerikanischen an, der nichts Verwurzelndes mehr anhaftet. In „unserer Epoche", so Lezama, sei es unbestreitbar notwendig „unir los espectros de Scotland Yard con el colegio de traductores de Toledo, trabajando en cooperación con el Síndico de escribas egipcios".[79] Und mit welcher Lust führt der kubanische Dichter seine Zuhörer in der Folge aus einer amerikanischen Perspektive durch die Zeiten und die Kulturen in einer nur scheinbar wirren Sequenz, die uns aber eine transarchipelische Landschaft der Theorie als Modell einer künftigen Kultur vor Augen führt.

Das Modell dieser künftigen Kultur ist in den Entwurf einer transarchipelischen Landschaft eingeschrieben. Es überrascht daher nicht, wenn Lezama im weiteren Verlauf mehrere Seiten seines Essays der Landschaft widmet und sich über ein Verständnis von Landschaft lustig macht, das diese in „simpática reducción poligonal" allein auf eine im Voraus definierte „extensión de naturaleza" zu begrenzen sucht.[80] Denn die von der Naturphilosophie eines Schelling abgezogene Definition der Natur als dem Sichtbaren des Geistes wie des Geistes als unsichtbarer Natur ist bei dem Autor der *Confluencias* eher das ferne Echo einer idealistischen Philosophie, die bei Lezama im Namen der *expresión americana* in die „soberanía del paisaje"[81] umgedeutet und transformiert wird.

Von diesem Punkt aus ist es nur ein kleiner Schritt zu jenem abgründigen und souveränen Lachen, mit dem der kubanische Intellektuelle Hegel und dessen sich verselbständigenden europäischen Konzeptionen – mit dem eingestandenen „propósito de burlarlo"[82] – den amerikanischen Spiegel entgegenhält. Hegel habe in seiner *Philosophie der Weltgeschichte* allein den weißen Kreolen noch geachtet,[83] den „continente negro" aber vollständig verachtet, da er ihn jeglichen Fortschritts und jeglicher Bildung für unfähig gehalten habe.[84] Lezama Limas Kritik am Rassedenken, am Rassismus europäischer Philosophie, ist hier unüberhörbar.

---

79 Lezama Lima: *La expresión americana*, S. 164.
80 Ebd., S. 170.
81 Ebd., S. 171.
82 Ebd., S. 177.
83 Ebd., S. 178.
84 Ebd., S. 179.

Derartige Vorstellungen fegte Lezama Lima in seiner kritischen Bilanz mit Verweis auf die *expresión americana* hinweg: „Bastará para refutarlo, aquella épica culminación del barroco en el Aleijadinho, con su síntesis de lo negro y de lo hispánico."[85] Den europäischen Hegemonialfiktionen hegelianischer wie nachhegelianischer Provenienz wird mit einem Lachen begegnet, das alle Starrheit auflöst und den Rassismus in seiner Lächerlichkeit preisgibt. Auch an dieser wie an vielen anderen Stellen dürfte deutlich geworden sein: José Lezama Lima mag als Dichter und Romancier mit guten Gründen hochgeschätzt sein; in *La expresión americana* aber gibt er sich als herausragender Kulturtheoretiker zu erkennen – und als solcher ist er noch immer zu entdecken.

Die auf den ersten Blick erstaunliche Präsenz der US-amerikanischen Kultur und Literatur mit den zahlreichen Verweisen etwa auf Melville oder Whitman auf den letzten Seiten des Bandes mag noch einmal hervorheben, dass wir es in *La expresión americana* in der Tat mit einer hemisphärischen Konstruktion zu tun haben, die den Begriff des Amerikanischen weder den USA überlässt noch stillschweigend für das iberische Amerika reklamiert oder gar auf die Dimensionen des Kubanischen einschmilzt. José Lezama Lima entwickelt ein transareales Verständnis der amerikanischen Ausdruckswelt,[86] dem keinerlei Schematismus anhaftet.

Der gnostische Raum („espacio gnóstico"[87]), der sich ausgehend von den Landschaften Amerikas – von den inkaischen Kunstbauten über die barocken Kirchen Neuspaniens oder Perus bis in den US-amerikanischen Jazz – auf diesen wie im Zeitraffer vorüberziehenden Seiten erstreckt, ist der Raum des *conocimiento poético*, einer Erkenntnis und eines Wissens, das mit souveräner Geste die Räume und die Zeiten quert, um eine transareale Poetik der Bewegung zu erzeugen, in der Amerika – die Beziehungen zu Alfonso Reyes oder José Vasconcelos bleiben hier zwar unterschwellig, sind aber unüberhörbar – zum Ausgang, zur „salida al caos europeo, que comenzaba a desangrarse"[88] führt. Amerika verwandelt sich – und damit schließt *La expresión americana* – in den eigentlichen „espacio gnóstico, por una naturaleza que interpreta y reconoce, que prefigura y añora".[89] Amerika wird zur Expression dieser Erkenntnis, dieses Wissens.

Dieser Raum der Errkenntnis ist in *La expresión americana* in fünf Vorträge oder Kapitel geteilt, die Lezama niemals zu einer Einheit verschmelzen, fusionie-

---

85 Ebd.

86 Zur Perspektivik des Transarealen vgl. u. a. Ette/Pannewick (Hg.): *ArabAmericas*; Ette/Ingenschay/Maihold (Hg.): *EuropAmerikas*; Ette/Nitschack (Hg.): *Trans*Chile* sowie Ette/Müller (Hg.): *Paisajes vitales*.

87 Lezama Lima: *La expresión americana*, S. 188.

88 Ebd., S. 189.

89 Ebd.

ren wollte. Sie bilden die fünf Inseln eines literarischen Archipels, das sich nicht durch seine diskursive Kohärenz und Kontinuität, sondern durch seine Relationalität und Polylogik auszeichnet. Dies lädt zu immer neuen Verbindungen, immer neuen Kombinatoriken ein – und nicht zufällig ergeben sich hier auch auf der strukturellen Ebene Bezüge zu Fernando Ortiz' *Contrapunteo cubano*. Auch wenn Lezama Limas Band weitaus linearer angelegt ist als das Werk aus dem Jahre 1940, bietet doch auch *La expresión americana* reichlich Gelegenheit, sich in Sprüngen, in einem *progreso a saltos y sobresaltos*[90] ebenso transhistorisch wie transkulturell durch diesen Entwurf des Amerikanischen zu bewegen.

So entfaltet sich die viellogische Offenheit eines gnostischen Raumes, der nicht von einem einzigen Punkt aus erdacht erscheint und sich von keinem Punkt aus vollständig beherrschen lässt. Eine Zentralperspektive, jene für die Expansion Europas so entscheidende technologisch-ideologische Voraussetzung, die im 15. Jahrhundert aus dem Zusammenspiel von morgenländischer und abendländischer Kultur entstand,[91] gibt es hier nicht.

Es dürfte kein Zufall sein, dass es mit José Martí, Fernando Ortiz und José Lezama Lima drei karibische und kubanische Denker waren, die aus der Erfahrung einer transarchipelischen Landschaft eine immer komplexer werdende Landschaft der Theorie gestalteten, in der sich das Bild einer künftigen Welt abzeichnet: einer Welt als Archipel, die aus der Vielfalt und dem Eigen-Sinn ihrer Inseln jene neuen und sich stets verändernden Kombinatoriken generiert, die weder von einem einzigen Ort aus erdacht noch von einem einzigen Ort, folglich von keiner einzigen Logik aus beherrscht werden können. Durch einen Stamm mit seinen Verzweigungen sind sie nicht länger zu zentrieren.

Dass aus den hemisphärischen Konstruktionen Amerikas aus der höchst mobilen Perspektivik jener Inseln, die José Martí als die „islas dolorosas del mar"[92] bezeichnete, längst weltweite Entwürfe geworden sind, mag ein Zeichen dafür sein, dass die Polylogiken künftiger Konvivenz am überzeugendsten dort entstehen, wo im Zeichen verdichteter Globalisierung das Erleben des Transarealen zum Stimulus, zum Ansporn dafür werden konnte, die Welt im Schreiben neu zu erfinden. Der Ansporn, der Stimulus, der Daimon der Theorie ist, anders als vorausgesagt,[93] keineswegs erloschen. Man darf ihn nur nicht mehr vorwiegend oder gar ausschließlich in den bisherigen Zentren, bei den üblichen Verdächtigen, suchen.

---

90 Ebd., S. 94.

91 Vgl. hierzu u. a. Belting: *Florenz und Bagdad*.

92 Martí: *Nuestra América*, S. 25.

93 Dies ist die zentrale These in Compagnon: *Le démon de la théorie*.

Literatur

Atencio, Caridad: „Martí en Lezama Lima: intensificaciones de un concepto que avanza en espiral“, in: *Cuadernos Americanos* (México) 154 (2015), S. 89–97.
Belting, Hans: *Florenz und Bagdad. Eine westöstliche Geschichte des Blicks.* München 2008.
Benjamin, Walter: „Über den Begriff der Geschichte“, in ders.: *Gesammelte Schriften.* Bd. I,2., hg. v. Rolf Tiedemann/Hermann Schweppenhäuser. Frankfurt a. M. 1980.
Bernaschina, Vicente/Tobias Kraft/Anne Kraume (Hg.): *Globalisierung in Zeiten der Aufklärung. Texte und Kontexte zur ‚Berliner Debatte' um die Neue Welt (17./18. Jh.).* Teil 1. Frankfurt a. M. u. a. 2015.
Birle, Peter/Marianne Braig/Ottmar Ette u. a. (Hg.): *Hemisphärische Konstruktionen der Amerikas.* Frankfurt a. M. 2006.
Böhme, Hartmut: „Vom Cultus zur Kultur(wissenschaft). Zur historischen Semantik des Kulturbegriffs“ in: *Literaturwissenschaft – Kulturwissenschaft. Positionen – Themen – Perspektiven,* hg. v. Renate Glaser/Matthias Luserke, Opladen 1996, S. 48–68.
Buschmann, Albrecht: *Max Aub und die spanische Literatur zwischen Avantgarde und Exil.* Berlin u. a. 2012.
Clavijero, Francisco Javier: *Historia antigua de México. Prólogo de Mariano Cuevas. Edición del original escrito en castellano por el autor,* México, D.F.: Editorial Porrúa 1982, S. xxv–xxxvii.
Compagnon, Antoine: *Le démon de la théorie. Littérature et sens commun.* Paris 1998.
Darío, Rubén: „A Roosevelt“, in: ders.: *Obras completas,* Bd. 5. Madrid 1953, S. 878.
Darío, Rubén: „Qué signo haces, oh Cisne“, in: ders.: *Obras completas.* Bd. 5. Madrid 1953, S. 890.
Dessau, Adalbert: „Das Internationale, das Kontinentale und das Nationale in der lateinamerikanischen Literatur des 20. Jahrhunderts“, in: *Lateinamerika,* Rostock 1978, S. 43–87.
Ette, Ottmar: „Welterleben / Weiterleben. Zur Vektopie bei Georg Forster, Alexander von Humboldt und Adelbert von Chamisso“, in: Forster – Humboldt – Chamisso, hg. v. Julian Drews/ Ottmar Ette/Tobias Kraft u. a., Göttingen 2017, S. 383–428.
Ette, Ottmar: „José Martís *Nuestra América* oder Wege zu einem amerikanischen Humanismus“, in: *El arte de crear memoria. Festschrift zum 80. Geburtstag von Hans-Otto Dill,* hg. v. Dorothee Röseberg, Berlin 2015, S. 75–98.
Ette, Ottmar: „‚Ma patrie est caravane': Amin Maalouf, la question de l'exil et le savoir-vivre-ensemble des littératures sans résidence fixe“, in: *Romanische Studien,* 2 (2015), S. 397–433.
Ette, Ottmar: *Viellogische Philologie. Die Literaturen der Welt und das Beispiel einer transarealen peruanischen Literatur,* Berlin 2013.
Ette, Ottmar: *Konvivenz. Literatur und Leben nach dem Paradies,* Berlin 2012.
Ette, Ottmar: *TransArea. Eine literarische Globalisierungsgeschichte,* Berlin u. a. 2012.
Ette, Ottmar: *ZusammenLebensWissen. List, Last und Lust literarischer Konvivenz im globalen Maßstab (ÜberLebenswissen III),* Berlin 2010.
Ette, Ottmar: „Aus ferner Nähe. Die hispanoamerikanischen Modernisten und Miguel de Cervantes' ‚Don Quijote'“, in: *Romanistische Zeitschrift für Literaturgeschichte/Cahiers d'Histoire des Littératures Romanes,* 1–2 (2006), S. 177–208.
Ette, Ottmar: „Vanguardia, postvanguardia, posmodernidad: Max Aub, Jusep Torres Campalans y la vacunación vanguardista“, in: *Revista de Indias,* LXII, 226 (2002), S. 675–708.

Ette, Ottmar: „‚Así habló próspero‘: Nietzsche, Rodó y la modernidad filosófica de ‚Ariel‘“, in: *Cuadernos Hispanoamericanos*, 528 (1994), S. 48–62.

Ette, Ottmar: „Asymmetrie der Beziehungen. Zehn Thesen zum Dialog der Literaturen Lateinamerikas und Europas“, in: *Lateinamerika denken. Kulturtheoretische Grenzgänge zwischen Moderne und Postmoderne*, hg. v. Birgit Scharlau, Tübingen 1994, S. 297–326.

Ette, Ottmar: *José Martí. Teil I: Apostel – Dichter – Revolutionär. Eine Geschichte seiner Rezeption*, Tübingen 1991.

Ette, Ottmar/Anna Kraume/Werner Mackenbach u. a. (Hg.): *El Caribe como paradigma. convivencias y coincidencias históricas, culturales y estéticas: Un simposio transareal*, Berlin 2012.

Ette, Ottmar/Dieter Ingenschay/Günther Maihold (Hg.): *EuropAmerikas. Transatlantische Beziehungen*, Frankfurt a. M. u. a. 2008.

Ette, Ottmar/Friederike Pannewick (Hg.): *ArabAmericas: Literary Entanglements of the American Hemisphere and the Arab World*, Frankfurt a. M. u. a. 2006.

Ette, Ottmar/Gesine Müller (Hg.): *Paisajes sumergidos, paisajes invisibles: Formas y normas de convivencia en las literaturas y culturas del Caribe*, Berlin 2015.

Ette, Ottmar/Gesine Müller (Hg.): *Paisajes vitales: Conflictos, catástrofes y convivencias en Centroamérica y el Caribe. Un simposio transareal*, Berlin 2014.

Ette, Ottmar/Horst Nitschack (Hg.): *Trans*Chile: Cultura – historia – itinerarios – literatura – educación. Un acercamiento transareal*, Madrid u. a. 2010.

Ette, Ottmar/Uwe Wirth (Hg.): *Nach der Hybridität. Zukünfte der Kulturtheorie*, Berlin 2014.

Garcilaso de la Vega el Inca: *Comentarios reales de los Incas*, hg. v. César Pacheco Vélez, Lima 1985.

Gerbi, Antonello: *La disputa del nuovo mondo. Storia di una polemica: 1750–1900*, Milano u. a. 1983.

González-Ocaña, Jaime: „Diálogo entre Martí y Maquiavelo: lectura de ‚nuestra América‘ bajo el prisma de ‚el Príncipe‘“, in: *Cuadernos Americanos* 154 (2015), S. 53–65.

Humboldt, Alexander von: *Ansichten der Natur, mit wissenschaftlichen Erläuterungen*, Nördlingen 1986 (1808).

Lenz, Markus Alexander: *Genie und Blut. Rassedenken in der italienischen Philologie des neunzehnten Jahrhunderts*, Paderborn 2014.

Lezama Lima, José: *Confluencias: Selección de ensayos*, Auswahl und Vorwort v. Abel E. Prieto, La Habana 1988.

Lezama Lima, José: *La expresión americana*, Madrid 1969.

Maalouf, Amin: *Origines*, Paris 2004.

Maalouf, Amin: *Les identités meurtrières*, Paris 1998.

Martí, José: *Nuestra América*, Kritische Ausg., Rech, zsgest. u, komm. v. Cintio Vitier, La Habana 1991.

Martí, José: *Manifiesto de Montecristi: El partido revolucionario Cubano a Cuba*, La Habana 1985.

Martí, José: „Antes de trabajar“, in: ders.: *Poesía completa. Edición crítica*, Bd. 1, La Habana 1985.

Martí, José: „A Manuel Mercado“, in: ders.: *Obras Completas*, Bd. 4, La Habana 1975.

Martí, José: „Carta de los Estados Unidos“, in: ders.: *Obras Completas*, Bd. 9, La Habana 1975.

Martí, José: „De año nuevo“, in: ders.: *Obras Completas*, Bd. 10, La Habana 1975.

Messling, Markus: *Gebeugter Geist. Rassismus und Erkenntnis in der modernen europäischen Philologie*, Göttingen 2016.

Messling, Markus/Ottmar Ette (Hg.): *Wort Macht Stamm. Rassismus und Determinismus in der Philologie (18./19. Jh.)*, München 2013.

Ortiz, Fernando: *Contrapunteo cubano del tabaco y el azúcar*, mit einem Vorwort v. Julio Le Riverend, Caracas 1978.
Ortiz, Fernando: „Etnología del hampa cubana", in: *La revista. Seminario Ilustrado*, 9 (1914), S. 1–2.
Ortiz, Fernando: *Hampa afro-cubana: Los negros brujos (apuntes para un estudio de etnologia criminal), con una carta prologo del Dr. C. Lombroso*, Madrid 1906.
Ortiz Fernández, Fernandu (sic!): *Principi y Pròstes: Culecció d'aguiats menurquins que s'espéra cauran bé á n'es ventrey*, Ciutadélla 1895.
Pérez Firmat, Gustavo: *The Cuban condition: Translation and identity in modern Cuban literature*, Oxford 1989.
Rama, Angel (Hg.): *Der lange Kampf Lateinamerikas. Texte und Dokumente von José Martí bis Salvador Allende*, Frankfurt a. M. 1982.
Rodó, José Enrique: *Ariel*, übers., hg. u. erläutert. v. Ottmar Ette, Mainz 1994.
Sarduy, Severo: *Big bang*, Barcelona 1974.
Sassine, Antoine: „Entretien avec Amin Maalouf: L'homme a ses racines dans le ciel", in: *Etudes francophones*, XIV, 2 (1999), S. 25–36.
Schumm, Petra: „‚Mestizaje' und ‚culturas híbridas'. Kulturtheoretische Konzepte im Vergleich", in: *Lateinamerika denken. Kulturtheoretische Grenzgänge zwischen Moderne und Postmoderne*, hg. v. Brigitte Scharlau, Tübingen 1994, S. 59–80.
Siebenmann, Gustav: „Lateinamerikas Identität. Ein Kontinent auf der Suche nach seinem Selbstverständnis", in: *Lateinamerika-Studien*, 1 (1976), S. 69–89.
Sproll, Monika: „Adalbert von Chamissos Weltreise in seinem Nachlass. Materialien und Aufschreibverfahren", in: *Forster – Humboldt – Chamisso. Weltreisende im Spannungsfeld der Kulturen*, hg. v. Julian Drews/Ottmar Ette/Tobias Kraft u. a., Göttingen 2017, S. 183–204.
Toumson, Roger: *Mythologie du métissage*, Paris 1998.
Ugalde Quintana, Sergio: *La biblioteca en la isla: para una lectura de ‚La expresión americana' de José Lezama Lima*, Disseration, México D.F. 2006.
Vitier, Cintio: „Una fuente venezolana de José Martí", in: ders.: *Temas martianos: Segunda serie*, La Habana 1982, S. 105–113.
Wirth, Uwe: „Kultur als Pfropfung. Pfropfung als Kulturmodell. Prolegomena zu einer allgemeinen Greffologie (2.0.)", in: *Impfen, Pfropfen, Transplantieren*, hg. v. dems., Berlin 2011, S. 9–27.
Wirth, Uwe: „Vorüberlegungen zu einer Logik der Kulturforschung", in: *Kulturwissenschaft. Eine Auswahl grundlegender Texte*, hg. v. dems., Frankfurt a. M. 2008, S. 9–67.
Wood, Yolanda: „José Martí: imaginario cultural antillano, caribeño y nuestroamericano", in: *Cuadernos Americanos*, 154 (2015), S. 11–38.
Zeuske, Michael: *Insel der Extreme. Kuba im 20. Jahrhundert*, Zürich 2000.
Zeuske, Michael/Max Zeuske: *Kuba 1492 – 1992. Kolonialgeschichte, Unabhängigkeitskriege und erste Okkupation durch die USA*, Leipzig 1998.

Georg Toepfer

Individualität, Autonomie, Transplantation – und die Kollektivierung der Biomacht

Der Bereich des organischen Lebens enthält paradigmatische Fälle für beständige Klassen von Gegenständen, die als abgegrenzte, für sich bestimmte Wesen oder natürliche Arten gelten und bei denen sowohl die Einzelwesen als auch die Klassen seit der Antike als „Substanzen“ (*ousia*) angesehen werden.[1] Ebenso finden sich aber unter den Lebewesen gelegentliche Vermischungen dieser natürlichen Klassen durch Hybridisierung. Die Arten von Mensch, Pferd und Nachtigall sind bei aller inneren Vielgestaltigkeit durch konstante Merkmale gekennzeichnet und klar voneinander getrennt. Mit ihren Nachbararten des Neandertalers, Esels und Sprossers gibt oder gab es aber gelegentliche Kreuzungen. Weil die beiden Aspekte der Klassengliederung und Klassenvermischung grundlegend und für den Bereich des Lebendigen und in dessen Beschreibung gut etabliert sind, dient die biologische Begrifflichkeit als beliebtes Modell zur Beschreibung der Verhältnisse von Gliederung und Vermischung in anderen Feldern: Die protorassistische „Reinheit des Blutes“ und die vererbungswissenschaftliche „reine Linie“ bilden das Vorbild für die „Reinheit der Sprache“; und die biologischen Hybridisierungen finden sich wieder in den Hybriden von Begriffen, sozialen Systemen, Motoren und anderen Gegenständen aus diversen Bereichen.

Reinheit und Vermischung hängen dabei zusammen. Hybridisierung kann es nur dort geben, wo es Einheit und Reinheit gibt. Im Begriff der Gattung kommen die beiden Aspekte der kategorialen Trennung von Klassen und der Prozess ihrer Vermengung zusammen. In seinem 1979 in Straßburg gehaltenen Vortrag „Das Gesetz der Gattung“ machte Jacques Derrida dies deutlich: Im „Herzen“ des Gesetzes der Reinheit liegt nach Derrida „ein Gesetz der Unreinheit oder ein Prinzip der Kontamination“. Derrida stellt sich die Verbindung von Reinheit und Vermischung so eng vor, dass das eine das andere fordert; er spricht davon, dass „die Möglichkeitsbedingung des Gesetzes das *a priori* eines Gegen-Gesetzes wäre“.[2]

Aus dieser Verbindung von Reinheit und Mischung – und der aus ihr resultierenden Transplantation – entspringen grundlegende Verhältnisse der Biologie,

1 Vgl. Aristoteles: *Kategorien*, 2a11 ff.
2 Derrida: „Das Gesetz der Gattung“, S. 250.

https://doi.org/10.1515/9783110619348-004

die über die Begriffe der *Individualität*, *Autonomie* und *Kollektivität* bezeichnet werden können.

Individualität: Biologisch ist unsere Individualität durch Hybridisierung bedingt: Wir sind alle individuell, im Sinne von einmalig, gerade weil wir *Hybride* sind, weil wir aus der Vereinigung von erblichen Substanzen unserer Eltern hervorgegangen sind. Schon dieser biologisch elementare Prozess, die Entstehung von Organismen durch sexuelle Reproduktion, soll hier als *Hybridisierung* verstanden werden. Eine Hybridisierung ist jede sexuelle Reproduktion im Sinne eines Zusammenkommens von unterschiedlichen, zuvor getrennt organisierten Systemen zu einem neuen, das die zuvor getrennten Teile integriert. Diese sexuelle Hybridisierung *erzeugt* oder *verstärkt zumindest* die genetische *Individualität* von Organismen, ihre jeweilige Einzigartigkeit. – Technische Verfahren der Transplantation und Hybridisierung können aber umgekehrt auch in Richtung einer Begrenzung der Variation und Minderung der Individualität führen. Genetische Therapien sind nur ein extremes Beispiel dafür.

Autonomie hängt damit insofern zusammen, als medizinische Transplantationen und Hybridisierungen, auch genetische Therapien, vielfach (oder auch definitionsgemäß) darauf gerichtet sind, einen Gewinn an Autonomie des Patienten zu erzielen. Über den Beitrag zur Autonomiesteigerung kann die medizinische Indikation einer Transplantation begründet (und definiert) werden.

Kollektivierung der Biomacht schließlich könnte ein Ansatz zur Beantwortung von ethischen Fragen sein. Er delegiert die Verantwortung von Transplantations- und Hybridisierungsfragen an die Gemeinschaft, die die dazu notwendigen Technologien entwickelt und sie den Individuen anbietet, um darüber zu entscheiden, inwieweit sie ihre Individualität und Autonomie durch Hybridisierung mit anderem – vor allem mit technischen Errungenschaften – begrenzen oder anreichern.

Um die Reichweite der Fragen deutlich zu machen, werde ich mit groß angelegten literarischen Hybridisierungsphantasien beginnen, mit zwei Romanen Dietmar Daths. Der erste kündigt schon im Titel an, dass es um maximale Hybridisierung geht: *Die Abschaffung der Arten* (2008), der zweite trägt einen ähnlich programmatischen, wenn auch etwas symbolischeren Titel: *Venus siegt* (2015/16). Ich werde dann aus der Literatur heraus ins richtige Leben springen, zum grundlegenden biologischen Hybridisierungsbegriff, dem *Sex*. Von dort geht es wieder zurück in die Welt des Menschen und seine selbsterzeugte, autonome Hybridisierungswelt im *Leben des Geistes*. Über die Frage des Verhältnisses von Hybridisierung und Individualität komme ich schließlich zur *Kollektivierung der Biomacht*.

I Dietmar Daths Hybridisierungsromane

Dietmar Daths Roman *Abschaffung der Arten* ist eine biopolitische Utopie, die um das Jahr 2500 beginnt und einige Tausend Jahre umfasst. Die Dominanz des Menschen ist zu dieser Zeit an ihr Ende gekommen. Beherrscht wird die Erde von den sogenannten *Gente*. Diese Wesen ähneln in ihrer Gestalt Tieren – Löwe, Wolf, Luchs, Fuchs, Dachs, Esel und anderen aus Fabeln bekannten Tieren.[3] Die Gente weisen aber auch menschliche Züge auf; sie sind sprachbegabt und verfügen über Bewusstsein.[4] Ihre Haupteigenschaft besteht in dem universalen Vermögen, miteinander Nachkommen zeugen zu können. Die „biopolitische Autonomie"[5] der Einzelwesen geht so weit, dass sie durch freien Entschluss jederzeit ihre Gestalt und Lebensform ändern und sich mit jedem anderen Lebewesen paaren können. Von einer zentralen Figur, einem Löwen mit dem Namen *Cyrus Golden*, heißt es, er sei „in den ersten Jahren nach der Befreiung mehrmals wöchentlich von einer Tierart zur andern übergetreten".[6]

Diese Vermögen der willentlichen Transmutation und universalen Hybridisierbarkeit kennzeichnet den Zustand der *Abschaffung der Arten*. Dath bezeichnet diesen Zustand als die „florifaunische Zivilisation"[7]: Die Tiere sind in dieser Zivilisation in dem Maße zur Hybridisierung in der Lage wie zu unserer Zeit manche Pflanzen, die über Gattungsgrenzen hinweg miteinander Nachkommen zeugen können. Dath markiert diesen artlosen Zustand sehr deutlich:

> Die Unterscheidungen zwischen den echten Spezies [...] waren, da jedes Geschöpf nur mehr nach seiner je eigensten Art schlug und nahezu alle mit allen andern Nachkommen zeugen konnten, ebenso sinnlos geworden wie die Unterscheidungen zwischen den Menschenrassen.[8]

An anderer Stelle spricht Dath von einem „hybriden, sodomitischen Äon [...], einer Epoche, in der [...] [man] so viele Arten erzeugt, wie es Einzelwesen gibt"[9] – womit der Artbegriff aufgelöst ist, weil er nur Sinn macht vor dem Hintergrund einer Unterscheidbarkeit von Einzelwesen und Art.

Der Weg hin zur Abschaffung der Arten wird in dem Roman wiederholt als Befreiung bezeichnet. Diese Befreiung fällt zusammen mit dem Ende der Men-

---

3 Vgl. Willer: „Daths enzyklopädische Science Fiction", S. 398.
4 Vgl. Dath: *Die Abschaffung der Arten*, S. 34.
5 Müller-Schmid: „Befreiung von genetischen Zwängen", o. S.
6 Ebd., S. 66.
7 Ebd., S. 20.
8 Ebd., S. 34.
9 Ebd., S. 197.

schenherrschaft, dem „Ende der Langeweile“, wie es auch heißt. Der Mensch sei das „gescheiterte Experiment“[10] der Naturgeschichte im überwundenen *Zeitalter der Langeweile*. Die Befreiung und das Abenteuer beginnen mit der Entgrenzung der Hybridisierung.

Bemerkenswert ist dabei, dass der Roman in formaler Hinsicht selbst ein Hybrid ist. Wie bei Dath üblich, enthält er lange Exkurse zu technischen Details, an denen sich die Fangemeinde erfreuen kann – und weniger geneigte Leser, die wissen wollen, wie es mit der Geschichte weitergeht, auf die Probe gestellt werden. Daths Verfahren liest sich wie ein „Springen zwischen Fiktion und Dissertation“, wie Ekkehard Knörer in einer Rezension bemerkte.[11]

Eine ähnliche Konstellation findet sich in dem anderen Roman Daths, auf den ich kurz eingehen will: *Venus siegt* (2015/16). Auch dies ist Science Fiction, diesmal nicht auf der Erde, sondern der Venus. Dort besteht eine Gemeinschaft aus Wesen verschiedener Art. Besonders drei Typen haben sich zu einem Verbund, dem sogenannten *Bundwerk*, zusammengeschlossen: erstens Menschen, die *Biotischen* oder *B/*, zweitens Roboter, die im Roman *Diskrete* oder *D/* genannt werden, und drittens *künstliche Intelligenzen*, die *Kontinuierlichen* oder *K/*, die nicht in einem lokalisierten Körper existieren, sondern wie unser Internet eine über viele Orte verteilte Existenzform aufweist.

Zentral für den Roman ist das Verhältnis von *Kontinuität* und *Diskontinuität*, das bereits in der Gegenüberstellung von den *kontinuierlichen*, nichtlokalen künstlichen Intelligenzen und den *diskreten* Robotern deutlich wird. Dieses Thema zeigt sich im Anfang des Romans, in seinen ersten Sätzen: „Am Ende hasste ich meinen Vater bis aufs Blut. Wir teilten dieses Blut, seit es mich gab. Wir teilten es, solange er lebte.“[12] Es geht hier um genealogische Kontinuität und Individualität, Teilhabe an etwas Gemeinsamem und individuelle Abgrenzung von diesem.

Als die kognitiv überlegene Seinsform gelten in dem Roman die *K/, die Kontinuierlichen*. Sie gelten als die Befreiten, „die an keine bestimmten Körper gefesselt sind“ und als Helfer der in einem Körper gefangenen, diskreten Roboter und Menschen fungieren: „Die K/, das sind freie Seelen, die uns und den D/ helfen, beim Planen, beim Denken, bei der Fabrikarbeit [...], dabei, wie wir an Kraft kommen, wie wir alle leben.“[13]

Um Hybridisierung geht es also auch hier. Die drei Existenzformen sind auf dem Weg, sich immer weiter zusammenzuschließen, bis sie zu einer kontinuierlichen Einheit verwachsen sind, dem *Freiwerk*. Bevor ich zu diesem erlösenden

10 Dath: *Die Abschaffung der Arten*, S. 96.
11 Knörer: „Die Welt mit Dath konfrontieren“.
12 Dath: *Venus siegt*, S. 11.
13 Ebd., S. 18.

fiktiven Zustand am Ende zurückkomme, springe ich zunächst aus der Fiktion in die Realität, zum Sex.

II Sex: Der fast ubiquitäre biologische Hybridisierungsmechanismus

Transplantation und Hybridisierung sind verbreitete biologische Prozesse. Der nahezu universale biologische Mechanismus, über den Hybridisierung regelmäßig erfolgt (und auf dem zugleich die Abgrenzung von Arten beruht), ist Sexualität. Im Leben von fast allen Organismen kommt Sexualität vor; es gibt, vor allem unter Tieren, nur wenige Beispiele für vollständig asexuell existierende Gruppen von Lebewesen. Warum das so ist, stellt allerdings ein biologisches Rätsel dar. Denn Sexualität ist ein aufwändiges Geschäft; es verbraucht viele Ressourcen, einen Paarungspartner zu finden und sich mit ihm zu vereinen. Wenn mit der sexuellen Vereinigung Fortpflanzung verbunden ist, was in vielen Fällen gegeben ist – auch wenn Sexualität (Vermischung) und Fortpflanzung (Teilung) im Grunde gegenteilige Prinzipien sind (s. u.) – ist mit der Sexualität ein weiteres Problem verbunden: Mit den durch sexuelle Fortpflanzung entstandenen Nachkommen ist jeder Elternteil in der Regel nur zu 50 % verwandt, ohne Sexualität, bei asexueller Fortpflanzung, wären es 100 %. Biologisch ist also zunächst rätselhaft, warum Sexualität so weit verbreitet ist, wenn es doch ökonomisch effizienter und selektionstheoretisch vorteilhaft wäre, wenn Organismen sich asexuell vermehren würden.

Bis heute besteht in der Biologie keine Einigkeit darüber, *warum* es Sexualität, also Hybridisierung, überhaupt regelmäßig gibt. Es wurden viele verschiedene Gründe für sie angegeben. Durch die Erhöhung der *Variation* soll Sexualität die Evolution beschleunigen und damit von Vorteil für die Art sein – so argumentierte August Weismann Ende des 19. Jahrhunderts.[14] Das Konzept der Arterhaltung ist seitdem zwar in die Kritik geraten, denn es ist nicht zu sehen, wie Arten analog zu Organismen als sich selbst-erhaltende Systeme zu konzipieren sind. Trotzdem gilt die Steigerung der genetischen Variation weiterhin als der Hauptgrund für die weite Verbreitung der Sexualität unter den Lebewesen.[15] Denn an der durch Sexualität erzeugten Variation kann die Selektion angreifen, um eine Anpassung an sich verändernde Umweltbedingungen zu ermöglichen.

---

14 Vgl. Weismann: *Bedeutung der sexuellen Fortpflanzung*, S. 29.

15 Vgl. Maynard Smith: „What use is sex?" und Roze: „Disentangling the benefits of sex".

Im Sinne dieser Argumentation besteht der Vorteil der Vielfalt, die durch Hybridisierung erzeugt wird, in einem Opportunismus: Insbesondere, wenn die zukünftigen Umweltbedingungen ungewiss und variabel sind, ist es von Vorteil, eine vielgestaltige Nachkommenschaft zu haben. Die Sexualität ist dabei besonders auch deshalb von Bedeutung, weil sie nicht einfach beliebige Variation erzeugt, sondern vielmehr eine Variation, die auf der Hybridisierung des Bewährten beruht, nämlich der Verbindung von Organismen, die bis zur Fortpflanzungsfähigkeit überlebt haben.

Ein wichtiger Faktor scheinen außerdem *Parasiten* zu sein: Die Variation der Nachkommen macht es Parasiten und anderen Krankheitserregern schwer, sich auf einen Typus zu spezialisieren. Von Vorteil ist es also, über beständige Transplantationen und Hybridisierungen die Variation hoch zu halten.

Als ein Indiz dafür, dass die Abwehr von Krankheitserregern eine Funktion der Sexualität ist, wird gewertet, dass nur diejenigen Gruppen von Fadenwürmern und Bärtierchen die Sexualität verloren haben, die zur vollständigen Austrocknung in der Lage sind – und auf diese Weise ihre Parasiten loswerden. Solche Fadenwürmer und Bärtierchen, die die Fähigkeit zur Austrocknung nicht haben, vermehren sich dagegen ausnahmslos sexuell. Die Fähigkeit zum Austrocknen wäre dann also eine Alternative zum Sex: entstanden zur Abwehr von Parasiten.

Es gibt daneben aber noch andere Zusammenhänge: So ist Sexualität häufig vor der Bildung von Ausbreitungsstadien von Organismen zu finden, nicht dagegen in den Stadien, die an einem Ort bleiben. Es besteht also offenbar ein Zusammenhang zwischen dem Auftreten von Hybridisierung und der Variation der Umweltbedingungen: Viele Gräser beispielsweise breiten sich lokal durch vegetative Wurzelausläufer aus – ihre durch Wind verbreiteten Samen sind jedoch durch sexuelle Prozesse entstanden. Blattläuse vermehren sich an einem Ort asexuell – die durch sexuelle Fortpflanzung entstandenen Individuen haben dagegen Flügel.[16] Variation durch Hybridisierung zahlt sich also offenbar aus, wenn Organismen sich in eine ungewisse Zukunft mit unbekannten Umweltbedingungen aufmachen. Wenn sie dagegen an dem Ort bleiben, an dem sie sich einmal etabliert haben, dann bewährt sich die asexuelle Vermehrung.

Auch ohne Umweltänderung kann aber Sexualität von biologischer Bedeutung sein. Denn die Hybridisierung auf genetischer Ebene ist ein effizienter Mechanismus zur *Reparatur* von genetischen Fehlern, die unweigerlich bei jeder Replikation auftreten.[17]

---

16 Vgl. Ridley: *Eros und Evolution*, S. 73 und Michod: *Eros and evolution*, S. 79.

17 Vgl. Michod: *Eros and evolution*, S. 90 ff.

Diese verschiedenen, von biologischer Seite diskutierten Vorteile der Sexualität, beziehen sich alle auf den Austausch von genetischem Material innerhalb einer Art. Der von mir hier zugrunde gelegte weite Begriff von Hybridisierung, der auch die innerartliche Sexualität einschließt, lässt sich damit rechtfertigen, dass auch die gelegentlich auftretende Kreuzung artfremder Lebewesen auf ähnliche Weise erfolgt. Dieser weite Begriff der Hybridisierung kann dann einfach als (genetische) Vermischung von getrennten organisierten Systemen bestimmt werden.

Das Vorkommen zwischenartlicher Kreuzungen, auf die der Begriff der Hybridisierung meist begrenzt wird, war lange Zeit sehr umstritten, ist inzwischen aber in vielen Fällen gut belegt. Es gibt eine Vernetzung der großen Tiergruppen durch sogenannten lateralen Gentransfer über Endosymbiose, Retrotransposons oder andere Wege. Aufgrund dieser Prozesse beinhalten die phylogenetischen Beziehungen der Lebewesen Querverbindungen zwischen Individuen verschiedener Arten, die aus dem Genaustausch über Artgrenzen hinweg entstanden sind. Dieser Genaustausch findet sich vor allem bei Mikroorganismen, Pilzen und Pflanzen, seltener dagegen bei Tieren. Aber auch für Organismen aus einer ganzen Reihe von Tierstämmen ist bekannt, dass sie Gene enthalten, die aus Bakterien, Pilzen oder Pflanzen stammen, so für Nesseltiere, Fadenwürmer, Insekten und Rädertiere.[18] Auch das Genom von Wirbeltieren enthält Sequenzen, die über Retroviren und Retrotransposons aus anderen Arten integriert wurden. Und außerdem kommt auch bei Wirbeltieren – besonders bei Fischen, Amphibien und Vögeln – eine sekundäre Hybridisierung von getrennten Abstammungslinien vor, die sogenannte „chimärische Evolution“.

Für diese Hybridisierungen können Erklärungen auf verschiedener Ebene gegeben werden. Sie können zum einen als Konsequenz von Selektion auf der Ebene der genetischen Einheiten betrachtet werden: als die Vermehrung von „egoistischen“ genetischen Elementen in verschiedenen Wirtsorganismen. Erklärungen für die Hybridisierungen von nur entfernt verwandten Organismen können aber auch auf der Ebene dieser Organismen selbst gegeben werden und dann in eine ähnliche Richtung laufen wie die Erklärung der innerartlichen Sexualität: als ein Mechanismus, der Variabilität, Flexibilität und Anpassungsfähigkeit erzeugt. Diese ähnliche Erklärungsgrundlage für inner- und zwischenartlichen Gentransfer kann es dann auch rechtfertigen, die innerartliche Sexualität als eine Form der Hybridisierung anzusehen.

Hybridisierungen sind also *Fusionen*: Zusammenschlüsse von zuvor Getrenntem. Sie sind damit im Grunde das Gegenteil von Fortpflanzung. Denn Fortpflan-

18 Vgl. Ramulu/Raoult/Pontarotti: „The rhizome of life“.

zung ist ja die *Spaltung* eines organisierten Systems, eines Organismus, in mehrere. In unserer Art und den meisten anderen geht beides zusammen: Keine Fortpflanzung ohne Sexualität, also ohne Hybridisierung, und keine Hybridisierung ohne Fortpflanzung, zumindest keine Hybridisierung großen Stils. Nur an kleineren, nicht-genetischen Hybridisierungen, z. B. wenn wir uns impfen oder Prothesen einbauen lassen, ist Fortpflanzung nicht beteiligt.

Fortpflanzung führt zu Divergenz, Hybridisierung zu Konvergenz von organisierten Systemen. Daran hängt es auch, dass Prozesse der Individualisierung, der Abgrenzung von organisierten Systemen gegenüber anderen (Organismen ebenso wie Arten), von Akten der Fortpflanzung ausgehen, von den Prozessen der Divergenz, der Aufspaltung, in denen die Fortpflanzung eben besteht. Hybridisierung erschwert es dagegen, individuelle Systeme zu identifizieren; denn sie bewirkt genau die Vermischung solcher Systeme. Perfektioniert wird das Prinzip der Hybridisierung in der Welt des Menschen.

III Die autonome Hybridisierungswelt des Menschen

Die autonome Hybridisierungswelt des Menschen lässt sich am besten mit dem Ausdruck *Gattungswesen* auf den Begriff bringen. Der Philosoph Ludwig Feuerbach verwendete diesen in seiner Inaugural-Dissertation von 1828 *De ratione una, universali, infinita* (*Ueber die Vernunft; ihre Einheit, Allgemeinheit, Unbegrenztheit*):

> Es giebt in Wirklichkeit nicht die Pflanze, sondern nur eine bunte Mannigfaltigkeit von einzelnen Pflanzen. Dies gilt aber nicht vom Denken. Sofern ich denke, bin ich Mensch als Gattungswesen [cogitans ipse sum genus humanum], nicht als Einzelner, wie es beim Empfinden, Fühlen, Thun und bei den Lebensfunktionen [quum sentio, vivo, ago] der Fall ist; auch nicht ein beliebiger Jemand, der oder jener, sondern Niemand. Im Denken bin ich allgemein nicht als eine Person, welche ihre Besonderheit für sich hat.[19]

Das Denken ist demnach die Hybridisierungswelt schlechthin. Denken lässt sich nur im Modus der Teilhabe realisieren, nicht jeder für sich, wie im Empfinden, Fühlen, Tun. Indem ich denke, beziehe ich mich auf andere Denkende, mittels Wörtern und Gedanken, die nicht von mir geprägt wurden, sondern die ich vorge-

19 Feuerbach: „Ueber die Vernunft“, S. 311.

funden und gelernt habe, die mein Denken prägen, mit denen ich mich im Denken mit anderen verbinde.

Das Wort *Gattungswesen*, das sich für diesen Zusammenhang etabliert hat, geht, soweit ich sehen konnte, auf Philipp Christian Reinhardt zurück, der es 1797 in seinem *Versuch einer Theorie des gesellschaftlichen Menschen* einführte. Reinhardt entwickelte es ausgehend von dem biologischen Fortpflanzungszusammenhang, der *Begattung* der beiden Geschlechter. Aber Reinhardt löst sich dann von den biologischen Bestimmungen und bezieht den Ausdruck auf das Verhältnis der Reziprozität unter allen Menschen. Im „Gattungswesen" würden wir uns wie „Wechselglieder" zueinander verhalten, „deren Eines das Andere setzt"; wir würden uns damit zur „Totalität" der Menschheit verhalten.[20]

Bekanntlich spielt der Ausdruck später auch im Marxismus eine wichtige Rolle: In den Manuskripten aus dem Jahr 1844 schreibt Marx, der Mensch sei Gattungswesen, weil „er sich zu sich selbst als der gegenwärtigen, lebendigen Gattung verhält".[21]

Im Denken muss sich der Mensch zu seiner Gattung verhalten, weil für die Elemente des Denkens gilt, dass sie nicht individuell, sondern sozial konstituiert sind. Über das Denken, das beständige Hybridisieren des Eigenen mit dem Anderen, sind die Menschen zu der Gemeinschaft eines diskursiven Gattungswesens verbunden. Und sie haben in dieser auf Hybridisierung beruhenden Daseinsform eine gegenüber der Biologie autonome Sphäre von Begründungen und Rechtfertigungen für Handlungen entwickelt: Rationalität, wie es Feuerbach nennt, kollektive Rationalität. Sie basiert auf dem Knüpfen eines kollektiv getragenen, holistischen Netzes von Prinzipien und Begriffen.

Dies gilt für die Ebene der Sprache. Meister der Hybridisierung ist der Mensch aber auch auf der Ebene der Dinge. Zwar gibt es auch bei nicht-menschlichen Lebewesen, besonders bei Tieren, Formen der Hybridisierung der Existenzweise des einzelnen Organismus mit Elementen seiner Umwelt: Vögel bauen Nester aus Zweigen, ohne die sie nicht existieren könnten; Biber konstruieren Dämme aus Bäumen, die sie gefällt haben; Schimpansen nutzen Steine als Werkzeuge, um Nüsse zu knacken. Der Mensch hat all das aber perfektioniert. Menschen sind *Rückkopplungswesen*, *creatures of feedback*, wie es der australische Philosoph Kim Sterelny ausdrückt;[22] man könnte wohl auch sagen: *Hybridisierungswesen*. Unsere Existenzweise beruht darauf, dass wir uns untereinander und mit Objek-

---

20 Vgl. Reinhard: *Theorie des gesellschaftlichen Menschen*, S. 178.
21 Marx: „Ökonomisch-philosophische Manuskripte", S. 515.
22 Vgl. Sterelny: *The evolved apprentice*, S. 75.

ten der Umwelt verbinden, durch diese Verbindung unsere Lebensweise ändern, was dann weitere Selbst- und Umweltveränderungen nach sich zieht.

Der Effekt dieser Hybridisierungen, der mentalen Verschränkungen der Lebewesen untereinander und der körperlichen Verknüpfung mit Elementen der Umwelt, führt zu einer offensichtlichen Gefährdung des Individuenstatus des Einzelnen.

IV Hybridisierung und Individualität

Die Welt des Geistes oder der Rationalität ist nicht in Individuen gegliedert. Ein einzelner Mensch hat den Geist nicht für sich allein, sondern er wird kollektiv getragen. Und auch jenseits der menschlichen Individuen sind es nicht individuelle Einheiten, die den Geist ausmachen, ein einzelner Gedanke oder Begriff hat seinen Sinn und seine Bedeutung durch Bezug zu anderen Gedanken, durch seinen Kontext.

In ähnlicher Weise liegt es nahe zu argumentieren, körperliche Hybridisierung sei ebenfalls auf Entindividualisierung gerichtet, auf den Verlust von Identität und Individualität. Zunächst gilt aber, wie gezeigt, das Gegenteil: Im Bereich der biologischen Welt schafft erst die Hybridisierung und Sexualität Individualität. Durch asexuelle Fortpflanzung entstehen *Klone*, fast identische Replikationen, erst die Sexualität erzeugt genetische Individualität, Einmaligkeit der Individuen.

Sexualität ist auch, wie gesagt, der wesentliche Grund für die Existenz von Arten. Spätestens seit Buffon – also lange vor Darwin – werden Arten meist genau darüber definiert: als Gruppen von Individuen, die miteinander Nachkommen zeugen können. Die Definition stützt sich also auf die Hybridisierungsfähigkeit von Organismen. Diese Hybridisierungsfähigkeit erzeugt stabile Systeme, Gemeinschaften, Fortpflanzungsgemeinschaften, *reproductive communities*. Diese Gemeinschaften haben aufgrund ihrer Variabilität und Flexibilität eine erhöhte Resistenz im Vergleich zu den linearen Deszendenzlinien, den Klonen, der asexuell sich fortpflanzenden Organismen. Die Fortpflanzungsgemeinschaften sind anpassungs- und dauerfähiger als die asexuellen Klone (s. o.).[23]

Diese Gemeinschaften schützen ihre Integrität durch das Aufrechterhalten von Kreuzungsbarrieren. Die Barrieren bedingen aber genau die diskontinuierliche Variation der Formen. Kohlmeisen sind von Blaumeisen unterschieden, weil sie sich nur untereinander, nicht aber mit Individuen der anderen Art paaren.

23 Vgl. Eldredge: *Why we do it*, S. 49.

Und sie tun dies, wie es Ernst Mayr ausgedrückt hat, um die *Harmonie* ihres Genpools nicht zu zerstören: Die Fortpflanzungsbarrieren stabilisieren eine etablierte genetische Harmonie.[24] Ohne Fortpflanzungsgemeinschaften, also ohne sexuelle Fortpflanzung, könnte es viel eher kontinuierliche Übergänge zwischen den Formen geben. Hybridisierung durch Sexualität innerhalb einer Art ist also ein wesentlicher Faktor, der die diskontinuierliche Variation der Formen bedingt.

Der verbreitetste Mechanismus der Hybridisierung von Organismen, die Sexualität, bedingt damit eine Gliederung der organischen Welt in Untereinheiten, in Arten. Gleichzeitig erzeugt die Hybridisierung durch Sexualität aber auch eine Verbindung der Organismen miteinander. Hybridisierung durch Sex hat damit, wie es der Biologe Richard Michod ausdrückt, zwei auf den ersten Blick entgegensetze Effekte: den *Zusammenhalt* und die *Untergliederung* der organischen Welt in Einheiten.[25]

Für die biologische Praxis der Individuierung im Sinne der Abgrenzung von raumzeitlich konkreten Einheiten ist Hybridisierung eher ein Störfaktor. Denn biologische Individuen werden in der Regel begrenzt durch ein Fortpflanzungsereignis am Anfang und – bei Einzellern, die sich teilen – auch am Ende ihrer Existenz. Bei Mehrzellern ist das Ende der individuellen Existenz dagegen von der Fortpflanzung entkoppelt; sie können nach ihrer (oder ganz ohne) Fortpflanzung weiterleben.

Was für Individuen gilt, gilt auch für Arten und höhere taxonomische Einheiten: Auch ihre Individualität, ihr Anfang und Ende in Raum und Zeit, ergibt sich aus Spaltungsereignissen.

Hybridisierungen stören dieses Prinzip der Individuierung durch reproduktive Differenzierung. Wenn es zu lateralem Gentransfer zwischen getrennten Stammeslinien kommt, können keine geschlossenen Abstammungsgemeinschaften mehr bestimmt werden. Individualität in diesem Sinne der raumzeitlichen Kohärenz wird also aufgelöst. Allerdings stärkt die Hybridisierung Individualität in anderer Hinsicht, nämlich im Sinne der Einzigartigkeit jedes Organismus. Darauf hatte ich schon hingewiesen: Unsere individuelle Einzigartigkeit hängt in großen Teilen an unserer Entstehung nach einem Akt der Sexualität, der genetischen Hybridisierung unserer Eltern.

Das Individuum als einzigartig in einem Geflecht von genealogischen Beziehungen, das durch Hybridisierung keine Arten mehr kennt – diesen Gedanken hat Dietmar Dath in seinen utopischen Romanen auf die Spitze getrieben: Die *Abschaffung der Arten* führt in einen Zustand, in dem, wie es bei Dath heißt,

24 Vgl. Mayr: „The biological meaning of species", S. 316.

25 Vgl. Michod: *Eros and evolution*, S. 184.

„jedes Geschöpf nur mehr nach seiner je eigensten Art schlug“[26]. Einzigartigkeit ohne Arten führt in einen umfassenden Pluralismus, in dem kein Typus einer Art eine Norm abgeben könnte. Jedes Individuum ist vielmehr Maßstab seiner selbst. Es gibt so viele Arten wie Einzelwesen. Dieser Individualismus ist das Ergebnis radikaler Hybridisierung.

V Kollektivierung der Biomacht

Im Medium der Dichtung, der Fiktion, tritt die Möglichkeit der radikalen Hybridisierung plastisch vor Augen. Dietmar Daths Science Fiction ist die Welt eines *anything goes*, in der Formen und Identitäten beständig wechseln, sexuelle Fortpflanzung genauso gut zwischen den Arten wie innerhalb der Arten vollzogen werden kann. All dies erfolgt, wie es im Roman dargestellt ist, durch freie Willensakte: „Wir machen aus der Evolution das schlechthin Willentliche“[27] – so lautet der Wahlspruch des Löwen in der *Abschaffung der Arten*. Das hört sich zunächst nach einem heiteren Pluralismus an, einer Pluralisierung der Biomacht über den eigenen Körper: Jeder wird sich selbst zum Maßstab. Mit der Abschaffung der Arten erfolgt auch die Auflösung von Typisierungen und Normierungen, konstanter Geschlechts- oder Spezieszugehörigkeit und Wertmaßstäben.

Fraglich bleibt allerdings, wer der Träger dieses Willens ist, der zum Subjekt oder Agenten der Evolution wird. Diese Frage stellt sich besonders, wenn die Wesen beständig ihre Identität wechseln und durch Hybridisierung miteinander verschränken. Dath geht dieser Frage der Identität aus dem Weg: In seinem Roman sprechen die Tiere, als hätten sie eine klare Identität. Unterstrichen wird diese Identität dadurch, dass Dath sich traditioneller Fabeltiere mit klaren Rollen bedient: der Löwe als Herrscher, der Wolf als sein Gegenspieler (Iris Radisch nennt Dath daher einen „Fabeldichter“[28]). All dies suggeriert eine Stabilität von Identitäten, die aber im Hybridisierungsreich der Gente eigentlich nicht mehr möglich ist.

Die auktoriale Persönlichkeit wird also im Reich der beständigen Transformation und Hybridisierung zum Problem. Und zwar nicht nur, weil sich die Identität ständig ändern kann, sondern auch, weil Transformation und Hybridisierung von einer Hochtechnologie abhängen, die kein einzelnes Subjekt hervorgebracht hat, sondern nur ein Kollektiv. Auch die ethisch zentralen Begriffe des Willens und der

26 Dath: *Die Abschaffung der Arten*, S. 34.
27 Ebd., S. 117.
28 Radisch: „Dieses Buch ist quälend“; vgl. Willer: „Daths enzyklopädische Science Fiction“, S. 398.

Verantwortung haben sich damit kollektiviert. Ihr Ort sind nicht mehr einzelne Individuen, sondern die Gemeinschaft von Mensch-Tier-Maschine-Hybriden. Die Verantwortung liegt nicht mehr nur beim Einzelnen, sondern ist verteilt auf die gesamte Zivilisation, die solche Technologien möglich machte. Im Wahlspruch des Löwen scheint daher das plurale *Wir* entscheidend zu sein.

Literatur

Aristoteles: *Kategorien*, übers. v. Eugen Rolfes, in: *Philosophische Schriften*, Bd. 1, Hamburg 1995.

Dath, Dietmar: *Venus siegt*, Frankfurt a. M. 2016 (2015).

Dath, Dietmar: *Die Abschaffung der Arten*, Frankfurt a. M. 2008.

Derrida, Jacques: „Das Gesetz der Gattung“, in: *Gestade*, hg. v. Peter Engelmann, Wien 1994 (1979), S. 245–284.

Eldredge, Niles: *Why we do it: Rethinking sex and the selfish gene*, New York 2004.

Feuerbach, Ludwig: „Ueber die Vernunft; ihre Einheit, Allgemeinheit, Unbegrenztheit“, in: *Sämmtliche Werke*, Bd. 4, hg. v. Friedrich Jodl, Stuttgart 1910 (1828), S. 299–356.

Knörer, Ekkehard: „Die Welt mit Dath konfrontieren“, in: *literataz*, 14. Oktober 2008.

Marx, Karl: „Ökonomisch-philosophische Manuskripte aus dem Jahre 1844“, in: *Karl Marx/ Friedrich Engels: Werke*, Bd. 40, hg. v. Institut für Marxismus-Leninismus, Berlin 1968, S. 465–588.

Maynard Smith, John: „What use is sex?“, in: *Journal of theoretical biology* 30 (1971), S. 319–335.

Mayr, Ernst: „The biological meaning of species“, in: *Biological journal of the Linnean society* 1 (1869), S. 311–320.

Michod, Richard E.: *Eros and evolution: A natural philosophy of sex*, Boston (MA) 1995.

Müller-Schmid, Ralf: „Befreiung von genetischen Zwängen. Buchkritik von Dietmar Dath: Die Abschaffung der Arten“, in: *Deutschlandfunk Kultur*, 25.09.2008, [http://www.deutschlandfunkkultur.de/befreiung-von-genetischen-zwaengen.950.de.html?dram:article_id=136649] (letzter Zugriff: 21.06.2016).

Radisch, Iris: „Dieses Buch ist quälend, arrogant, verlabert, technikbesoffen. Es ist eine Erleuchtung“, in: *Die Zeit*, 21.10.2008.

Ramulu, Hemalatha G./Didier Raoult/Pierre Pontarotti: „The rhizome of life: What about metazoa?“, in: *Frontiers in cellular and infection microbiology* 2 (2012), S. 116–126.

Reinhard, Philipp Christian: *Versuch einer Theorie des gesellschaftlichen Menschen*, Leipzig 1797.

Ridley, Matt: *Eros und Evolution. Die Naturgeschichte der Sexualität*, übers. v. Susanne Kuhlmann-Krieg, München 1995 (1993).

Roze, Denis: „Disentangling the benefits of sex“, in: *PLoS Biol* 10 (2012) Heft 5, e1001321, S. 1–4.

Sterelny, Kim: *The evolved apprentice: How evolution made humans unique*, Cambridge 2012.

Weismann, August: *Die Bedeutung der sexuellen Fortpflanzung für die Selections-Theorie*, Jena 1886.

Willer, Stefan: „Dietmar Daths enzyklopädische Science Fiction“, in: *Roman als Enzyklopädie*, Schwerpunkt der Zeitschrift *arcadia* 48 (2013), Heft 2, S. 391–410.

Benjamin Bühler

Medienökologie und Science Fiction: Adaptive Transplantationen in Reinhard Jirgls *Nichts von euch auf Erden* und Dietmar Daths *Pulsarnacht*

I Science Fiction und Medienökologie

Science-Fiction-Literatur (SF) entwirft fiktive Welten, die bevölkert sind von Wesen mit transplantierten Organen, eingepflanzten Genen, Prothesen oder Schaltelementen. Damit bietet sie ein Experimentierfeld für das Durchspielen der anthropologischen, medialen, sozialen und politischen Aspekte von Transplantationen. SF illustriert aber nicht einfach diese historischen Entwicklungen, vielmehr stehen ‚Transplantationen' im Zentrum ihrer narrativen Organisation.

Mit Darko Suvins klassischer Definition lässt sich SF als „Literatur der erkenntnisbezogenen Verfremdung" verstehen.[1] Dabei bezieht Suvin die alternative Wirklichkeit der SF auf die empirische Welt des Autors, denn beide gehörten derselben ontologischen Ebene an.[2] Doch das Wechselverhältnis von Erkenntnis und Verfremdung bezieht sich ebenso auf Praktiken, Objekte wie Prothesen, wissenschaftliche Theorien und Begriffe, Experimentalanordnungen, Gedankenexperimente oder Zukunftsimaginationen sowie auch Diskurse *über* die Wissenschaften, indem sie verschiedene Erkenntnisformen thematisieren oder die sozialen und politischen Konsequenzen neuer wissenschaftlicher Möglichkeiten, Geräte und Techniken herausarbeiten. Aus diesem Feld bezieht die SF ein wissenschaftlich legitimiertes ‚Novum', das die Erzählung strukturiert,[3] also zum Beispiel Objekte wie die Zeitmaschine in H.G. Wells gleichnamiger Erzählung oder der Cyborg in dem Film *Robocop*. Zweitens liegt nach Suvin der Hauptkunstgriff der Science Fiction in der Schaffung eines neuen imaginativen Rahmens, wobei gilt: Die „Haltung der Verfremdung" sei zum „formalen Rahmen des Genres geworden".[4]

1 Suvin: *Poetik der science fiction*, S. 24.

2 Vgl. ebd., S. 101.

3 Die *differentia specifica* der SF ist nach Suvin die „erzählerische Vorherrschaft oder Hegemonie eines erdichteten ‚Novums' (einer Neuheit, Neuerung) [...], dessen Gültigkeit mittels der Logik der Erkenntnis legitimiert wird". Vgl. ebd., S. 93.

4 Ebd., S. 26.

https://doi.org/10.1515/9783110619348-005

In diesen beiden Aspekten zeigt sich die von Suvin nicht weiter verfolgte ökologische Dimension der Science-Fiction-Literatur, mit der sich Arbeiten aus dem Umfeld des Ecocriticism beschäftigen.[5] Ecocriticism ist eine literaturwissenschaftliche Strömung, die sich seit den 1990er Jahren in den Literaturwissenschaften etabliert hat.[6] Dabei handelt es sich zwar um ein äußerst heterogenes Theoriefeld, dessen Spektrum von biologistischen bis zu dekonstruktivistischen Ansätzen reicht, doch ihr gemeinsamer Kern lässt sich folgendermaßen bestimmen:

> Literature and environment studies – commonly called ‚Ecocriticism' [...] – comprise an eclectic, pluriform, and cross-disciplinary initiative that aims to explore the environmental dimensions of literature and other creative media in a spirit of environmental concern not limited to any one method or commitment.[7]

Für eine Untersuchung von Erscheinungsformen der ‚Umwelt' eignet sich die SF wie kaum ein anderes Genre. Denn erstens erfordert die Verfremdung als formaler Rahmen eines literarischen Textes, dass die fremden oder zukünftigen Umwelten *erzählt* werden. Dabei geht es nicht nur um das, was erzählt wird, sondern gerade um die Erzählformen: etwa das Verhältnis zwischen naturwissenschaftlichen und narrativen Darstellungen der Umwelt, die durch bestimmte Figuren verkörpert werden; die Repräsentation unterschiedlicher Umweltbeziehungen verschiedener Seinsformen, die häufig in inszenierte Konflikte überführt werden; die Einsetzung nicht-menschlicher Wesen als eigenständige Akteure, denen eine Stimme verliehen wird oder die den Handlungsverlauf mitbestimmen, womit die Dezentrierung der menschlichen Position bzw. die Dekonstruktion des Anthropozentrismus verbunden ist.

Richtet man den Fokus auf die Repräsentation und Reflexion von Umweltbeziehungen durch Techniken und Medien, gelangt man in das Theoriefeld der Medienökologie. Denn die Medienökologie untersucht, wie Medien neue Umwelten schaffen und wie sie die jeweiligen Umweltbeziehungen ändern. Eine klassische Definition formulierte der kulturkritische Kommunikationswissenschaftler Neil Postman im Anschluss an Marshall McLuhan:

> More particularly, media ecology looks into the matter of how media of communication affect human perception, understanding, feeling, and value; and how our interaction with media facilitates or impedes our chances of survival.[8]

---

5 Vgl. z. B. Canavan/Robinson: *Green planet. Ecology and science fiction*; Murphy: „Environmentalism"; Stableford: „Science fiction and ecology".

6 Einen Überblick dazu bietet Bühler: *Ecocriticism*.

7 Buell/Heise/Thornber: „Literature and environment", S. 418.

8 Postman: „The reformed English curriculum", S. 161.

Postman geht es nicht um die Anwendung ökologischer Prinzipien auf Medienkonstellationen,[9] sondern um die Untersuchung der Wechselwirkungen zwischen Menschen und ihrer Umwelt, wobei die die Umwelt organisierenden Medien und Apparate nicht als passive Objekte, sondern als Akteure erscheinen, die Wahrnehmung, Denken, Kommunikation, Wertesysteme oder soziale Beziehungen fundamental ändern.[10]

Die Literatur hat immer wieder solche Wirkungen von Medien behandelt, das gilt insbesondere für Texte, die sich an einem Leitmedium abarbeiten, wie George Orwells *Nineteen Eighty-Four* (1949) oder Dave Eggers *The Circle* (2013). Dass die SF hier ein besonders ertragreiches Feld bietet, soll im Folgenden anhand der Romane *Nichts von euch auf Erden* (2014) von Reinhard Jirgl und *Pulsarnacht* (2014) von Dietmar Dath aufgezeigt werden. Denn in ihnen sind technische Dinge dem Menschen nicht äußerlich, vielmehr konstituieren die gentechnischen und elektronischen Implantate das Denken, die Kommunikation, die sozialen Beziehungen und politischen Ordnungen. Die Implantate stehen dabei stets in Relation zur Umwelt, weshalb ‚Anpassung' einen Schlüsselbegriff darstellt, im Anschluss an Suvin könnte man sagen: SF spielt ökologische Kernthemen durch, indem sie das Verhältnis von Seinsformen und Umwelten verfremdet – durch den Entwurf fremdartiger Wesen mit anderen Wahrnehmungsorganen oder sozialen Organisationen oder durch zwischen die jeweilige Seinsform und ihre Umwelt eingeschaltete Apparate und Medien.

II Anpassungen

Technische Dinge als Mittel zur Anpassung an fremde planetarische Bedingungen oder das Weltall sind Legion in der SF. Immer wieder fungieren daher künstliche Umwelten als Rahmungen der Handlung, aber auch als handlungsentscheidende Akteure. So beschreibt eine Expertin für bioregenerative Systeme in Frank Schätzings Roman *[Limit]* (2009) die Raumstation auf dem Mond als „kleine Kopie unseres Planeten mit entsprechend begrenzten Ressourcen an Wasser, Atemluft und Treibstoff".[11] Um ein autarkes System einzurichten, müsse man sämtliche Elemente in einem Kreislauf belassen, Wasser wird in Reaktoren zerlegt und von

9 Zu einem solchen Ansatz vgl. Giesecke: *Von den Mythen der Buchkultur zu den Visionen der Informationsgesellschaft*; und ders.: *Die Entdeckung der kommunikativen Welt.*

10 Einen Überblick zur Forschungsgeschichte bietet Strate: „A media ecology review". Zu aktuellen Positionen vgl. z.B. Fuller: *Media ecologies*; Scolari: „Media ecology"; Löffler/Sprenger: *Medienökologien.*

11 Schätzing: *Limit*, S. 177.

Verunreinigungen befreit, Pflanzen in eigenen Gewächshäusern erzeugen Sauerstoff usw. Diesen Bedingungen kommt im Verlauf des Romans eine wesentliche Bedeutung zu, wenn die Luft knapp wird, Wege abgesperrt oder Steuerungselemente absichtlich manipuliert werden. Aber auch Transplantationen dienen der Anpassung an fremde Umwelten. Eine kritische Perspektive darauf findet sich in Stanisław Lems *Summa Technologiae* (1964). Wie er in dem Kapitel „Cyborgisierung" schreibt, sei das Projekt eines Umbaus des Menschen keineswegs universeller Natur, sondern: „Er soll bestimmten Zielen dienen, und zwar der Anpassung an den Kosmos als ökologische Nische [...]."[12] Der Cyborg zeichnet sich für Lem aus durch die Verbindung biologischer Elemente – Skelett, Haut, Muskel oder Gehirn – mit technischen Elementen wie osmotischen Pumpen, die dem Organismus Nährstoffe, Hormone oder Medikamente zuführen und damit das Verdauungssystem inklusive den Mund überflüssig machen. Nach Lem ist der Cyborg aber kein Generalist, vielmehr erscheine er unter dem Gesichtspunkt der universellen Anpassungsfähigkeit als eine klägliche Variante des Menschen. Die Cyborgisierung sei eine Degeneralisierung des Menschen, eine Erzeugung unterschiedlicher Typen, die mehr oder weniger an verschiedene Arten von Ameisen erinnerten.[13] Die Realisierung eines solchen Umbaus des Menschen ist laut Lem zwar noch lange nicht möglich – wenn eines Tages aber die synthetische Chemie, die genetische Ingenieurskunst, die Informationstheorie und allgemeine Systemtheorie ausreichend fortgeschritten sein werden, dann werde sich der menschliche Körper als das unvollkommenste Element der zukünftigen Welt erweisen.[14]

Lem folgt mit seinen Ausführungen dem Gründungstext für den Begriff ‚Cyborg', nämlich dem Artikel „Cyborgs and Space" (1960) der Wissenschaftler Manfred E. Clynes und Nathan S. Kline. Darin feiern sie geradezu euphorisch die Möglichkeiten der technischen Anpassung des Menschen an planetare Umwelten. Ausgangspunkt des Artikels ist die Idee, den Menschen so zu ändern, dass er selbst in feindlichster Umgebung überleben kann:

> Altering man's bodily functions to meet the requirements of extraterrestrial environments would be more logical than providing an earthly environment for him in space ... Artefact-organism systems which would extend man's unconscious, self-regulatory controls are one possibility.[15]

---

12 Lem: *Summa technologiae*, S. 583.

13 Vgl. ebd., S. 585.

14 Lem inszeniert diese Ablösung des Menschen durch besser angepasste Miniaturmaschinen und Schwärme in der fiktiven Rezension *Waffensysteme des 21. Jahrhunderts oder The Upside Down Evolution (Die verkehrte Evolution)* (1983) und dem Roman *Der Unbesiegbare* (1964). Vgl. dazu: Bühler: „Schwärme als politische Akteure".

15 Clynes/Kline: „Cyborgs and space", S. 29.

Clynes und Kline geht es nicht nur um technische Hilfsmittel, sondern um den Eingriff in das Körperlich-Unbewusste des Menschen.

Die Figur des Cyborg zeigt nicht nur die anthropologische Umsetzung der Kybernetik,[16] sondern auch die Ambivalenz des Begriffs ‚Umwelt'. Wie Leo Spitzer in seiner historisch-semantische Studie „Milieu and Ambience" (1942) ausgeführt hat, weist der Begriff Umwelt eine zweipolige Struktur auf.[17] In Jakob von Uexülls Umweltlehre geht es um die Konstituierung der Umwelt durch einen Organismus: Eine Schnecke hat eine andere Umwelt als eine Zecke oder der Mensch. Spitzer verweist aber vor allem auf Martin Heidegger, für den ‚Umwelt' eine Konstituente der menschlichen Existenz darstellt. Zuerst lebe der Mensch im Alltag in einer Umwelt, dann aber in einer Welt, die durch das In-der-Welt-Sein charakterisiert sei.[18] Von hier aus war, so Spitzer, nur eine leichte Akzent-Verlagerung nötig, dass sich aus dem Begriff ‚Umwelt' im Sinne von „Umgeben-Sein von Dingen" ein Begriff etabliert habe, dem es um die Unterwerfung der Dinge gehe. Die anthropologische oder existenzphilosophische Umwelt werde zu dem geopolitischen Konzept *Lebensraum*, wie Spitzer am Beispiel von Heideggers Begriff „Arbeitswelt" und Willy Hellpachs „Volkslebensraum" ausführt.[19]

Spitzer entwickelt daraufhin eine Kritik an dem subjektzentrierten Umwelt-Begriff, was Thomas Brandstetter und Karin Harrasser mit Blick auf die Vorlesung „Le vivant et son milieu" (1952) des Wissenschaftshistorikers Georges Canguilhem allerdings differenziert haben. Einerseits kritisiert auch Canguilhem die Reduktion des Verhältnisses Organismus – Umwelt auf einfache kausale und deterministische Beziehungen. Andererseits aber erlaube der Begriff durchaus, Organismen als eigenständige, über eine Innenwelt verfügende Lebewesen zu verstehen, wofür Canguilhem auf eine von Jean-Baptiste de Lamarck begründete Begriffstradition verweist. Wenn mit Lamarck das Milieu nur durch die Vermittlung eines Bedürfnisses auf ein Lebewesen wirke, könne das Verhältnis von Organismus und Umwelt nicht linear gedacht werden, vielmehr stehe die Wechselseitigkeit im Vordergrund.[20]

Diese doppelte Betrachtung von Umweltbeziehungen ist mit Blick auf die Literatur im Allgemeinen und die SF im Besonderen hervorzuheben. Denn im

---

16 Vgl. dazu Rieger: *Kybernetische Anhtropologie*; Hagner/Hörl: *Die Transformation des Humanen.*

17 Zum Folgenden: Spitzer: „Milieu and ambiance"; vgl. dazu auch: Sprenger: „Zwischen ‚Umwelt' und ‚milieu'".

18 Vgl. Spitzer: „Milieu and ambiance", S. 214.

19 Vgl. ebd., S. 217.

20 Vgl. Brandstetter/Harrasser: „Einleitung", S. 13–17; zu Lamarck vgl.: Berz: „Die Lebewesen und ihre Medien".

Zentrum literarischer Texte stehen fiktive Subjekte und ihr Verhältnis zur Umwelt, wobei die menschliche Sonderposition immer wieder durch unterschiedlichste Verfahren unterlaufen wird. So kennt die SF den Helden, der alle Hindernisse überwindet, wofür etwa die erfolgreiche Perry-Rhodan-Reihe steht, sie untersucht phänomenologisch Änderungen der Sinneswahrnehmungen durch Implantate oder Drogen wie etwa in William Gibsons Cyberpunk-Roman *Neuromancer* (1984) oder thematisiert mit Figuren wie dem Cyborg Transformationen des Menschen. ‚Umwelt' in SF ist daher weder subjektzentriert noch auf eine duale Subjekt-Objekt-Struktur zu reduzieren, vielmehr konzipiert die SF das Verhältnis von Seinsform und Umwelt als ein multidimensionales und dynamisches Verhältnis, in dem die Umwelt und ihre Elemente nicht auf den Status eines passiven Objekts reduziert sind, sondern als Akteure auftreten.

III Implantierte Gene: Reinhard Jirgls *Nichts von euch auf Erden*

In Reinhard Jirgls Roman *Nichts von euch auf Erden* (2014) ist die Menschheit gespalten in einen Teil, der auf der Erde lebt, und einen Teil, der Mond und Mars besiedelt hat. Jirgls Roman handelt erstens davon, wie es zu dieser Spaltung durch bestimmte gentechnische Programme kommt, zweitens kehren die Marsianer auf die Erde zurück, um nun die Erdbewohner in ihrem Sinn umzugestalten, drittens widmet sich der letzte Teil dem scheiternden Versucht, auf dem Mars ‚Terraforming' durchzuführen. Damit führt Jirgls sowohl die Anpassung der Umwelt an den Menschen via Terraforming als auch die Anpassung des Menschen an Umwelten via gentechnischen Umbau vor.

Der Ausdruck ‚Terraforming' bezeichnet die Transformation der Umwelt eines Planeten in eine irdische Form, so dass Menschen dort leben können. Geprägt hat den Begriff der Science-Fiction-Autor Jack Williamson in der Erzählung „Collision Orbit" (1942 alias W. Stewart), danach ging er in die astrophysikalische Forschung ein. Bereits 1961 spekulierte der Physiker Carl Sagan in einem in der Zeitschrift *Science* erschienenen Artikel über die Möglichkeit eines mikrobiologischen „planetary engineering" der Venus.[21] Voraussetzung für eine menschliche Besiedlung der Venus sei die Senkung der Temperatur und die Erhöhung der Sauerstoffkonzentration, was Mikroorganismen leisten würden. Man kann hier von einer Transplantation irdischer Organismen auf andere Planeten sprechen.

21 Vgl. Sagan: „The planet Venus", S. 857.

In Jirgls Roman wiederum versucht man eine Neugestaltung der marsianischen Atmosphäre zu erreichen, indem man den Treibhauseffekt nutzt: Fabriken, die mit Überleistung und im Akkord arbeiten, bringen über riesige „Schornsteinwälder" Kohlenstoffdioxid in die Atmosphäre, man bedeckt die Pole mit Schmutz, um niedrige Albedowerte zu erhalten, und erzeugt Gase durch Schwefelsäureproduktion, Zinnwerkstätten, Bleihütten und Aluminium-Werke.[22] Jirgl folgt den zirkulierenden Visionen einer raumfahrenden Zivilisation, wie sie zum Beispiel der astronautische Ingenieur Robert Zubrin entwirft. Nach Zubrin solle man zuerst Treibhausgase wie Fluorkohlenwasserstoffe auf dem Mars freisetzen und dann Bakterien den Rest machen lassen.[23] Bei Jirgl sieht die Zukunft allerdings anders aus: Nachdem man mit dieser Art des Terraforming nicht vorankommt, entscheidet man sich – das heißt, der Großrechner E.V.E. –, gewaltige Sprengungen zur „*Verwandlung der Nekrosfäre des Mars zur Gestaltung einer Vitalsfäre*" vorzunehmen (J, S. 415). Am Ende bricht die „Gravitationssprengung" den Mars in zwei „Schalenhälften" (J, S. 462f.) und der Marsmond Phobos schlägt auf der Erde auf, die eine „umfassende Metamorfose" erfährt: „Der neue Planet liegt kalt, felsennackt, meeresblank". (J, S. 469)

Genauso wie die Anpassung der Umwelt an den Menschen scheitert, so auch die Anpassung des Menschen an neue Umwelten. Dabei folgt die Besiedlung des Mondes und dann des Mars in Analogie zur europäischen Kolonisation des australischen Kontinents im 17. und 18. Jahrhunderts: Man verschickt Menschen, deren sozialer und psychologischer Status in problematischen Bereichen rangiert (J, S. 18). Daher initiiert man ein sozial-medizinisches Korrekturprogramm. Man isoliert Gene, die für die Steuerung des Grundwillens sowie für Angst- und Stressverarbeitung zuständig sind, und implantiert sie den Menschen:

> Ziel dieser Forschung war, die betreffenden Gene dergestalt umzuprogrammieren, dass im Stammgutträger die Ausrichtung sämtlicher willensgesteuerter Funktionen eine umgekehrte Orientierung erfuhren: eine Abwärts-Orientierung; die Verwandlung des forcierten Aggressionstriebs in einen Detumeszenz-Trieb unter Ausschaltung von Angst- und Stressreaktionen. (J, S. 19)

Das Programm ist erfolgreich, gerät dann aber völlig außer Kontrolle, das Detumeszenz-Gen verbreitet sich, gelangt auf die Erde und verändert nun auch hier die Menschen.

---

22 Vgl. Jirgl: *Nichts von euch auf Erden*, S. 281 (Weitere Nachweise mit Angabe der Seitenzahl und Sigle „J" direkt im Text.).
23 Vgl. Zubrin: *Entering space*, S. 227.

Dieser Kontrollverlust ist das große Thema von Jirgls Roman, was man als literarisch vorgetragene Wissenschafts- und Technikkritik verstehen kann. Dabei zeigt der Roman aber auch auf, wie die Implantation veränderter Gene ganze Gesellschaften verändert, womit er die sozialen und politischen Konsequenzen der Transformation des Menschen durch Gen-Implantationen aufzeigt. Denn aus den Erdbewohnern macht das Detumeszenz-Gen erschlaffte Menschen, ihr Tatwille ist völlig erloschen und es kommt zu einem „Ermatten und Abklingen jeglicher vitalen Steigerungs- und Bemächtigungstriebe" (J, S. 26). Auf der Erde entsteht eine „Diktatur der Sanftheit" (J, S. 34).

Mit dem Detumeszenz-Gen ändern sich die Umweltbeziehungen grundlegend, die Erdbewohner leben isoliert in Behausungen, man trifft sich nur in Ausnahmen mit anderen Personen, die Ehepartner leben getrennt und treffen sich nur für einen ritualisierten Geschlechtsverkehr, man schminkt das Gesicht mit weißer Farbe und die Köpfe sind kahlgeschoren, direktes Fragestellen ist bei Gesprächen untersagt und die Kommunikation findet nur medial vermittelt in den Wohnungen über sogenannte Holovisionen statt. Exemplarisch lässt sich dieser Wandel anhand der ‚Imagosphären' erläutern, in denen die Menschen auf der Erde leben:

> *Imagosphären* erschaffen den auf den einzelnen, voneinander strikt separierten Kontinenten den dort angesiedelten Bevölkerungen eine Lebensweise der *dritten Natur*. War des Menschen *erste Natur* von der gedachten Einsheit mit seinen Gottheiten inmitten von beseelt empfundenen Mensch-Natur-Verhältnissen geprägt (Animismus), entsprach die *zweite Natur* der so benannten ‚Vergegenständlichung sich selbst verfremdetet menschlicher Verhältnisse'. Daraus folgernd ließ sich für die nachindustrielle Phase des Menschen *dritte Natur* formulieren als die Virtualisierung verfremdeter menschlicher Verhältnisse in Form von deren Erlebens-Zuspitzung auf die Freiheitsgrade durch hochspezifizierte Technik/ Technologie. – So findet sich in den Umgangssprachgebräuchen die Lebensweise dieser *dritten Natur* unterhalb der *Imagosphären* auch bezeichnet als ‚Leben unter der Glückshaube'. (J, S. 26)

Jirgl stellt die Geschichte des Menschen als Transformationen des Umweltverhältnisses aufgrund verfügbarer Techniken dar. Während die frühen Menschen mit Schiller ausgedrückt noch ‚naiv' in der Natur lebten,[24] folgt mit der ‚zweiten Natur' die Entfremdung des Menschen von der Natur und sich selbst, bei der aber immerhin noch die körperliche Dimension zentral ist. Dagegen stellt die Virtuali-

24 Auch in Schillers geschichtsphilosophischer Konzeption gründet die Differenz zwischen alter und moderner Welt in einem strukturellen Wandel des Naturverhältnisses: „Sie [die Alten] empfanden natürlich, wir empfinden das Natürliche". Vgl. Schiller: *Über naive und sentimentalische Dichtung*, S. 24.

sierung der Umweltverhältnisse eine Entkörperlichung dar. Ihren Ausdruck findet diese ‚dritte Natur' in der Imagosphäre, einer Hülle, die die Stadt umgibt und eine Fläche bietet, auf die über Datenschnittstellen zwischen Bevölkerungssensorik und Gerätschaften zur Witterungsbeeinflussung die Empfindungen, Gefühle und Wünsche der Bewohner übertragen werden (J, S. 34).

Man hat sich somit einen eigenen Himmel erschaffen, der die durchschnittliche emotionale Grundstimmung wiedergibt. Weil somit die „kollektiven Wünsche der Menschen in Form von Wettererscheinungen" an den künstlichen Himmel projiziert werden, herrscht unter der Imagosphäre in der Regel eine „konstante Abendstimmung" mit dem permanent festgehaltenen Schein des Sonnenuntergangs und der konstanten Temperatur von 20 °C (J, S. 478). Bei der Ankunft der Mars-Delegation erscheinen allerdings aufgrund der Aufregung und Unruhe ein paar Wolken (J, S. 45 u. 63). Die literarische Strategie, subjektive Befindlichkeiten über das Wetter auszudrücken, was der Autor Friedrich Christian Delius auf die Formel ‚Der Held und sein Wetter' brachte, trägt Jirgl damit in das moderne Medien-Dispositiv ein. Die Imagosphäre ist aber auch Grundlage der sozialen Beziehungen, sie ermöglicht nämlich jedem, an einem beliebigen Ort in Form einer Holovision zu erscheinen, so dass innerhalb der Imagosphäre ein vollständig virtueller Raum entsteht, in dem persönliche Begegnungen nicht mehr vorgesehen sind.

Diese Welt ist ein geschlossenes System, in dem die Wirklichkeit radikal ausgeschlossen ist. Als die Rückkehrer vom Mars die Imagosphäre zerstören und der reale Himmel sichtbar wird, ist das für die Menschen ein Schockerlebnis (J, S. 126–132). Zugleich beginnt eine neue Ära: Alle Erdbewohner müssen sich einem „Kontrektations-Gen-Umgestaltungsprogramm" unterziehen lassen, mit dem die mit einem Detumeszenz-Gen präparierten Exemplare in kontrollierter Form umgestaltet werden sollen (J, S. 38).

Detumeszenz- und Kontrektations-Gene lassen sich als Medien verstehen, insofern sie die Vermittlung und Übersetzung imperialer Programme in körperliche Strukturen leisten. Damit treten in dem Roman Menschen zum einen als Handlungsträger auf, zum anderen sind sie allesamt technisch bestimmt und ferngesteuert, was genau der Grundkonflikt des Ich-Erzählers ist, der im Verlauf des Romans zu einer Art Detektiv wird. Dabei findet er heraus, dass er selbst zu einem Medium wurde, indem ihn die sogenannten „biomorfologischen Bücher" benutzen, um ihr Programm auszuführen. Diese ‚Bücher', die im zweiten Teil des „Buchs der Kommentare" als Erzähler auftreten, sind Kopplungen aus Büchern und Schaltkreisen, die ein „Eigen=Leben" entwickelt haben (J, S. 291). Somit ist in Jirgls Roman die Zeit des Menschen vorüber, denn am Ende ist die Erde nur noch ein nackter Planet und die biomorfologischen Bücher überdauern auf dem Mond.

IV Der implantierte Andere: Dietmar Daths *Pulsarnacht*

Dietmar Daths Roman *Pulsarnacht* (2014) ist bevölkert von einer Fülle außerirdischer Wesen, über die ein Glossar Auskunft gibt: Das Spektrum reicht von Binturen, hochintelligenten Vierbeinern, die aufgrund „oberflächlicher anatomisch-physiologischer Ähnlichkeiten“ als „Hundeartige“ betrachtet werden[25], über aufrechtgehende und mit mehreren Extremitäten ausgestatteten Custai, die man wegen „oberflächlicher anatomisch-physiologischer Ähnlichkeiten“ als „Reptilien“ ansieht (D, S. 415), bis zu Medeen, die von der „Astronomie unterentwickelter sternenfahrender intelligenter Spezies mitunter für Asteroiden oder Planeten“ gehalten werden (D, S. 421), und deren Gedanken in Gestalt von kleinen krabbenartigen, zehnbeinigen Tieren herumkrabbeln. Alle unterschiedlichen Wesen wie auch die Menschen erwarten ein kosmisches Ereignis, nämlich die sogenannte Pulsarnacht, wobei sie mit dieser Erwartung sehr unterschiedlich umgehen. Im Folgenden soll jedoch nur ein Aspekt dieses komplexen Romans näher untersucht werden, nämlich die Rolle eines Implantats namens Tlalok, dessen Name auf eine der ältesten aztekischen Gottheiten anspielt.[26]

Der Tlalok ist ein im Hinterkopf implantierter Quantencomputer, der zahlreiche Schnittstellen mit dem Zentralnervensystem aufweist und das Wahrnehmungsvermögen erweitert, indem er synästhetische Wahrnehmungen ermöglicht. Diese implantierte Prothese erweitert jedoch nicht nur die vorhandenen Möglichkeiten des Menschen, man kann mit ihm auch mehrere Personen synchronisieren, so dass man das sieht, was der andere sieht, durch den Tlalok kann ein getöteter Mensch wieder rekonstruiert werden, bei Kälte wirft er ein Hautgitter aus, durch das man in Eisgräben, aber auch im Vakuum oder in Hochofenhitze überleben kann.

Die Fremdbestimmung des Einzelnen durch dieses Implantat ist von Anfang an ein zentrales Thema des Romans. Im ersten Kapitel befindet sich die Soldatin Valentina in einer ihr völlig unbekannten Umgebung, in der sie ihr Orientierungsvermögen verloren hat: Hitze waberte „flimmernd“ über „kalter, scharf riechender, metallisch schmeckender Flüssigkeit“, vor, hinter und unter ihr „rührten sich

25 Vgl. Dath: *Pulsarnacht*, S. 414 (Weitere Nachweise mit Angabe der Seitenzahl und Sigle „D“ direkt im Text.).

26 Unter anderem galt der ‚Tlaloc‘ bei den Azteken als Regengott, was in Daths Roman aufgegriffen wird, da drei Protagonisten als „Regenfinger oder Meergötter“ bezeichnet werden: Eine „Art, die vergessen wollte, wer sie war“ (D, S. 366).

Schatten, Flecken“, von denen sie nicht weiß, ob es Nachbilder der Angriffe, Überlebende der Crew oder unsichtbare Feinde sind, und sie weiß nicht, ob die Flüssigkeit, in der sie schwimmt, nicht vielleicht ein intelligentes Lebewesen ist (D, S. 11). Geschildert werden hier nur die Sinneseindrücke, die Valentina aber nicht begrifflich fassen oder identifizieren kann. Trotz dieser Unsicherheit setzt sie den Tlalok nicht ein, denn sie vertraue lieber auf Verstand und Muskelkraft (D, S. 12).

Valentina empfindet den Tlalok als einen Fremdkörper, was ihr bereits in der Ausbildung Probleme bereitete: Als sie ihn während einer Übung nicht einsetzt, da sie nicht gerne die Kontrolle abgebe, zeigt die Ausbilderin kein Verständnis: „Was anderes als du ... was Fremdes ... den Tlalok so zu sehen, das ist, wie wenn man versucht, sich vom eigenen Hirn zu unterscheiden. Spaltungsirresein.“ (D, S. 13) In der fiktiven Welt von Daths Roman können sich die Menschen gar nicht anders denn als Kopplungen von organischem Material und technischen Artefakten verstehen, Valentinas Unbehagen muss in diesem Kontext als pathologisch erscheinen.

Dabei verspricht der Tlalok nur vermeintlich Sicherheit, denn Valentina setzt ihn auch deshalb nicht ein, weil es Sensoren geben könnte, die auf den Tlalok programmiert sind, wodurch sie zur Zielscheibe geworden wäre (D, S. 12). Auch in einer anderen Kampfszene im Roman ist der Einsatz des Tlalok problematisch. Die sogenannten Dims, Abkömmlinge der Menschen, die nun aber als Sklaven dienen, kehren auf die Erde zurück, die geschildert wird als eine „öde, harte, weiße Welt“, aus der sich aber „etwas Lebenswertes machen“ ließe (D, S. 190). Der Tlalok darf dort nicht eingesetzt werden, da seine Verwendung alte Waffensysteme aktivieren würde, die absolut zerstörerisch seien. Als die Gruppe überraschend angegriffen wird, reichen ihre Verteidigungsmöglichkeiten allerdings nicht aus. Bei der Angriffsformation handle es sich erstens um ein „geometrisches Problem“, das man „im Kopf mit Hirnstärke“ nicht lösen könne, und zweitens bräuchte man jemanden, der schnell genug die Angreifer „ausradiert“ (D, S. 200). Daher setzt der leitende Kapitän seinen Tlalok ein, tötet die Angreifer, wird aber selbst auch sterben.

Daths Roman spielt die unterschiedlichen Aspekte eines Implantats durch, das menschliche Fähigkeiten erweitert, aber dem Träger auch völlig neue Möglichkeiten verschafft. Mit Lem kann man konstatieren, dass die Cyborgisierung dem Menschen den Kosmos als ökologische Nische eröffnet. Der Tlalok macht aus ihnen zwar keine Ameisen, da er nicht zur Spezialisierung an bestimmte Umwelten dient, aber er leistet eine Transformation des Menschen.

Dabei, und das ist eine der großen Pointen von Daths Roman, handelt es sich bei den Tlaloks gerade nicht um Computer. Als man den Tlalok des verstorbenen Raumschiffkapitäns untersucht, fällt ein „kleines, weißes Spinnen-

Kaktus-Krebstierchen“ heraus, das den „Gedankenkrabben“ einer Medea ähnelt:[27] „Sonst war nichts drin – keine Batterie, keine Schaltelemente, kein Chip, keine Magnetspule.“ (D, S. 364) Der Tlalok ist kein technisches Gerät, das einem Menschen als zweites Gehirn dazu verhilft, in eine andere Art von Wirklichkeit zu blicken, sondern: „Der Tlalok war selbst ein Subjekt.“ (D, S. 364) Damit kehren sich die Verhältnisse um, denn der Mensch erscheint nun als die künstliche Schöpfung, ist er doch nur ein „geklontes, halb organisches Biomarcha-Hirn“ (D, S. 365).

Der Tlalok in Daths Roman lässt sich als Verkörperung der medienökologischen Grundthese verstehen: Er ist das *implantierte* Andere des Ich und organisiert das Leben und die Kultur der Menschen auf sämtlichen Ebenen, von der Wahrnehmung über das Denken bis hin zu sozialen Beziehungen.[28] Die Implikationen einer solchen Konstellation für die Anthropologie hat der Philosoph und Schriftsteller Max Bense schon in einem Aufsatz aus dem Jahr 1951 festgestellt: Sowohl die Kybernetik als auch die philosophische Anthropologie, er nennt Herder, Plessner, Gehlen, Wiener u. a., hätten ihren Ausgangspunkt im „Mißverhältnis zwischen Natur und Mensch“.[29] Die wichtigste und bislang erfolgreichste Lösung dieses Problems der „Selbsteinrichtung des Menschen in der Natur“[30] liege in der Technik und insbesondere der „Metatechnik“[31] Kybernetik. Dass technische Implantate und sonstige Prothesen aber nicht nur die Anthropologie ändern, sondern völlig neue Welten kreieren, zeigen die Romane Jirgls und Daths.

27 Eine Medea namens „Treue“ ist ein zentraler Handlungsort des Romans und hier zeigt sich auch eine Besonderheit der Medea. Denn auf ihr gibt es eine Fülle kleiner, hellblauer Tiere, etwa sechs Zentimeter lang, die aussahen wie „Knospen von Pflanzen oder abgebrochene Kakteenspitzen, mit zehn kurzen Beinchen an einem länglichen, segmentierten Leib, und einem Kopf, der eher einem weiteren elften Beinchen glich.“ Sie gelten als die „Gedanken“ der Medea (D, S. 80).

28 Vgl. Löffler/Sprenger: „Einleitung“, S. 12: „Ein wichtiger Anknüpfungspunkt an die Ökologie liegt darin, dass sich mit ihrer Hilfe verschiedene Skalen der Beschreibung aufeinander beziehen, aber auch voneinander unterscheiden lassen: die Ebene der Materialität, des Sozialen, des Psychischen, des Politischen oder des Lebendigen.“.

29 Bense: „Kybernetik oder Die Metaphysik der Maschine“, S. 446.

30 Ebd.

31 Ebd., S. 445.

Literatur

Bense, Max: „Kybernetik oder Die Metaphysik der Maschine (1951)“, in: *Ausgewählte Schriften in vier Bänden*, hg. v. dems., und mit Einl., Anm. und Reg. vers. von Elisabeth Walther, Bd. 2: Philosophie der Mathematik, Naturwissenschaft und Technik, Stuttgart u. a. 1998, S. 429–446.

Berz, Peter: „Die Lebewesen und ihre Medien“, in: *Ambiente. Das Leben und seine Räume*, hg. v. Thomas Brandstetter/Karin Harrasser, Wien 2010, S. 23–49.

Brandstetter, Thomas/Karin Harrasser: „Einleitung“, in: *Ambiente. Das Leben und seine Räume*, hg. v. dens., Wien 2010, S. 7–20.

Bühler, Benjamin: „Schwärme als politische Akteure. Wissensreflexion in Stanisław Lems Roman *Der Unbesiegbare*“, in: *Science oder Fiction? Stanisław Lems Philosophie der Technik und Wissenschaft*, hg. v. Jurij Murašov/Sylwia Werner, Paderborn 2017, S. 131–143.

Bühler, Benjamin: *Ecocriticism. Grundlagen – Theorien – Interpretationen*, Stuttgart 2016.

Buell, Lawrence/Ursula K. Heise/Karen Thornber: „Literature and environment“, in: *Annual review of environment and resources*, 36 (2011), S. 417–440.

Canavan, Gerry/Kim Stanley Robinson (Hg.): *Green planet. Ecology and science fiction*, Middletown 2014.

Clynes, Manfred E./Nathan S. Kline: „Cyborgs and space“, in: *The Cyborg handbook*, hg. v. Chris Gables Gray, New York 1995 (1960), S. 29–34.

Fuller, Matthew: *Media ecologies: Materialist energies in art and technoculture*, Cambridge u. a. 2007.

Giesecke, Michael: *Die Entdeckung der kommunikativen Welt. Studien zur kulturvergleichenden Mediengeschichte*, Frankfurt a. M. 2007.

Giesecke, Michael: *Von den Mythen der Buchkultur zu den Visionen der Informationsgesellschaft. Trendforschungen zur kulturellen Medienökologie*, Frankfurt a. M. 2002.

Hagner, Michael/Erich Hörl (Hg.): *Die Transformation des Humanen. Beiträge zur Kulturgeschichte der Kybernetik*, Frankfurt a. M. 2007.

Lem, Stanisław: *Summa technologiae*, übers. v. Friedrich Gries, Frankfurt a. M. 1982 (1964).

Löffler, Petra/Florian Sprenger (Hg.): *Zeitschrift für Medienwissenschaft*, 14 (2016).

Löffler, Petra/Florian Sprenger: „Medienökologien. Einleitung in den Schwerpunkt“, in: *Zeitschrift für Medienwissenschaft*, 14 (2016), S. 10–18.

Murphy, Patrick D.: „Environmentalism“, in: *The Routledge companion to science fiction*, hg. v. Mark Bould u. a., London u. a. 2009, S. 373–381.

Postman, Neil: „The reformed English curriculum“, in: *High school 1980: The shape of the future in American secondary education*, hg. v. Alvin C. Eurich, New York 1970, S. 160–168.

Rieger, Stefan: *Kybernetische Anthropologie. Eine Geschichte der Virtualität*, Frankfurt a. M. 2003.

Sagan, Carl: „The planet Venus“, in: *Science* 133 (1961), S. 849–858.

Schätzing, Frank: *Limit*, Frankfurt a. M. 2011.

Schiller, Friedrich: *Über naive und sentimentalische Dichtung*, Stuttgart 1997 (1795).

Scolari, Carlos A.: „Media ecology. Exploring the metaphor to expand the theory“, in: *Communication theory* 22 (2012), S. 204–225.

Spitzer, Leo: „Milieu and ambiance: An essay in historical semantics“, in: *Philosophy and phenomenological research* 3, 1 (1942), S. 1–42 u. 169–218.

Sprenger, Florian: „Zwischen ‚Umwelt‘ und ‚milieu‘. Zur Begriffsgeschichte von ‚environment‘ in der Evolutionstheorie“, in: *Forum Interdisziplinäre Begriffsgeschichte* 3, 2 (2014), [http://

www.zfl-berlin.org/forum-begriffsgeschichte-detail/items/forum-interdisziplinaere-begriffsgeschichte-fib.304.html] (letzter Zugriff: 11.12.2015).

Stableford, Brian: „Science fiction and ecology“, in: *A companion to science siction*, hg. v. David Seed, Oxford u. a. 2005, S. 127–141.

Strate, Lance: „A media ecology review“, in: *Communication research trends* 23, 2 (2004), S. 2–48.

Zubrin, Robert: *Entering space: Creating a spacefaring civilization*, New York 2000.

Ernst Rühl

Der Ursprung des Pfropfrebenanbaus

I Reblauskrise in Frankreich

Über das Pfropfen von Reben und die Verwendung von Unterlagen berichtete bereits Columella im 2. Jahrhundert.[1] Doch handelte es sich hier wohl vor allem um gelegentliche Maßnahmen und keineswegs um eine generelle Vorgehensweise. Das änderte sich erst nach der Einschleppung der Reblaus nach Europa und der Suche nach effektiven Bekämpfungsmöglichkeiten.

II Erste Reblausschäden

Am 15. Juli 1868 besichtigten Gaston Bazille, der Präsident des Weinbauverbandes des Hérault, Jules-Emile Planchon, Professor für Pharmazie und Botanik an der Landwirtschaftsschule in Montpellier, und der Winzer Felix Sahut einen Weinberg in der Nähe von Montpellier, in dem herdförmig absterbende Reben festgestellt worden waren.[2] Sie entdeckten nicht an den geschädigten, sondern an den nicht geschädigten Reben in der Nachbarschaft viele Läuse an den Wurzeln. Den Schädling verstanden sie als neue Spezies und bezeichneten ihn als *Rhizaphis vastatrix*.[3] Planchon kontaktierte mit seinem Befund den führenden Entomologen Frankreichs, Victor Antoine Signoret, und seinen Schwager, den Entomologen Jules Lichtenstein, und fragte um ihren Rat in der Sache. Signoret schlug in Anlehnung an ein ähnlich aussehendes Insekt, das Eichenblätter befällt, den Gattungsnamen *Phylloxera* (trockenes Blatt) vor. Damit hatte der Schädling zwar

1 Vgl. Ahrens: *Über Landwirtschaft.*

2 Vgl. Goethe: *Phylloxera und ihre Bekämpfung.*

3 Vgl. Bazille/Planchon/Sahut: „Sur une maladie de la vigne actuellement régnante en Provence".

Anmerkung: Beim Schreiben des Artikels waren die Beschreibung der Reblauskrise durch Christy Campbell (2005) und die Ausführungen von Sorensen et al. (2008) über Charles V. Riley und sein Wirken bei der Aufklärung der Ursachen der Reblauskrise in Frankreich und deren Überwindung durch tolerante Unterlagen überaus hilfreich. Mein Dank gilt den Autoren für eine hervorragende Literatursammlung, -aufbereitung und spannende Lektüre.

https://doi.org/10.1515/9783110619348-006

einen Namen, *Phylloxera vastatrix*,[4] aber noch wusste man weder etwas über seine Herkunft noch etwas über mögliche Bekämpfungsmaßnahmen.

III Ursachensuche

Bei der Ursachensuche spielte Charles Riley, ein aus England stammender amerikanischer Entomologe und Wissenschaftsjournalist mit französischer Schulbildung, eine entscheidende Rolle. In seinem Büro in St. Louis las Riley von dem in Frankreich neu entdeckten Schädling; dieser erinnerte ihn sehr an ein Insekt, das der Oxforder Professor John Obadiah Westwood im Jahr 1863 an Proben beschrieben hatte, die ihm aus England und Irland zugesandt worden waren.[5] In den Jahren 1867 und 1868 erhielt Westwood neben Blatt- auch Wurzelproben mit dem Insekt, das dem in Frankreich gefundenen zumindest sehr ähnelte. Riley erkannte auch die Ähnlichkeit zwischen dem von Westwood und den französischen Forschern beschriebenen Insekt und einem von Asa Fitch 1855 an Blättern von Wildreben in Amerika festgestellten Insekt, das dieser *Pemphigus vitifoliae* genannt hatte.[6] Riley äußerte daraufhin die Vermutung, dass es sich in jedem der drei Fälle um das gleiche Insekt handeln könnte, obwohl es im einen Fall nur an den Blättern, im anderen nur an den Wurzeln gefunden wurde.[7]

Aufgrund seiner Vermutung schrieb Riley an die französischen Kollegen und bot eine Zusammenarbeit an.[8] Er schickte ebenfalls Vergleichspräparate der von ihm selbst an den Blättern amerikanischer Wildreben gefundenen Insekten mit.

Wenn es sich um dieselbe Art handeln sollte, warum traten die in Amerika gefundenen Läuse nur an Blättern, die in Frankreich dagegen nur an Wurzeln auf? Planchon und Lichtenstein durchsuchten daher die Weinberge Südfrankreichs nach Blattgallen an europäischen Reben und fanden schließlich am 11. Juli 1869 in einem Weinberg in Sorgues (Vaucluse) Blattgallen an Blättern der Sorte Tinto. Zwei Wochen später setzten sie lebende Rebläuse von Blattgallen aus diesem Weinberg an Rebwurzeln aus. Diese besiedelten die Wurzeln genauso wie sonst Wurzelläuse. Den Versuch wiederholten sie 1870 mit dem gleichen Ergebnis.[9]

4 Vgl. Planchon: „Nouvelles observation sur le puceron de la vigne“.
5 Vgl. Westwood: „New vine diseases“, S. 109.
6 Vgl. Riley: „Answers to correspondents: grape leaf louse“, S. 73.
7 Vgl. Riley: „Grapevine leaf-gall“, S. 248.
8 Ebd.
9 Vgl. Planchon/Lichtenstein: *Des modes d’invasion des vignobles par le Phylloxera*; dies.: „Notes entomologiques sur le Phylloxera“ sowie dies.: „De l’identité spécifique du Phylloxera des feuilles et du phylloxera des racines“.

Während im September 1870 preußische Truppen damit begannen, Paris einzuschließen, schrieb Signoret an Riley, dass er nach einem Studium der amerikanischen Reblauspräparate auch der Auffassung sei, dass diese mit den in Frankreich gefundenen identisch seien.[10] Im Herbst des gleichen Jahres stellte Riley fest, dass amerikanische Rebläuse an Rebwurzeln überwintern, wo sich an den Befallsstellen Knöllchen bildeten. Dieser Befall führte jedoch bei den Wurzeln der amerikanischen Wildreben nur zu einem begrenzten Schaden, vermutlich aufgrund einer Toleranz der amerikanischen Reben.[11] Auch dieses Ergebnis konnte als Hinweis auf den amerikanischen Ursprung des in Frankreich gefundenen Schädlings gewertet werden, wo Wildreben eine Toleranz gegen den Schädling entwickelt hatten.

Auch wenn sich damit die Herkunft des Schädlings langsam aufklärte, blieb doch die Frage, ob er die Ursache des Rebensterbens oder die Folge von allgemein geschwächten Reben war. Insbesondere Signoret vertrat diese Auffassung,[12] wobei es hierbei für ihn auch um volkswirtschaftliche Belange ging: Der Export französischer Reben ins Ausland war äußerst lukrativ und wäre bei einem Schädlingsbefall zum Erliegen gekommen.[13] Planchon, Lichtenstein und Riley dagegen sahen *Phylloxera vastatrix* als die eigentliche Ursache des Rebensterbens an.[14] Auch ein Besuch Rileys bei Signoret im Juli 1871 änderte nichts daran. Signoret stimmte mit Riley darin überein, dass die in Frankreich gefundenen Rebläuse mit den amerikanischen identisch sind, Signoret blieb aber weiterhin der Auffassung, dass nicht die Reblaus, sondern klimatische Gegebenheiten oder schlechtes Weinbergmanagement das Rebensterben in Südfrankreich verursacht hätte.[15] Erst 1873 waren alle Zweifel an der Reblaus als Ursache des Rebensterbens in Frankreich beseitig und bis dahin die Reblaus durch Rebenexporte weit über die Grenzen Frankreichs hinaus verbreitet worden. In der Folge traten erste Reblausherde auch in zahlreichen anderen Ländern auf.

---

10 Vgl. Riley: „The common plum curculio: Conotrachelus nenuphar, herbst", S. 29.

11 Vgl. ebd.

12 Vgl. Signoret: „Phylloxera vastatrix", zit. in: Sorensen/Smith/Smith u.a.: „Charles V. Riley, France, and Phylloxera", S. 134–149.

13 Vgl. Entomological Society of France: *Minutes of meeting*, S. 37.

14 Vgl. Riley: „The common plum curculio: Conotrachelus nenuphar, herbst", S. 29.

15 Vgl. Riley: „Grape disease" sowie ders.: „Grape Phylloxera".

IV Lösungsansätze

Im Juli 1871 reiste Riley nach Montpellier und traf dort Planchon und Lichtenstein.[16] Er bekam dabei einen Eindruck von der Zerstörung der Weinberge durch die Reblaus. Riley war durch von Lichtenstein übersetzte Artikel bei den Winzern des Gebiets bekannt und konnte sich aufgrund seiner hervorragenden Französischkenntnisse auch sehr gut mit ihnen verständigen. Was die Winzer am meisten interessierte, waren die Anmerkungen Rileys zur Reblaustoleranz verschiedener amerikanischer Wildarten. Schließlich hatte Riley Rebläuse auch an den Wurzeln amerikanischer Arten gefunden, aber keinerlei Schaden festgestellt.[17] Bereits im Frühjahr 1871 hatten einige Winzer des Midi damit begonnen, von Riley erwähnte amerikanische Wildreben zu importieren.[18]

Die Anpflanzung resistenter amerikanischer Reben zur Kontrolle der Reblaus wurde bald als die ‚amerikanische Lösung' bezeichnet. Ihre Verfechter waren Planchon, Lichtenstein, Bazille und weitere Winzer des Gebiets. Die Idee, anfällige französische Reben durch resistente amerikanische zu ersetzen, war bereits von Léo Laliman, einem Winzer und Rebenhändler aus der Nähe von Bordeaux, im Juli 1869 auf dem Weinbaukongress in Beaune geäußert worden.[19] Sein Vorschlag stieß aber in seiner Weinbauregion auf wenig Beachtung, weil die Mehrheit der Mitglieder der Landwirtschaftlichen Gesellschaft von Bordeaux die Ursache des Rebensterbens in klimatischen Ursachen sah und nicht in der Reblaus. Ironischerweise wurde Laliman später sogar noch für die Einschleppung der Reblaus aus Amerika verantwortlich gemacht.[20] Der größte Einwand gegen eine unmittelbare Verwendung amerikanischer Reben war deren geringe Weinqualität.[21] Auf dem Weinbaukongress in Beaune schlug daher Bazille, der Präsident der landwirtschaftlichen Gesellschaft von Montpellier, die Verwendung von Unterlagen vor.[22] Beide Vorschläge fanden im Midi ihre Anhänger und so wurden mit amerikanischen Reben und Unterlagen von der Reblaus vernichtete Weinberge wiederbepflanzt. Beide Verfahren haben ihre Vor- und Nachteile. Die direkte Pflanzung ist technisch einfacher, führt aber zu deutlich anderen Weinen, während die Veredlung besondere Fähigkeiten verlangt, dafür aber die Trauben von europäischen Edelreissorten stammen. So einleuchtend vor allem die Lösung des

---

16 Vgl. Campbell: *The botanist and the vintner: how wine was saved from the world.*
17 Vgl. Riley: „The common plum curculio: Conotrachelus nenuphar, herbst", S. 29.
18 Vgl. Riley: „Grape disease".
19 Vgl. Hérault Agricultural Society: *Minutes of meeting*, zit. in: Sorensen, S. 289.
20 Vgl. Laliman: *Etudes sur les divers travaux phylloxériques et les vignes américaines.*
21 Vgl. Campbell: *The botanist and the vintner: how wine was saved from the world.*
22 Vgl. Hérault Agricultural Society: *Minutes of meeting*, zit. in: Sorensen, S. 289.

Reblausproblems durch resistente amerikanische Unterlagen uns heute auch erscheint, so kontrovers wurde sie damals in Frankreich diskutiert. Der berühmte französische Weinbau sollte gegen eine Invasion aus Amerika verteidigt werden.[23]

V Erste Unterlagen

Nach seiner Rückkehr aus Frankreich ging Riley mit großem Elan an die Erforschung von Wildreben in der Umgebung von St. Louis, bei deren Klassifizierung ihm George Engelmann, ein aus Deutschland stammender Mediziner und wie Riley Mitglied der St. Louis Academy of Science, half. Gemeinsam identifizierten sie neun *Vitis* Arten mit weinbaulichem Potential,[24] darunter auch die Art *Vitis cinerea* Engelmann.

Mit Rileys Hilfe unternahm Planchon 1873 eine Sammlungsreise durch die USA, wo er in Weinbergen, Rebschulen und botanischen Gärten nach interessanten Reben suchte.[25] Dabei diskutierten beide auch über Gründe für die Reblausresistenz amerikanischer Reben. Riley sah darin eine Bestätigung der Evolutionstheorie Darwins und dafür, dass dabei in Amerika Reblaus widerstandsfähige Formen überlebten, während anfällige verschwanden.[26] In der Folge wiesen amerikanische Arten Reblausresistenz auf, europäische dagegen nicht.

Französische Winzer interessierte diese akademische Diskussion wenig, für sie war wichtig, dass die Reblaustoleranz amerikanischer Arten ihnen ihre Existenz sichern konnte. So wurden amerikanische Reben in großer Zahl nach Frankreich, vor allem ins Midi eingeführt, auf dem Höhepunkt 1875 waren es 14 Mio. Stecklinge.[27] Doch die Euphorie war verfrüht: Während einige amerikanische Reben gut wuchsen, versagten viele, vor allem auf kalkhaltigen Böden.[28] Aus diesem Grund besuchte Pierre Viala, Weinbau-Professor in Montpellier, 1887 die USA und suchte mit Unterstützung Rileys nach besser geeigneten amerikanischen Unterlagen. Dabei führte ihn Thomas Munson, ein Experte der Wildreben der

---

23 Vgl. Signoret: *Comments in minutes of meeting.*

24 Vgl. Riley: „Grape disease".

25 Vgl. Planchon: *Les vignes américaines, leur culture, leur résistance au Phylloxera et leur avenir en Europe.*

26 Vgl. Sorensen/Smith/Smith u. a.: „Charles V. Riley, France, and Phylloxera".

27 Vgl. Viala/Planchon: *Etat des vignes américaines dans le Départment de l'Hérault pendent l'année* sowie Riley: „Insects injurious to the grapevine".

28 Vgl. Viala: „Appendice".

südwestlichen USA, zu den – seiner Meinung nach – kalktolerantesten Rebstandorten.[29]

Auch wenn viele der eingeführten Reben versagten, kamen einige mit den Bedingungen zurecht. Aus einigen von ihnen wurden die ersten Unterlagen selektiert, wie eine Riparia Gloire de Montpellier oder eine Rupestris du Lot.[30] Wegen der mangelnden Kalkverträglichkeit vieler amerikanischer Arten wurde auch versucht, durch Kreuzungen zwischen europäischen Kultursorten und amerikanischen Arten zu kalktoleranten Unterlagen mit ausreichender Reblausresistenz zu kommen. Als Beispiele wären hier die Unterlagen Aramon x Rupestris Ganzin No. 1 (ARG1, bzw. AxR1), eine Kreuzung von Victor Ganzin aus der Sorten Aramon und Rupestris von 1879, oder 1202 Couderc, eine Kreuzung aus Mourvèdre und Rupestris von Georges Couderc von 1883 zu nennen. Weitere Beispiele sind 41 B Millardet et de Grasset, eine Kreuzung von Professor Millardet aus Chasselas und Berlandieri von 1882, oder auch 333 École de Montpellier von Professor Gustav Foëx aus Cabernet Sauvignon und Berlandieri.[31]

Die meisten dieser Kreuzungen zwischen *Vitis vinifera* und amerikanischen Arten stellten für die Anfangsphase der biotechnischen Reblausbekämpfung mittels Unterlagen wegen ihrer guten Anpassung an europäische Standorte eine vergleichsweise schnelle Lösung dar, konnten sich aber nur in wenigen Gebieten auf Dauer behaupten, wie die Unterlage 41B in der Champagne. Die meisten sind wegen ihrer zu geringen Reblausresistenz mehr oder weniger schnell aus dem Anbau verschwunden. Ersetzt wurden sie durch Arthybriden amerikanischer Arten, bei denen versucht wurde, die Eigenschaften der beteiligten Arten sinnvoll zu kombinieren.

VI Für die Unterlagenzüchtung wichtige amerikanische Arten

Die Gattung *Vitis* ist in Nordamerika sehr arten- und formenreich. In der Unterlagenzüchtung kommen vor allem vier davon zum Einsatz: *Vitis riparia*, *Vitis rupestris*, *Vitis berlandieri* und *Vitis cinerea*.

V. riparia Michaux, die Uferrebe, ist weit verbreitet im Nordosten der USA und Südost Kanadas. Sie ist sehr formenreich und wächst meist an feuchten Stand-

29 Vgl. ebd.
30 Vgl. Viala/Vermorel: *Ampélographie* sowie Galet: *A practical ampelography*.
31 Vgl. Galet: *A practical ampelography*.

orten. In der Unterlagenzüchtung verwendete Formen zeichnen sich durch hohe Frosttoleranz, kurze Vegetationszeit, gute Bewurzelung, oberflächliche Wurzel, hohe Reblaus- und geringe Kalktoleranz aus.[32]

V. rupestris Scheele, die Felsenrebe, kommt natürlicherweise in den zentralen USA vor, meist an trockenen Fluss- und Bachläufen mit erreichbarem Grundwasser. *V. rupestris* zeichnet sich durch eine tiefe, wenig verzweigte Wurzel, mittlere Bewurzelungsfähigkeit, eine mittlere Kalk- und gute Reblaustoleranz aus.[33]

V. cinerea Engelmann, die Ascherebe, wegen aschfarbener älterer Blätter, kommt in den Südstaaten des mittleren Westens der USA vor. Sie besitzt hohe bis sehr hohe Reblaustoleranz aber geringe Bewurzelungsfähigkeit.[34]

V. berlandieri Planchon, vom Schweizer Botaniker Jean Louis Berlandier zum ersten Mal beschrieben, kommt in Zentral-Texas auf sehr kalkhaltigen Standorten vor, verfügt über gute Reblaus- und Kalktoleranz, aber nur geringe Bewurzelungsfähigkeit.[35]

VII Arthybriden als Unterlagen

Nur wenige Jahre nach Versuchen der Selektion von Unterlagen aus amerikanischen Arten bzw. Kreuzung dieser mit europäischen Sorten begannen die ersten Züchter mit Kreuzungen amerikanischer Arten untereinander mit der Absicht, durch die Kombination der positiven Eigenschaften der verschiedenen Arten geeignete Unterlagen für europäische Verhältnisse zu finden. Die ersten Züchter kamen aus Frankreich. Neben den beiden großen Universitäten in Montpellier und Bordeaux begannen auch private Rebenproduzenten mit der Unterlagenzüchtung, wobei häufig ein enger Gedanken- und Materialaustausch mit den Universitäten stattfand.

Bei den Universitäten war insbesondere der in Bordeaux arbeitende Alexis Millardet zusammen mit dem Marquis de Grasset erfolgreich. Er kreuzte 1882 Riparia mit Rupestris, woraus die Unterlage 101-14 Millardet et de Grasset hervorging und 1887 Berlandieri mit Riparia, woraus die Unterlage 420 A Millardet et de Grasset entstand.[36]

32 Vgl. Munson: *Foundation of American grape culture* sowie Viala/Vermorel: *Ampélographie.*

33 Ebd.

34 Ebd.

35 Ebd.

36 Vgl. Viala/Vermorel: *Ampélographie*, sowie Galet: *A practical ampelography*, Pongrácz: *Rootstocks for grape-vines* sowie Schmid/Manty/Lindner: *Geisenheimer Rebsorten und Klone.*

Der Rebschulist Georges Couderc aus Aubenas (Ardèche) war ebenfalls ein erfolgreicher Unterlagenzüchter. Er studierte in Grenoble, Paris und Montpellier, wo Professor Planchon in ihm das Interesse für den Weinbau und insbesondere die Züchtung weckte. Von ihm stammen die 1881 gekreuzten Unterlagen 1613 Couderc (Solonis x Othello), 1616 Couderc (Solonis x Riparia), 3309 Couderc (Riparia tomentose x Rupestris) und die 1898 gekreuzte 161-49 Couderc (Riparia x Berlandieri; 1898).

Der Rebschulbesitzer Franz Richter soll bereits 1889 *V. berlandieri* mit *V. rupestris* gekreuzt haben, woraus die Unterlagen 99 Richter und 110 Richter entstanden. Nach Galet (1988) wurden die Kreuzungen aber erst 1902 durch Adrien Bonnet, dem damaligen Direktor der École de Montpellier durchgeführt. Bonnet übernahm ein Jahr später die Leitung des Rebschulbetriebs Pépinères Richter. Die weitere Prüfung und Entwicklung der beiden Sorten erfolgte durch Bonnets Nachfolger in Montpellier, Louis Ravaz. Beide Sorten zeichnen sich durch gute Kalktoleranz und eine tiefe Wurzel aus, was vor allem im Mittelmeergebiet mit trocken heißen Sommern und regenreichen Wintern vorteilhaft ist.

Mit der sich ausbreitenden Erkenntnis über die Gefahr der Reblaus und ihrer weiteren Verbreitung begannen auch Züchter außerhalb Frankreichs an Reblaus toleranten Unterlagen zu arbeiten, wie auf Sizilien Antonino Ruggeri (140 Ruggeri (Berlandieri x Rupestris)) und Federico Paulsen (1103 Paulsen (Berlandieri x Rupestris)). Für die Unterlagenzüchtung Mitteleuropas war vor allem Zsigmond Teleki in Villány, Ungarn wichtig. Zsigmond Teleki kaufte Berlandieri x Riparia Samen von Euryale Rességuier, Frankreich. Aus dieser Sämlingspopulation entwickelten Telekis Sohn in Ungarn, Franz Kober in Klosterneuburg, Österreich, Fuhr in Oppenheim und Heinrich Birk in Geisenheim die in Deutschland, aber weit darüber hinaus wichtigsten Unterlagen: Kober 5BB, Selektion Oppenheim 4 (SO4), 5C Geisenheim, Teleki 8B und Kober 125AA.

VIII Zusammenfassung und Ausblick

Die Einschleppung der Reblaus Mitte des 19. Jahrhunderts führte zur größten Bedrohung des europäischen Weinbaus. Die Krise wurde überwunden durch internationale wissenschaftliche Zusammenarbeit und führte mit der Entwicklung des Pfropfrebenanbaus zur ersten biotechnologischen Bekämpfung eines Schädlings.

Literatur

Ahrens, Karl: *Über Landwirtschaft. Ein Lehr- und Handbuch der gesamtem Acker- und Viehwirtschaft aus dem 1. Jahrhundert u.Z.*, Berlin 1972.

Bazille, G./ Jules-Émile Planchon/Felix Sahut: „Sur une maladie de la vigne actuellement régnante en Provence“, in: *C.R. Acad. Sci, Paris* 1868, 67, S. 333–336.

Campbell, Christy: *The botanist and the vintner: How wine was saved from the world*, Chapel Hill, NC 2005.

Entomological Society of France: „Minutes of meeting: 13. December 1871“, in: *Bull. Soc. Entomol.* France, 9 (1871), S. 80.

Galet, Pierre: *Cépage et vignoble de France: Tome I, Les vignes Américaines*, Montpellier 1988.

Galet, Pierre: *A practical ampelography*, Itjaca u. a. 1979.

Goethe, Hermann: *Phylloxera und ihre Bekämpfung*, Wien 1887.

Hérault Agricultural Society: *Minutes of meeting: 2. August 1869*, in: *Bull.Soc. Centr. Agric. Hérault*, 58 (1869), S. 289.

Julius Kühn-Institut (JKI)/Bundesforschungsinstitut für Kulturpflanzen: „Vitis: International variety catalogue“, Verfügbar unter: [http://www.vivc.de/] (letzter Zugriff: 04.09.2017).

Laliman, Léopold: *Etudes sur les divers travaux phylloxériques et les vignes américaines: Notamment sur les études faites en Espagne à Madrid*, Paris 1879.

Munson, Thomas Volney: *Foundation of American grape culture*, Texas 1909.

Planchon, Jules-Émile: *Les vignes américaines, leur culture, leur résistance au Phylloxera et leur avenir en Europe*, Coulet u. a. 1875.

Planchon, Jules-Émile: „Nouvelles observation sur le puceron de la vigne (Phylloxera vastatrix (nuper Rhizaphis, Planch.))“, in: *C. R. Acad. Sci., Paris*, 67 (1868), S. 588–594.

Planchon, Jules-Émile/ Jules Lichtenstein: „De l'identité spécifique du Phylloxera des feuilles et du phylloxera des racines“, in: *C. R. Acad. Sci., Paris*, 69 (1870), S. 298–300.

Planchon, Jules-Émile/Jules Lichtenstein: *Des modes d'invasion des vignobles par le Phylloxera*, Messager Midi 1869.

Planchon, Jules-Émile/Jules Lichtenstein: „Notes entomologiques sur le Phylloxera“, in: *Insectol. Agric.*, 12 (1869), S. 315–324.

Pongrácz, David Phillips: *Rootstocks for grape-vines*, Cape Town u. a. 1983.

Riley, Charles Valentine: *The grape Phylloxera: In eighth annual report on the noxious, beneficial, and other insects of the state of Missouri*, Jefferson City, Mo 1876.

Riley, Charles Valentine: „Insects injurious to the grapevine: the grape Phylloxera – Phylloxera vastatrix Planchon“, in: *Sixth annual report on the noxious, beneficial, and other insects of the state of Missouri*, Jefferson City, Mo 1874, S. 30–65.

Riley, Charles Valentine: „The grape Phylloxera“, in: *Fifth annual report on the noxious, beneficial, and other insects of the state of Missouri*, Jefferson City, Mo. 1873, S. 57–73.

Riley, Charles Valentine: „Grape disease: on the cause of deterioration in some of our native grapevines, and one of the probable reasons why European vines have so generally failed with us“, in: *Fourth annual report on the noxious, beneficial, and other insects of the state of Missouri*, hg. v. James Regan/John Edwards, Jefferson City, Mo 1872, S. 55–71.

Riley, Charles Valentine: „The common plum curculio: Conotrachelus nenuphar, herbst“, in: *Third annual report on the noxious, beneficial, and other insects of the state of Missouri*, hg. v. Horace Wilcox, Jefferson City, Mo 1871, S. 29.

Riley, Charles Valentine: „Grapevine leaf-gall“, in: *Am. Entomologist*, 1 (1869), S. 248.
Riley, Charles Valentine: „Answers to correspondents: grape leaf louse“, in: *Prairie Farmer*, 18 (4. Aug. 1866), S. 73.
Schmid, Joachim/Frank Manty/Bettina Lindner: *Geisenheimer Rebsorten und Klone*, Geisenheim 2011.
Signoret, Victor Antoine: *Comments in minutes of meeting*: 13. Decembre 1871, Bull. Soc. Entomol. France 11, 80, 1871.
Signoret, Victor Antoine: „Phylloxera vastatrix: Hémiptère-Homoptère de la familie des aphidiens, cause prétendue de la maladie actuelle de la vigne“, in: *Annales de la société entomologique de France*, 9 (1869), S. 548–588.
Sorensen, Conner W./Edward H. Smith/Janet Smith u. a.: „Charles V. Riley, France, and *Phylloxera*“, in: *American entomologist*, 54 (2008), Heft 3, S. 134–149.
Viala, Pierre: „Appendice“, in: *Une mission viticole an Amérique*, Montpellier 1889, S. 303–375.
Viala, Pierre/Jules-Émile Planchon: *Etat des vignes américaines dans le départment de l'Hérault pendent l'année 1875: Rapport addressé au nom d'une commission spèciale à la société centrale d'agriculture du départment de l'Hérault.* Grolliet, Montpellier 1875.
Viala, Pierre/ Victor Vermorel: *Ampélographie*, Tome 1, Masson et Cie, Èditeurs, Libraires de l'Academie de Médecine, Paris 1910.
Westwood, John Obadiah: „New vine diseases“, in: *Gardeners' chronicle and agricultural gazette*, 45 (30 Jan. 1869), S. 109.

Helge Baumann

Platanen Verpflanzen: Poetiken der Transplantation in Statius' *Silve* 2.3

Das deutsche Verb ,pfropfen', so vermerkt das *Etymologische Wörterbuch der deutschen Sprache*, leitet sich über das Althochdeutsche vom lateinischen Substantiv ,propago – Ableger' ab.[1] Aus altertumswissenschaftlicher Perspektive betrachtet ist das bemerkenswert, denn die Kulturtechniken der Veredelung durch Pfropfung (*insitio*) und der Vervielfältigung von Pflanzen durch Ableger (*propagatio*) werden in der römischen Antike als klar voneinander zu unterscheidende Prozesse wahrgenommen. Wie unterschiedlich die methodischen Implikationen der beiden Kultivierungsverfahren sind, lässt sich auch an dem Gedicht beobachten, das im Mittelpunkt dieses Beitrags steht. In der *Silve* 2.3 geht es auf ganz verschiedenen Ebenen um ertragreiche metaphorische und auch handfeste Verpflanzungen, deren Verständnis sich durch die jeweils eigenen metaphorischen Konnotationen der Pfropfung und der Vermehrung durch Ableger vertiefen lässt.

Die *Silve* 2.3 ist Teil einer Sammlung von Gelegenheitsgedichten des sonst als Epiker tätigen Berufsdichters Publius Papinius Statius (ca. 50–96 n. Chr.). Die fünf Bücher umfassende Gedichtsammlung erschien in den 90er Jahren des 1. Jahrhunderts unter dem Titel „*Silvae* – Wälder", der insbesondere auf die thematische Vielfalt der darin versammelten Texte hinweist.[2] In den *Silven* zeichnet Statius ein in raffinierte Gedichte gegossenes Soziogramm einer hochgradig auf soziale und kulturelle Distinktion bedachten Riege von Literaturpatronen aus der römischen Oberschicht und gewährt dabei Einblicke in ganz unterschiedliche Lebensberei-

---

1 Vgl. Seebold: *Kluge*, S. 700: „Faktitivum zu ahd. *pfropfa* ,Ableger', das aus l. *propago* ,Ableger' entlehnt ist".

2 Vgl. die gründliche Diskussion des Titels bei Malsapina: „Silvae en Latin Classique" („l'idée prédominante reste celle initiale de quantité et confusion"; ebd. S. 40); vgl. dagegen mit Fokus auf den Aspekt der ,*hýlē*/*materia* – Bauholz/Rohmaterial' Wray: „Poetics of Genius".

Anmerkung: Für eine ausführlichere, stärker auf die Verbindung von Transplantation und Intertextualität abzielende Fassung der im Folgenden vorgestellten Interpretation vgl. Baumann: *Epos im Blick*, S. 22–65, insb. S. 38–63. Volker Wissemann danke ich für seinen botanischen Rat und Nadine Fröhlich für einen spannenden Austausch über die *Silve* 2.3. Abkürzungen für altertumswissenschaftliche Referenzwerke sowie antike Autoren und Werke folgen dem Abkürzungsverzeichnis in Cancik/Schneider: *Der Neue Pauly*, Bd. 1, S. XII–XLVII.

https://doi.org/10.1515/9783110619348-007

che der jeweiligen Gedichtadressaten.[3] Die als „*Arbor Atedii Melioris* – Baum des Atedius Melior“ betitelte *Silve* 2.3[4] ist ein Geburtstagsgedicht an den Patron Atedius Melior[5], das sich zunächst aber vor allem mit einem Kuriosum in Meliors Garten befasst, mit einer bizarr gewachsenen Platane. Dieser Baum sei, so erklärt Statius in einer Aitiologie, einer erklärenden Ursprungsgeschichte,[6] von niemand Geringerem als dem Gott Pan dorthin verpflanzt worden.

Pans Transplantation im wörtlichen, gärtnerischen Sinne wird in diesem Beitrag als *mise en abyme*, als Abbildung des großen Ganzen im Kleinen, gedeutet, sodass sich Statius' dichterisches Vorgehen metaphorisch als eine Akkumulation von verschieden gearteten Verpflanzungsprozessen lesen lässt. Statius' intensive Verwendung von Gartenvokabular und ein intertextueller Bezug auf Vergils *Georgica* verweisen dabei auch auf die beiden eingangs benannten Kulturtechniken von Pfropfung und Propagation, die für die *Silve* 2.3 und auch die übrigen Gedichte der Sammlung metapoetisch fruchtbar gemacht werden können. Die Veredelung von Pflanzen durch Pfropfung vermag dabei metaphorisch die ‚Pfropfung‘ von Dichtung auf die lebensweltlichen Gegenstände und Anlässe der Silven abzubilden. Die Vervielfältigung und Weitergabe von Pflanzen durch Ableger wiederum kann als Metapher die Publikation der einzelnen Gedichte in den Silvenbüchern und deren Übergang in die bis heute währende Überlieferungsgeschichte beschreiben.

I Vorstellung des Textes

Die *Silve* 2.3 lässt sich in drei Teile gliedern.[7] In Teil A, dem Proöm (V. 1–7), wird in einer Ekphrasis, einer bildlichen Beschreibung im Medium des Textes, das Thema des Gedichtes angegeben, ein Baum, der sich in merkwürdigem Wuchs über den Teich im Garten des Gedichtadressaten Melior neigt:

3 Zu den *Silven* als Gelegenheits- und Patronagedichtung vgl. Rühl: *Augenblick*, insb. S. 15–39 und 82–141 und Nauta: *Poetry for Patrons*, S. 14–24, 313–317.

4 Für die Authentizität der Gedichttitel sprechen sich Schröder: *Titel und Text*, S. 180–190 und Nauta: *Poetry for patrons*, S. 269–272 aus; anders Coleman: *Silvae IV*, S. xxviii–xxxii.

5 Atedius Melior, der Widmungsträger des zweiten Silvenbuches, tritt auf in *Silv.* 2.pr, 2.1, 2.3, 2.4 und in Mart. 2.69, 4.54, 6.28, 6.29, 8.38. Vgl. zu ihm van Dam: *Silvae II*, S. 69; Nauta: *Poetry for patrons*, S. 226f., 314.; Rühl: *Augenblick*, S. 288–296 und Newlands: *Silvae II*, S. 20f.

6 Zu unterschiedlichen Formen der antiken Aitiologie vgl. Loehr: *Ovids Mehrfacherklärungen*, S. 3–38.

7 Die Gliederung folgt Cancik: *Lyrische Kunst*, S. 49.

Stat, quae perspicuas nitidi Melioris opacet
arbor aquas complexa lacus; quae robore ab imo
cur curvata vadis redit inde cacumine recto
ardua, ceu mediis iterum nascatur ab undis
atque habitet vitreum tacitis radicibus amnem?[8]

Es steht da ein Baum, der die klaren Gewässer des glänzenden Melior beschattet und dabei den Teich umarmt. Warum nur richtet er sich, vom untersten Teil des Stammes an zum Wasser hin gekrümmt, von dort her ragend mit gerader Krone wieder auf, als würde er mitten aus den Wellen heraus ein zweites Mal geboren und mit stillen Wurzeln im gläsernen Strome hausen?

Stat. silv. 2.3.1–5

Der Hauptteil B (V. 8–61) des Gedichtes beantwortet diese Frage nach der Entstehung des wundersamen Naturensembles in Meliors Garten mit einer nicht weniger wundersamen Ursprungsgeschichte. Die Aitiologie setzt in einem Strukturzitat von ähnlichen Geschichten aus Ovids *Metamorphosen*[9] ganz unvermittelt damit ein, dass der Hirtengott Pan voll erotischer Begierde der Nymphe Pholoë nachsetzt und sie quer durch die noch völlig unzivilisierte Urlandschaft der einstigen Stadt Rom verfolgt. An dem Teich, der einst auf dem Anwesen des Patrons Melior liegen sollte, sinkt die Nymphe nieder und schläft ein (V. 8–17). Pan erreicht Pholoë und neigt sich schon über sie, als Diana, die Göttin der Jagd, eingreift und die Nymphe weckt, die sich daraufhin in den Teich rettet (V. 18–34).

Damit hat Pholoë ihren Verfolger abgeschüttelt, denn wie sich herausstellt ist Pan Nichtschwimmer. In dieser Situation behilft sich der Gott mit der Transplantation einer Platane und einem Gebet:

primaevam nisu platanum, cui longa propago
innumeraeque manus et iturus in aethera vertex,
deposuit iuxta vivamque adgessit harenam
optatisque aspergit aquis et talia mandat:
‚vive diu nostri pignus memorabile voti,
arbor, et haec durae latebrosa cubilia nymphae
tu saltem declinis ama, preme frondibus undam.
...'

8 Der Silventext folgt Courtney: *Silvae*; die zugehörigen Übersetzungen stammen vom Autor.

9 Vgl. Ov. met. 1.452–567 (Apoll und Daphne), 1.689–712 (Pan und Syrinx), 2.550–595 (Coronis und Poseidon), 5.572–641 (Arethusa und Alpheius) mit van Dam: *Silvae II*, S. 284 f. Vgl. auch Cancik: *Lyrische Kunst*, S. 49 f., Dewar 2002, 398–403, und Hardie: *Statius' Ovidian Poetics*.

Eine jugendliche Platane, die einst einen langen Ableger, unzählige Hände und einen gen Himmel drängenden Wipfel haben sollte, pflanzte er daneben, häufte frische Erde[10] darauf, besprengte sie mit dem Wasser, das er begehrte, und gab ihr den folgenden Auftrag: „Lebe lange, Baum, du erinnerungswürdiges Unterpfand meines Verlangens! Liebe wenigstens du diese versteckten Gemächer der hartherzigen Nymphe, indem du dich zu ihr neigst, und bedränge das Wasser mit deinem Laub! ...“

Stat. silv. 2.3.39–42

Die Platane soll also an Stelle des Gottes, als seine symbolische Stellvertreterin die Nymphe bzw. ihren symbolischen Stellvertreter, den Teich, erotisch bedrängen, und – wie man im weiteren Verlauf des Gebetes (V. 46–52) erfährt – zugleich auch vor widrigem Wetter schützen. Der Baum gehorcht dem Gott und nimmt seine zu Beginn des Gedichtes beschriebene Gestalt an. Doch ins Wasser kann auch er nicht vordringen, sondern berührt nur beinahe dessen Oberfläche und wächst dann wieder empor. Die Bemühungen des Baumes, sich körperlich mit der Nymphe bzw. dem Teich zu vereinen, scheitern also.[11] Doch das Ende der Aitiologie gibt Pans Baumpflanzung unversehens einen tieferen Sinn:

... rursusque enode cacumen
ingeniosa levat, veluti descendat in imos
stirpe lacus alia. iam nec Phoebeia Nais
odit et exclusos invitat gurgite ramos.

... geschickt erhebt er seinen astreinen Wipfel wieder, als würde er mit einer zweiten Wurzel tief in den Teich eindringen. Und schon hasst Dianas Nymphe ihn nicht mehr und lädt die von der Tiefe ausgeschlossenen Äste zu sich ein.

Stat. silv. 2.3.68–61

Die Platane richtet sich über dem Wasser wieder auf, doch zugleich erweckt ihr Spiegelbild den Anschein, bis in die Tiefe des Wassers vorzudringen. In dieser ästhetisch reizvollen Umdeutung von Pans erotischer Niederlage evoziert der Text den Eindruck, die Baumkrone würde sich im Wasser-Spiegelbild als imaginärer Wurzelstock mit dem Teich bzw. der Nymphe vereinigen. Dieser imaginären, auf einer Ineinanderspiegelung von Baum und Grund des Teiches beruhenden Vereinigung stimmt nun auch die Nymphe zu und damit findet das erotische Ver-

10 Vgl. zur Übersetzung „frische Erde“ Coleman: „Melior’s tree“, S. 8f.
11 Pans erotische Absicht hinter der Baumverpflanzung manifestiert sich auch in teils sexuell konnotiertem Vokabular (vgl. Cancik: *Lyrische Kunst*, S. 55f.; van Dam: *Silvae II*, S. 301).

langen Pans eine paradoxe Erfüllung.[12] Pans Transplantation hat sich am Ende in einer für Statius typischen, paradoxen Manier voll ausgezahlt – wenn denn nicht körperlich erotisch, so doch immerhin in einer Translation in einen ästhetischen Erfahrungsraum. Pan tritt dabei mit seiner Baumpflanzung nicht nur als erotisch getriebener Gott, sondern auch als kulturstiftender Landschaftsgärtner auf, der den ersten Ziergarten im kurz zuvor noch auffällig urtümlichen und öden Rom anlegt und außerdem die erste Platane nach Rom bringt, die laut Plinius d. Ä. erst viel später, im 4. Jahrhundert v. Chr. als prestigeträchtiger Schattenspender aus dem östlichen Mittelmeerraum importiert wurde.[13] Dem Gartenfreund Melior schenkt Statius damit nicht nur die Ursprungsgeschichte des römischen Gartenbaus zum Geburtstag, sondern deutet den Garten des Patrons zu einem Naturdenkmal mit sakraler Aura um, zu einem Ort, an dem das Wirken einer Gottheit greifbar ist und memoriert wird.[14]

Die Funktion des Gedichtes als Geburtstagsgeschenk erschließt sich allerdings erst nach einem klaren Schnitt, im Schlussteil C (V. 62–77). In diesem Teil spricht Statius den Adressaten des Textes direkt an:

> *Haec tibi parva quidem genitali luce paramus*
> *dona, sed ingenti forsan victura sub aevo.*
>
> Dieses Geschenk vermache ich dir zum Geburtstag – ein kleines zwar, aber vielleicht eines, dem es bestimmt ist, bis in lange Zeit hin fortzuleben.
>
> Stat. silv. 2.3.62f.

---

12 Vgl. zum Spiegelmotiv in der *Silve* 2.3 insb. Cancik: *Lyrische Kunst*, S. 43–48, 50f., Hardie: *Statius' Ovidian poetics*, S. 211, Baumann: „Ewiger Gärtner", S. 93–96 und mit fundierten Überlegungen zu antiken Vorstellungen zum Spiegel Kreuz: *Besonderer Ort*, S. 355–405, insb. ab S. 370.

13 Vgl. Plin. nat. 12.8. Dass Pan die in Rom zunächst nicht heimische Platane in der protorömischen Wildnis gefunden haben soll, mag wenig überzeugen. Plausibler scheint es, dass er selbst als mythologischer Erstimporteur den Baum aus dem Osten zu Pholoës Teich gebracht hat. Wie Marzano: „Roman gardens and self-representation" zeigt, steht der Import fremder Pflanzenarten insb. im Zusammenhang mit der politisch-militärischen Expansion des Römischen Reichs und der Selbstrepräsentation römischer Eliten durch die Zurschaustellung und Nutzbarmachung dieser Importe im Kontext von Gärten und Landgütern: Der Erstimport und die Verfügbarmachung einer begehrten, neuen Pflanzenart bzw. -sorte ist mit einem hohen Maß an gesellschaftlicher und teils auch politischer Distinktion verbunden. Mit der Verpflanzung des Baumes und des Gartens in eine römische Vorvergangenheit deutet Statius Meliors Garten zu einer kultur- und naturgeschichtlichen Sensation um.

14 Vgl. Baumann: „Ewiger Gärtner", S. 100f.

Nach diesem Topos von Dichtung als potentiell ewig währender Erinnerungsstiftung[15] lobt Statius Meliors ausgeglichenen Charakter und wünscht seinem Patron ein langes Leben. Das wünschen sich laut Statius nicht nur Meliors bereits verstorbene Eltern, sondern auch sein ebenfalls bereits verstorbener Freund Blaesus:

> *hoc, quae te sub teste situm fugitura tacentem*
> *ardua magnamimi virescet gloria Blaesi.*
>
> ... dies [erbittet sich auch] der hochragende Ruhm des großmütigen Blaesus, der mit der Bestimmung, unter deiner Zeugenschaft dem schweigenden Verfall zu entkommen, neu ergrünen wird.
>
> Stat. silv. 2.3.76 f.

Damit Blaesus, wohl ein Dichter oder Literaturförderer, nicht in Vergessenheit gerät, hatte Melior einen Fonds zur Ausrichtung einer jährlichen Gedenkfeier für ihn eingerichtet.[16] Dieses ruhmreiche Gedenken an Blaesus und der Baum werden in den Schlussversen ringkompositorisch miteinander verknüpft: Baum und Ruhm sind „hochragend" und werden „erneut geboren" bzw. „erneut grün" (vgl. *ardua, iterum nascatur* und *revirescet,* in V. 4 und V. 77).[17] Das Gedicht ist mit anderen Worten nicht nur ein Denkmal für das literarisch evozierte Wirken Pans, sondern auch für die pietätsvolle Erinnerungsstiftung durch den Patron.

II Pans Transplantation

Wie kann man nun Pans Verpflanzung der Platane für eine Deutung von Statius' Dichtung fruchtbar machen? Inwiefern hängen gärtnerische und dichterische Poiesis zusammen? Um diese Fragen beantworten zu können, muss Pans Transplantation zunächst einer genaueren Betrachtung unterzogen werden. Dabei wird sich zeigen, dass die Darstellung des selbst Hand anlegenden Gottes nicht nur in vielerlei Hinsicht Auskunft über die Implikationen eines Transplantationsprozesses gibt, sondern auch diverse Impulse, Pans Verpflanzung als Spieglung von Statius' literarischer Technik zu lesen.

---

15 Vgl. van Dam: *Silvae II*, S. 328 mit Belegen von Homer bis Statius.

16 Vgl. zu Blaesus auch Stat. silv. 2,1; Mart. 8,38. Zur Problematik seiner Identifizierung vgl. Nauta: *Poetry for patrons*, S. 314 f.

17 Vgl. Newlands: *Silvae II*, S. 179.

Aspekt 1 – auktoriale Kontrolle: Pan wird uns von Statius als transplantierender Gärtner präsentiert, der über den von ihm bearbeiteten Gegenstand ein hohes Maß an auktorialer Kontrolle ausübt. Diese Kontrolle liegt zunächst in Pans gärtnerischer Expertise begründet, die Statius, wie Kathleen Coleman feststellt, verschiedentlich hervorhebt: Das Verb *deponere* (vgl. *deposuit*, V. 41), das der Dichter für die Anpflanzung verwendet, ist ein landwirtschaftlich-gärtnerischer *terminus technicus* für das Einpflanzen eines Baumes bzw. einer Pflanze in den Boden; das Aufhäufen von Erde zu einer Mulde für die anschließende Bewässerung des jungen Baumes wird in der antiken Fachliteratur erwähnt; das erste Bewässern eines frisch gepflanzten Baumes ist wichtig für die Verbindung von Wurzeln und Boden.[18] Außerdem trifft Pan mit der morgenländischen Platane eine hervorragende Wahl für sein Spiegelkunstwerk, denn der Baum ist nicht nur wasserliebend[19], sondern auch zu einem immensen Wachstum in die Breite fähig und bildet bisweilen auch Äste, die sehr nah am Boden entlangwachsen und sich neu mit diesem verwurzeln können.[20] Die Kontrolle über den Baum ist im Gebet, das ja erst die Anweisungen für seinen außergewöhnlichen Wuchs gibt, allerdings auch sprachlich vermittelt. Pan fungiert also zumal auch durch seine Sprachbegabung als Statius' textinterner Agent einer literarischen Umdeutung des Baumes.[21] Die Inszenierung von Sprachgewandtheit und professioneller Expertise, die Betonung der Prozesshaftigkeit von Anpflanzung, Sprechakt und Baumwachstum sowie auch das für den Text so wichtige Spiegelmotiv sind wesentliche Impulse zu einer metapoetischen Lektüre, in der die gärtnerischen Praktiken Pans die literarischen Praktiken des Dichters widerspiegeln.

Aspekt 2 – Surplus, Funktionserweiterung: Der Baum generiert im Kontext, in den er transplantiert wurde, als Pans Agent bzw. Stellvertreter ein Surplus, namentlich die ästhetisch reizvolle, paradoxe Vereinigung von Pan und Pholoë im Spiegelbild und – gleichsam als Nebeneffekt – die Stiftung des ersten römischen Gartens und der Import der ersten Platane nach Rom. Die vermenschlichte Platane mit ihren unzähligen Händen steigert Pans Fähigkeit mit seiner Umwelt zu interagieren, oder diese im Wortsinne zu manipulieren.[22] Als ein die Einfluss-

---

18 Vgl. Coleman: *Melior's tree*, S. 7–9; vgl. zu *deposuit* auch Newlands: *Silvae II*, S. 169.

19 Zum Lebensraum der *Platanus orientalis* und ihrer Präferenz für Wasserläufe vgl. Weber: „Platanaceae", S. 9. Zur Platane aus antiker Sicht vgl. Plin. nat., insb. 12.6–12; Marzano: „Roman gardens and self-representation", S. 215–218; Erren: *Georgica*, S. 322f.

20 Vgl. Coleman: *Melior's tree*, S. 10–12 mit der zugehörigen Abb. 0.1.

21 Zur performativen Verwischung der Grenzen zwischen Pan und dem Sprecher des Textes vgl. Baumann: „Ewiger Gärtner", 106f.

22 Zur Vermenschlichung des Baums vgl. Coleman: „Melior's tree", S. 9–11; unabhängig von *Silve* 2.3 Lowe: „Grafting in ancient Rome", S. 471f.

möglichkeiten des Gottes erweiternder Zusatz, als der Landschaft sichtbar Hinzugefügtes lässt sich der Baum zudem – wiederum im Wortsinne – als *prósthesis*, als funktionserweiternde Prothese des Gottes lesen, die vollständig für ihren Urheber eintreten kann, sobald er in der Szenerie nicht mehr selber präsent ist.

Aspekt 3 – Staunen, Innovation, Qualitätsanspruch: Aus dem Schluss des Gebets an den Baum wird ersichtlich, dass die Platane die Anweisungen des Gottes auch mit dem Ziel umsetzten soll, andere, verschiedenen Göttern heilige Bäume angesichts der „Triebe" bzw. „Zweige" der Platane „staunen" bzw. „stutzen" zu lassen (*stupeant tua germina*, V. 52). In der Einforderung eines Stutzens lässt sich die Selbsteinschätzung lesen, etwas Innovatives geleistet zu haben, und ein Überbietungsgestus gegenüber einer nicht explizit genannten Konkurrenz.[23] In dieser vergleichenden Perspektive liegt ein erneuter Impuls zu einer metapoetischen Deutung von Pans Handeln und somit auch die Artikulation eines hohen Qualitätsanspruchs von Statius' Dichtung.

Aspekt 4 – Alterität: Obwohl der Baum mit der Umgebung zu einem neuen biologischen und semantischen System, einem Garten, verwachsen ist, sticht er – zumal wegen seiner artifiziell herbeigeführten Form – als eigener Organismus, als Hinzugefügtes hervor. Diese wahrnehmbare Alterität von Zielkontext und Transplantat lässt sich mit dem Staunen verbinden (*Aspekt 3*) und wirft, wie im Proöm des Gedichtes zu beobachten, die Frage nach der Genese des Naturensembles und damit zugleich auch nach dessen Urheber auf.

Aspekt 5 – Okkasionalität, Erinnerung: Anlass der Transplantation durch Pan ist eine aus dem Text hervorgehende, konkrete Situation, nämlich die Tatsache, dass Pan nicht zur im Teich verschwundenen bzw. mit dem Teich identifizierten Nymphe gelangen kann. Die Transplantation des Baumes hat also die Funktion, die Okkasion in der Erinnerung wach zu halten. Im Kontext der Gelegenheitsdichtung liegt auch hierin ein starker Impuls zur metapoetischen Lektüre.

Statius' Dichtung wird auf den folgenden Seiten auf diese fünf Aspekte von Pans Transplantation hin befragt werden. Während die von der Grundidee her recht einfache Verpflanzung des Baumes durch Pan das offensichtliche gärtnerische Transplantationsverfahren im Text ist, verweist Statius in dem von Garten- und Gärtnervokabular durchsetzen Gedicht auch auf die aufwendigeren Kulturtechniken des Pfropfens und der Fortpflanzung per Ableger. Diese Techniken werden mit ihren eigenen Konnotationen die Betrachtung von translatorischen Prozessen im und am Gedicht beisteuern.

---

23 Für die Möglichkeit, dass Statius damit auf den Baumkatalog in Ov. met. 10.86–105 anspielt und mit Ovid bzw. Orpheus in Konkurrenz tritt, vgl. Baumann: „Ewiger Gärtner", S. 100.

III *insitio*: Silvendichtung als Pfropfungsprozess

Eine für unsere Fragestellung hochgradig relevante intertextuelle Spur führt von der *Silve* 2.3 zum Beginn des zweiten Buches von Vergils *Georgica*, einem Lehrgedicht zum Landbau. Dort befasst sich Vergil mit der Kultivierung und Veredelung von Bäumen durch Ableger, Okulation und Pfropfung.[24] In der *Silve* 2.3 bestehen vor allem zu georg. 2.63–83 zahlreiche lexikalische Parallelen[25], von denen eine besonders auffällig ist: In V. 58f. schildert Statius, wie der Baum, nachdem er sich dem Wasser zugeneigt hat, seinen „astreinen Wipfel wieder hebt" (*rursusque enode cacumen | ... levat*). Vergil beschreibt den Vorgang der Pfropfung folgendermaßen:

> *aut rursum enodes trunci resecantur, et alte*
> *finditur in solidum cuneis via, deinde feraces*
> *plantae immittuntur: nec longum tempus, et ingens*
> *exiit ad caelum ramis felicibus arbos*
> *miratastque novas frondes et non sua poma.*
>
> Astreine Stämme wiederum kürzt man zurecht, und man spaltet
> tief in das Kernholz hinein einen Weg mit Keilen und setzt dann
> Pfropfreiser ein: Und nicht lange, so steigt ein gewaltiger Baum mit
> fruchtbaren Ästen hinauf zum Himmel und staunt über seine
> neuen Blätter und seine Früchte, die ihm nicht gehören.[26]
>
> Verg. georg. 2.78–82

„Astreine Stämme wiederum" werden laut Vergil in direkter Vorbereitung für das Aufpfropfen von fruchttragenden Pfropfreisern „gekürzt" (*rursum enodes trunci resecantur*). Die Parallele zwischen Statius' Formulierung und der Junktur bei

---

24 Verg. georg. 2.26–34, 63–83. Diesen Teil der *Georgica* setzt Statius auch in silv. 2.1.101f. als bekannt voraus, wo er den verstorbenen Ziehsohn des Patrons im Bild der Pfropfung preist: Er habe „aufgepfropfte Äste" (*transsertos ramos*, silv. 2.1.101) höher wachsen sehen als die eigenen Äste des veredelten Baumes (vgl. van Dam: *Silvae II*, S. 120; Newlands: *Silvae II*, S. 91). Die *Silve* 2.1 ist ebenfalls an Atedius Melior adressiert und wie auch in silv. 2.3 wird neben der Pfropfung auch die Vermehrung durch Ableger als Metapher genutzt (silv. 2.1.85). Lowe: „Grafting in ancient Rome", S. 474 und 477 stellt fest, dass der metaphorische Gebrauch der Pfropfung selten ist. Umso auffälliger ist es, dass Statius gegenüber seinem Patron Melior mehrfach auf diese Metaphorik zurückgreift.

25 Vgl. *truncus* (‚Stamm'; georg. 2.63, 78; silv. 2.3.54); *propago* (georg. 2.63; silv. 2.3.39); *robur* (‚Kernholz'; georg. 2.64; silv. 2.3.2); *nasci* (‚geboren werden' von Pflanzen; georg. 2.65, 68; silv. 2.3.4); *arduus* (‚hochragend'; georg. 2.67; silv. 2.3.4, 77); *germen* (‚Trieb'; georg. 2.76; silv. 2.3.52).

26 *Georgica*-Text und Übers. hier und im Folgenden nach Holzberg: *Vergil, Bucolica, Georgica*.

Vergil[27] ist frappierend und auch deshalb so auffällig, weil *enodis* (‚knotenfrei, astrein') als Fachausdruck in der römischen Dichtung bis Statius nur noch an zwei anderen Stellen vorkommt.[28]

Statius rekurriert mit dem Beginn von Buch 2 auf eine Stelle in den *Georgica*, die, wie Dunstan Lowe darlegt, als Schlüsselstelle zum Pfropfen in der römischen Literatur aufgefasst werden kann, weil sie intensiv von der nachfolgenden Dichtung und Fachliteratur rezipiert wurde.[29] Die Besonderheit von Vergils Betrachtungen zur Pfropfung liegt nach Lowe darin, dass die *Georgica* dem Themenkomplex eine neue Dimension hinzufügen, „namely the fantasy of unlimited transplantation".[30] Die unzähligen kombinatorischen Möglichkeiten der Pfropfung skizziert Vergil in georg. 2.69–72, also im unmittelbaren Vorfeld der oben zitierten Stelle und er äußert sich dabei auch zur Eignung der Platane als Pfropfunterlage: „und fruchtlose Platanen haben kräftige Apfelbäume getragen" (*et steriles platani malos gessere valentis*, Verg. georg. 2.70).[31] So wie der gesamte *Georgica*-Abschnitt zur Veredelung von Bäumen bereits für metapoetische Interpretationen der *Georgica* selbst und auch anderer Texte fruchtbar gemacht wurde,[32] lässt sich dieser konkrete Vers als programmatische Aussage über Meliors Platane und ihre Aufwertung durch den Dichter lesen: Meliors Platane trägt von sich aus keine Früchte. Erst, wenn man wie Statius in einem Kunstgriff metaphorisch ‚Reiser' anderer Arten auf sie ‚pfropft', wird sie fruchtbar und erfährt dadurch eine signifikante Funktionserweiterung. Der Rekurs auf die *Georgica* markiert den „knotenfreien" oberen Teil von Pans Platane also als eine Stelle, auf

27 Auch *cacumen/trunci* lässt sich als zumindest semantische Parallele auffassen – zumal wenn man berücksichtigt, dass diverse Interpreten den Ausdruck *cacumen* ‚Wipfel, Spitze' auch ohne Verweis auf Vergil synonym zu *truncus* als ‚Stamm' übersetzen (vgl. van Dam: *Silvae II*, S. 326; Newlands: *Silvae II*, S. 175).

28 Vgl. Ov. met. 10.94 und Sen. Oed. 541.

29 Vgl. zur Pfropfung in der Antike Lowe: „Grafting in ancient Rome" und Marzano: „Roman gardens and self-representation", S. 225–230.

30 Lowe: „Grafting in ancient Rome", S. 482.

31 Vgl. zu dieser Stelle Erren: *Georgica*, S. 323: „Das Gesamtbild, das sich daraus für die Platane im augusteischen Rom ergibt, ist das eines nur für Auserwählte erschwinglichen Prunkstücks, welches auch noch köstliche Früchte tragen zu lassen als der absolute Gipfel gärtnerischen Könnens gegolten haben muß". Vgl. auch Plin. nat. 17.121 „für ganz besonders aufnahmefähig für alle Arten von Pfropfreisern wird die Platane gehalten" (*capacissima insitorum omnium ducitur platanus*, Text und Übersetzung hier und im Folgenden nach König: *Plinius, Naturkunde XVII*).

32 Vgl. Pucci: *Full-Knowing Reader*, S. 99–10; Clément-Tarantino: „hybridation féconde" und Henkel: „Vergil talks technique", S. 58–61, die Vergils Passage zur Pfropfung insb. als Metapher für Intertextualität lesen. Vgl. auch Prioux: „Parler de jardins", S. 101 f. und Lowe: „Grafting in ancient Rome", insb. S. 477–479 zu den Autoren Calpurnius Siculus und Columella.

die man mit potentiell staunenswertem Ausgang Pfropfreiser setzen kann und, wenn man ein Surplus erzielen will, auch muss.

Vor diesem Hintergrund lassen sich die dichterische Ausstattung von Meliors Platane mit einer mythologischen Vorgeschichte und die Anbindung dieser Geschichte an Meliors Geburtstag als gewinnbringende ‚Pfropfung' neuer Semantiken auf einen Gegenstand und eine Gelegenheit aus dem Leben des Patrons lesen. Dieses Bild einer Veredelung durch Pfropfung (vgl. auch *Aspekt 2 – Surplus, Funktionserweiterung*) lässt sich nicht allein auf die *Silve* 2.3, sondern auf die Silven insgesamt anwenden, die das Leben in mythologischer und ästhetischer Überhöhung im Gedicht zu Kunst werden lassen. Der Anspruch des Dichters, mit der Silvendichtung tatsächlich eine innovative ‚Veredelung' zu erzielen, ließ sich für die *Silve* 2.3 bereits am eingeforderten Staunen anderer Bäume festmachen (vgl. *Aspekt 3 – Staunen, Innovation, Qualitätsanspruch*). Auch bei Vergil ist das Staunen die angemessene Reaktion der Natur auf die innovative Veredelung durch Pfropfung, allerdings staunt in den *Georgica* der veredelte Baum selbst (*miratast*, georg. 2.82). Dass bei Statius die anderen Bäume staunen, liest sich vor diesem Hintergrund umso deutlicher als die Einforderung eines Distinktionsgewinns für den Dichter und somit auch für seine Patrone.[33]

Eine Grundbedingung für das Gelingen von Pfropfung ist – wie weniger bei Vergil als in der antiken Fachliteratur besprochen wird – die Kompatibilität von Unterlage und Pfropfreisern.[34] Diese wichtige Implikation der Pfropfungsmetapher bildet die Leitlinie für die folgenden Betrachtungen zur poetischen ‚Pfropfung' bei Statius. Ein wesentliches Surplus (vgl. *Aspekt 2 – Surplus, Funktionserweiterung*) der ‚Pfropfung' einer mythologischen Aitiologie auf den Baum in Meliors Garten besteht in der Schöpfung nicht allein eines literarischen, sondern eines intermedialen Kunstwerks, dessen Reiz im Zusammenspiel von Gartenanlage und Text liegt. Die Kompatibilität von mythischer Aitiologie und Gartenbaum ist insofern gegeben, als diverse Baumarten – nicht aber die Platane – bestimmten Göttern als heilig gelten und mythische Vorgeschichten haben.[35] Zudem sind

---

33 Die Veredelung von Bäumen und die Zucht neuer Sorten kann auch in der landwirtschaftlichen und gärtnerischen Realität zum Medium von Distinktion innerhalb der Oberschicht werden. Vgl. dazu Marzano: „Roman gardens and self-representation", insb. S. 225–233.

34 Vgl. Lowe: „Grafting in ancient Rome", S. 469 mit Verweis auf Varro rust. 1.40.5; Colum. 5.11.1; de arbor. 26.1; Plin. nat. 17.103 und S. 487f. mit Verweis auf Columellas „bold statement that despite the conventional opinion, anything can be grafted on anything" und seine Entwicklung der Ablaktation, einem Pfropfverfahren, das auch an sich inkompatible Pflanzen pfropfbar macht (vgl. Colum. 4.29.13, 5.11.14, de arbor. 26.3; Plin. 17.137f.).

35 Vgl. z. B. die Aitiologien zu Lorbeer und Zypresse in den Episoden von Apoll und Daphne (Ov. met. 1.452–567) und von Cyparissos (Ov. met. 10.106–142).

römische Gärten Räume, in denen die „Mythologie konkret ist" wie Hubert Cancik mit Blick auf ihre Ausstattung mit Wandgemälden, Plastiken und teils auch Grotten festhält, die regelmäßig Sujets des Mythos bedienen und den Garten somit zu einer artifiziellen Bildungslandschaft mit sakralem Charakter aufladen.[36] Mit dem Garten und seinem mythischen *imaginaire*, das sich auch aus der Literatur speist, ist Statius' Aitiologie hervorragend kompatibel. Die *Silve* 2.3 streicht ein zentrales Charakteristikum des römischen Gartens, seine Bezogenheit auf die Mythologie, am Beispiel von Meliors Gartenanlage heraus, die dadurch eine prototypische Qualität erhält. Meliors Garten und Statius' Gedicht bilden somit als gärtnerisch-literarisches Gesamtkunstwerk eine konzeptionelle Einheit: Dichter und Patron, Garten und Gedicht interagieren und ko-agieren miteinander.[37]

In der *Silve* 2.3 ‚pfropft' Statius dem Baum als literarischer Gärtner eine neue Geschichte auf, wobei er allerdings auch diverse intertextuell herangezogene ‚textuelle Pfropfreiser' anderer Autoren beimischt wie z. B. aus den *Metamorphosen* Ovids. Wie verhält es sich mit der stilistisch-sprachlichen und auch gattungsbezogenen Kompatibilität von diesen ‚literarischen Transplantaten' mit dem Zielkontext, dem Geburtstagsgedicht? Die diesbezügliche Verträglichkeit ist deshalb gegeben, weil das vorliegende Gedicht wie die meisten Silven in Hexametern geschrieben ist und sich die Stilhöhe der *Silven* nicht von Statius' epischer Dichtung unterscheidet.[38] Dies verleiht den *Silven* grundständig eine hohe sprachliche Kompatibilität mit dem Epos, die Statius in der *Silve* 2.3 in einer dynamisierten Interaktion der Gattungen ausschöpft: Auf das Geburtstagsgedicht ‚pfropft' der Dichter zur Veredelung textuelle ‚Reiser' aus dem Epos, dem Lehrgedicht, und – wenn man an die erotische Doppelbödigkeit der Aitiologie denkt – auch der Elegie.[39] Diese bemerkenswerte Gestalt der *Silve* 2.3 als metaphorisch gepfropfter Baum, der Äste verschiedener Gattungen trägt, lässt sich auch insofern mit der gärtnerischen Pfropfung in Verbindung bringen, als sich

36 Cancik: *Lyrische Kunst*, S. 52. Zum Begriff der Bildungslandschaft vgl. Mielsch: „Villa als Bildungslandschaft"; zu Meliors Garten Coleman: „Melior's tree"; generell zum römischen Garten von Stackelberg: *Roman garden* mit weiteren Literaturangaben; zum Garten als metapoetisch ausdeutbarem Motiv in der antiken Literatur Prioux: „Parler de jardins".

37 Vgl. Baumann: „Ewiger Gärtner", S. 102f.

38 Vgl. Cancik: „Forschungsbericht", S. 2686–2698.

39 In Anbetracht der gattungsentgrenzenden Tendenzen des Gedichts erscheint Pan, der seit dem 5. Jahrhundert v. Chr. üblicherweise als Mischgestalt aus Bock und Mensch dargestellt wird, ein besonders geeigneter textinterner Repräsentant für Statius' gattungsübergreifendes metaphorisches ‚Transplantations-' bzw. ‚Pfropfungsverfahren' zu sein. Vgl. zu Pan im Kontext von „animal-human hybrid deities" Aston: *Mixanthrôpoi*, insb. S. 109–120.

beide Bereiche durch einen ausgeprägten Charakter des Experiments, des Auslotens und Ausschöpfens von Kombinationsmöglichkeiten auszeichnen.[40]

Eine hohe Kompatibilität lässt sich auch für das im Gedicht geballt eingesetzte gärtnerische Fachvokabular feststellen. Statius' vermag es auch andernorts technische und fachsprachliche Details in Gedichte zu integrieren, die höchsten ästhetischen Ansprüchen genügen.[41] Somit fügt sich das gärtnerische Fachvokabular in die Baum- und Gartenaitiologie unauffällig ein. Auffällig ist neben der oben besprochenen Wahl des extrem seltenen Fachbegriffs *enodis* allerdings der Übersprung von vegetativ-gärtnerischem Vokabular in den Schlussteil des Gedichtes, der sich mit dem Patron und dessen Geburtstag und nicht mehr primär mit dem Baum befasst. Bemerkenswert sind dabei fünf Stellen: Erstens die ambige Formulierung Würde und Tugend hätten sich in Meliors Brust Bleibe „gepflanzt" bzw. „angelegt" (*posuere*, V. 64).[42] Zweitens die ambige Formulierung, Melior würde „sein Leben geordnet anpflanzen" oder „arrangieren" (*digeris ordine vitam*, V. 69).[43] Drittens die ebenfalls ambige Wendung, Melior wäre unübertroffen darin, seinem „Vermögen Glanz zu verleihen" oder „aufzupfropfen" (*opibusque immittere lucem*), wobei Vergil ‚*immittere*' im Sinne von ‚pfropfen' in der oben zitierten Erläuterung des Pfropfungsvorgangs verwendet (georg. 2.79 f).[44] Viertens der Wunsch des Dichters, Melior solle „in fortwährender Blüte" das Alter seiner Eltern übertreffen (*longum florens*, V. 72).[45] Fünftens schließlich die das Gedicht abschließende und das Baummotiv wieder aufgreifende Formulierung, dass der Ruhm des Freundes Blaesus durch Meliors Einsatz „wieder ergrünen wird" (*virescet*, V. 77).[46]

---

40 Vgl. Lowe: „Grafting in ancient Rome", S. 480 mit Blick auf die Wahrnehmung von Pfropfung im 1. Jahrhundert n. Chr., insb. bei Columella: „grafting [...] since the time of Cato had progressed from the mundane to the experimental, and thereby captured the imagination.".

41 So z. B. bei diversen Architekturbeschreibungen, besonders aber in der Beschreibung einer Straßenbaustelle in der silv. 4.3.40–60; vgl. van Dam: *Silvae II*, S. 324; Coleman: *Melior's tree*, S. 14.

42 Vgl. Newlands: *Silvae II*, S. 176 und oben *Aspekt 1 – auktoriale Kontrolle.*

43 Die Grundbedeutung lautet ‚verteilen'. Vgl. zur agrikulturellen Bedeutung ThlL 5.1.1117.74–1118.3; Newlands: *Silvae II*, S. 177 f. mit Verweis auf eine mögliche Anspielung auf Verg. ecl. 1.73.

44 Vgl. für weitere Belege zu ‚*immittere* – pfropfen' ThlL 7.1.470.36–41. Auf Melior angewandt heißt dies, dass ein großes Vermögen per se keinen Glanz hervorbringt, sondern dass es einer kundigen Hand und eines guten Geschmacks bedarf, die ihm erst zu einem Surplus verhilft.

45 Das Verb *florere* wird neben der auf Pflanzen bezogenen Grundbedeutung wie auch im Deutschen regelmäßig metaphorisch oder katachrestisch gebraucht und würde in einem anderen Kontext als Gartenvokabel nicht auffallen.

46 Vgl. oben das Ende der Textvorstellung.

Dieses teils subtile, aber im Falle des „neu ergrünenden“ Ruhms auch sehr deutliche Übertreten von Gartenvokabular in den zunächst abgesetzt wirkenden ‚Geburtstagsteil‘ der Silve verweist auf einen unmittelbaren semantischen Nexus zwischen Pans Anpflanzung der Platane, Meliors pietätsvoller Erinnerung an seinen Freund Blaesus und Statius’ Wirken als Dichter: Die Aktionen von Pan und Patron dienen insbesondere der Stiftung von *memoria*, während Statius’ Gedicht seinerseits an diese Erinnerungsleistungen erinnert.[47] Während man also durchaus eine deutliche Grenze bzw. Alterität (vgl. *Aspekt 4 – Alterität*) zwischen der Aitiologie und der Geburtstagsansprache an den Patron feststellen kann, zeigt sich zugleich, dass Statius den feierlichen Anlass des Gedichtes und eine vom Geburtstag nicht unmittelbar abhängige Geschichte kunstvoll zu einem organischen Verbund zusammenschließt: Statius nimmt das Geburtstagsgedicht als Ausgangspunkt, als Unterlage, die er durch die ‚Aufpropfung‘ seiner Geschichte von Pan und Pholoë veredelt. Dieses Muster bildet der Text auch in seiner vertikalen räumlichen Struktur ab, in der die ‚aufgepfropfte‘ Aitiologie oben (V. 1–61) und das ‚eigentliche‘ Geburtstagsgedicht unten steht (V. 62–77). In dieser Hinsicht ist der Text mit anderen Worten selbst als gepfropfter Baum lesbar.

V *propagatio*: Transplantation in den *Silven*-Wald

Auch der Titel der Silve 2.3, „*Arbor Atedii Melioris* – Baum des Atedius Melior“ und der Titel der Gedichtsammlung, ‚*Silvae* – Wälder‘, laden zu dem Gedanken ein, das Gedicht metaphorisch als Baum aufzufassen – als Baum, der im metaphorisch als Wald begreifbaren Silvenbuch steht.[48] Von der Waldmetaphorik des Titels herkommend, lässt sich allerdings nicht nur die *Silve* 2.3, sondern, wie Ermanno Malaspina festhält, jede *Silve* als ‚Baum‘ auffassen: „en filant la métaphore, chaque *carmen* serait plutôt un ‚arbre‘ dans cette ‚forêt‘“.[49] Doch wie gelangen die Bäume in den *Silven*-Wald? Die *Silven* sind Gelegenheitsgedichte, die vor ihrer Publikation als Sammlung im Regelfall als Einzeltexte den jeweiligen Gedichtadressaten präsentiert wurden.[50] Die einzelne *Silve* steht zunächst also im

47 Vgl. Baumann: „Ewiger Gärtner“, S. 103–106. Auf eine enge Verbindung der verschiedenen Gedichtteile weist auch das Vokabular zum „geboren werden“, „leben“ bzw. langfristigen „fortleben“ und „erinnern“ hin.

48 Vgl. zu den Titeln oben Anm. 3 und 5.

49 Malaspina: „Silvae en Latin Classique“, S. 20 f. mit weiteren Literaturangaben. Vgl. auch Newlands: Silvae II. S. 170: „The tree is metonymy for the poem about the tree“.

50 Vgl. Rühl: *Augenblick*, S. 83–141, insb. S. 135–137; eine Ausnahme bildet die erst mit dem Silvenbuch überreichte silv. 4.4 (vgl. silv. 4.pr.8–10).

Kontext einer Okkasion und erst in einem weiteren Schritt im Kontext der Sammlung. In einer Baum- und Waldmetaphorik bedeutet das, dass eine gegebene *Silve* als Baum in den Wald umgepflanzt wird, also vom Kontext der Gelegenheit in das Silvenbuch ‚transplantiert' wird. Der Baum des Atedius Melior in seiner Doppelgestalt als echter Baum und ‚textueller Baum' zeigt im Bild der Dichtung als Baumversetzung allerdings auf, dass es mit einer Verpflanzung alleine nicht getan ist, denn er steht sowohl im Garten des Patrons, als auch im zweiten Silvenbuch. Vor der Verpflanzung ist also ein Vermehrungsprozess nötig, der es dem Baum erlaubt, in zwei Kontexten verfügbar zu sein – so wie ein Text, wenn er in mehreren Kontexten verfügbar sein soll, kopiert werden muss.

Eine solche Kombination von Vervielfältigung und Verpflanzung bietet die im Lateinischen als ‚*propagatio*' bezeichnete Technik der Vermehrung einer Pflanze durch einen Ableger bzw. (Ab)Senker (*propago*).[51] Von der Pfropfung unterscheidet sich die *propagatio* dadurch, dass sie eine neue, vollständige Pflanze mit eignen Wurzeln hervorbringt, während ein Pfropfreis von einer Unterlage anhängig ist. Dass auch die Platane dank ihrer Fähigkeit, sich neu zu verwurzeln, durch Ableger vegetativ vermehrt bzw. fortgepflanzt werden kann, war in der antiken Baumzucht bekannt[52] und Statius lenkt die Aufmerksamkeit der Leserschaft neben der doppelten Nennung von „Wurzeln"[53] auch mit dem Fachbegriff ‚*propago*' auf diese Eigenschaft des Baumes: Die von Pan ausgewählte Platane werde einen „langen Ableger" haben (*longa propago*, V. 39).[54] Berück-

---

51 Zur Technik der *propagatio* (Ablegerbildung) vgl. Cato agr. 43, 51f., 133; Plin. nat. 96–98; Colum. de arbor. 6, insb. 7. In diesen Abhandlungen werden die Nomina *propago* und insb. *propagatio* sowie das zugehörige Verb *propagare* benutzt. Plinius d.Ä. beschreibt den Vorgang wie folgt: „Es gibt zwei Arten von Ablegern: (Bei der einen) drückt man einen Ast vom Baum in eine nach allen Seiten vier Fuß weite Grube herab, schneidet das Bogenstück nach zwei Jahren ab und versetzt die Pflanze nach drei Jahren; wenn man sie weiter wegbringen will, ist es am besten, die Absenker gleich in Körbe oder Tongefäße einzugraben, damit man sie darin transportieren kann. Das andere Verfahren ist kostspieliger: Man lockt am Baum selbst Wurzeln hervor, und zwar dadurch, daß man die Zweige durch Tongefäße oder Körbe zieht und diese rings mit Erde umgibt." (Plin. nat. 17.97).

52 Zur Fortpflanzung der Platane über Ableger vgl. Cato agr. 133.2 und diese Stelle referierend Plin. nat. 17.96.

53 Vgl. *radicibus* V. 5 und *stirpe* V. 60.

54 Obwohl Statius in silv. 2.3 und auch andernorts in den *Silvae* sehr präzise mit Fachvokabular umgeht, wird *propago* in silv. 2.3.39 oft verallgemeinernd als „Stamm" übersetzt. Coleman: „Melior's tree", S. 10 nennt zwar die Grundbedeutung von *propago*, verwirft sie aber. Vgl. auch Shackleton-Bailey: *Statius Silvae*, S. 139 („stem"); van Dam: *Silvae II*, S. 315 („stem"); ThlL 10.2.1942.52–54 („beliebiger Ast oder Teil des Baums", mit konkretem Verweis auf die Statius-Stelle). Im Wortsinne übersetzen Frère/Izaac: *Stace Silves*, S. 74 („pousse"); Newlands: *Silvae II*, S. 87, 169; Pederzani: *Il talamo*, S. 150, 185 („propaggine"); schon etwas allgemeiner OLD *s.v.* 1.c

sichtigt man die vegetative Implikation der *longa propago*, dann tritt umso deutlicher hervor, dass Pan eine Pflanze selektiert, die neue Wurzeln schlagen und somit vermehrt werden kann – oder um zwei bemerkenswerte, mit dem Baum verbundene Formulierungen aus dem Gedicht zu zitieren „neu geboren werden" oder „neu ergrünen" kann (vgl. *iterum nascatur*, V. 4; *virescet*, V. 77).

Die Idee, dass Pans Baum Ableger bilden kann, genauer gesagt einen langen Ableger haben wird, lässt sich mit Pans Absicht verbinden, die Erinnerung an sein erotisches Verlangen auf Dauer zu stellen oder im wahrsten Wortsinne zu ‚propagieren'. Denn im metaphorischen bzw. katachrestischen Sprachgebrauch kann die *propago*, der Ableger, auch für ‚Sprössling, Kind, Nachkommenschaft' stehen, während das zugehörige Verb *propagare* neben der vegetativen Vermehrung von Pflanzen in einer ganz ähnlich gelagerten Verallgemeinerung ‚Nachkommenschaft hervorbringen' und ‚Dauer geben, ausdehnen, perpetuieren' bedeuten kann.[55]

Metapoetisch auf Statius' Dichtung angewandt, bedeutet *propagatio* nichts anderes als die Möglichkeit, durch die Vervielfältigung der *Silven* in der kopierten, von Statius auf den Buchmarkt gebrachten Silvensammlung (vgl. *Aspekt 1 – auktoriale Kontrolle*) die öffentliche Sichtbarkeit seiner Dichtung zu erhöhen und damit auch diejenige seiner Adressaten. In der längerfristigen Perspektive der Überlieferungsgeschichte, die vom fortwährenden Kopieren und Weitergeben der Gedichtsammlung abhängt,[56] hält die *propagatio* im Medium des Gedichts die Erinnerung an den Anlass, an den Adressaten und auch den Dichter selbst wach (vgl. *Aspekt 5 – Okkasionalität, Erinnerung*). Mit dem Eingang in das Silvenbuch und die Überlieferung verbindet sich somit ein Surplus auf mehreren Ebenen (vgl. *Aspekt 2 – Surplus, Funktionserweiterung*): Eine in ihrer Sichtbarkeit und Reichweite um ein Vielfaches gesteigerte gesellschaftliche Distinktion sowie eine langfristige Erinnerung an Okkasionen, Patrone und auch den Dichter.

In der Zusammenschau der bisherigen Beobachtungen stellt sich die *Silve* 2.3 als besonders ‚silvenhaft' heraus, weil sie die Naturmetaphorik des Titels ‚*Silvae*' weiterführt und in der nächst kleineren botanischen Einheit, auf der Ebene des

(„leafy shoots", mit konkretem Verweis auf die Statius-Stelle). Vgl. zur Grundbedeutung ThlL 10.2.1942.21–39 („zum Zwecke der Fortpflanzung, von der Rute, die ins Erdreich gedrückt wird, um nach Wurzelausschlag selbst Wurzel eines neuen Baumes zu werden").

55 Vgl. OLD *s.v. propago*² 2 und *s.v. propago*¹ 2f.

56 Statius deutet im Gedicht auch im okkasionellen Kontext der Erstaufführung an Meliors Geburtstag bereits eine spätere Publikation und Zirkulation im Silvenbuch an, indem er an den alten Topos von der Unsterblichkeit der Dichtung bzw. durch Dichtung anknüpft: Sein Geschenk sei zwar klein, werde aber „vielleicht trotzdem außerordentlich lang fortleben" (*sed ingenti forsan victura sub aevo*, V. 63). Vgl. dazu oben Anm. 16.

von Pan verpflanzten Baumes, die Silvendichtung als eine ‚Veredelung' der Lebenswelt der Patrone und als eine Propagation dieser Aufwertung lesbar macht. Pans Auftritt als transplantierender Gärtner taugt somit nicht nur als metapoetisches Modell für die *Silve* 2.3, sondern für die *Silvae* insgesamt.

Literatur

Aston, Emma: *Mixanthrôpoi: Animal-human hybrid deities in Greek religion*, Liège 2011.

Baumann, Helge: *Das Epos im Blick. Intertextualität und Rollenkonstruktionen in Martials Epigrammen und* Statius' *Silvae*, Berlin u. a. 2019.

Baumann, Helge: „Der ewige Gärtner. Statius' *Silve* 2,3 als Geburtstagsgeschenk zwischen Intertextualität und Gartenbaukunst", in: *Antike & Abendland*, 59 (2013), S. 89–111.

Cancik, Hubert/Helmuth Schneider (Hg.): *Der Neue Pauly. Enzyklopädie der Antike*, 13 Bde., Stuttgart u. a. 1996–2002.

Cancik, Hubert: „Statius, ‚Silvae'. Ein Bericht über die Forschung seit Friedrich Vollmer (1898)", in: *Aufstieg und Niedergang der römischen Welt. Geschichte und Kultur Roms im Spiegel der neueren Forschung II. Principat. Bd. 32.5. Sprache und Literatur (Literatur der Julisch-Claudischen und der Flavischen Zeit [Schluss])*, hg. v. Wolfgang Haase, Berlin u. a. 1986, S. 2681–2726.

Cancik, Hubert: *Untersuchungen zur lyrischen Kunst des P. Papinius Statius*, Hildesheim 1965.

Clément-Tarantino, Séverine: „La poétique romaine comme hybridation féconde: Les leçons de la greffe (Virgile, Géorgiques, 2, 9–82)", in: *Interférences: Ars scribendi*, 4 (2006), [http://ars-scribendi.ens-lyon.fr/spip.php?article37] (letzter Zugriff: 22.02.2017).

Coleman, Kathleen: „Melior's plane tree: An introduction to the ancient garden", in: *Le jardin dans l'antiquité*, hg. v. ders., Vandœuvres 2014, S. 1–26.

Coleman, Kathleen (Hg.): *Statius* Silvae *IV, edited with an English translation and commentary*, Oxford 1988.

Courtney, Edward (Hg.): *P. Papini Stati Silvae*, Oxford 1990.

van Dam, Harm-Jan (Hg.): *P. Papinius Statius Silvae, Book II: A commentary*, Leiden 1984.

Dewar, M.: „Siquid habent ueri uatum praesagia: Ovid in the 1st–5th centuries A. D.", in: *Brill's companion to Ovid*, hg. v. B.Weiden Boyd, Leiden u. a. 2002, S. 383–412.

Erren, Manfred (Hg.): *P. Vergilius Maro. Georgica. Band II Kommentar*, Heidelberg 2003.

Frère, Henri (Hg): *Stace Silves I–III*, lateinisch und französisch, übers. v. H. J. Izaac, 3. Aufl., Paris 1992 (1944).

Hardie, Philip: „Statius' Ovidian poetics and the tree of Atedius Melior (Silvae 2,3)", in: *Flavian poetry*, hg. v. Ruurd Nauta/Harm-Jan van Dam/Johannes Smolenaars, Leiden u. a. 2006, S. 207–221.

Henkel, John: „Vergil talks technique", in: *Vergilius*, 60 (2014), S. 33–66.

Holzberg, Niklas (Hg.): *Publius Vergilius Maro. Hirtengedichte, Bucolica. Landwirtschaft, Georgica*, lateinisch und deutsch, Berlin u. a., 2016.

König, Roderich (Hg.): *C. Plinius Secundus d.Ä. Naturkunde. Buch XVII*, lateinisch und deutsch, Zürich 1994.

Kreuz, Gottfried Eugen: *Besonderer Ort, poetischer Blick. Untersuchungen zu Räumen und Bildern in Statius'* Silvae, Göttingen 2016.

Loehr, Johanna: *Ovids Mehrfacherklärungen in der Tradition aitiologischen Dichtens*, Stuttgart u. a. 1996.

Lowe, Dunstan: „The symbolic value of grafting in ancient Rome“, in: *Transactions of the American Philological Association*, 140 (2010), S. 461–488.

Malaspina, Ermanno: „La formation et l'usage du titre Silvae en Latin classique“, in: *La Silve. Histoire d'une écriture libérée en Europe de l'antiquité au XVIIe siècle*, hg. v. Perrine Galand/ Sylvie Laigneau, Turnhout 2013, S. 17–43.

Marzano, Annalisa: „Roman gardens, military conquests, and elite self-representation“, in: *Le jardin dans l'antiquité* hg. v. Kathleen Coleman, Vandœuvres 2014, S. 195–244.

Mielsch, Harald: „Die römische Villa als Bildungslandschaft“, in: *Gymnasium* 96 (1989), S. 444–456.

Nauta, Ruurd: *Poetry for patrons: Literary communication in the age of Domitian*, Leiden u. a. 2002.

Newlands, Carole E. (Hg.): *Statius Silvae: Book II*, Cambridge 2011.

Prioux, Évelyne: „Parler de jardins pour parler de créations littéraires“, in: *Le jardin dans l'antiquité*, hg. v. Kathleen Coleman, Vandœuvres 2014, S. 87–143.

Pucci, Joseph: *The full-knowing reader: Allusion and the power of the reader in the Western literary tradition*, New Haven 1998.

Rühl, Meike: *Literatur gewordener Augenblick. Die Silven des Statius im Kontext literarischer und sozialer Bedingungen von Dichtung*, Berlin u. a. 2006.

Schröder, Bianca-Jeanette: *Titel und Text. Zur Entwicklung lateinischer Gedichtüberschriften. Mit Untersuchungen zu lateinischen Buchtiteln, Inhaltsverzeichnissen und anderen Gliederungsmitteln*, Berlin 1999.

Seebold, Elmar (Hg.): Kluge. *Etymologisches Wörterbuch der deutschen Sprache*, Berlin u. a. 2011 (1881).

Shackleton-Bailey, David R. (Hg.): *Statius Silvae*, lateinisch und englisch, Cambridge (MA) u. a. 2003.

von Stackelberg, Katharine T.: *The Roman garden: Space, sense, and society*, London u. a. 2009.

Weber, Heinrich E.: „Familie Platanaceae Platanengewächse“, in: ders.: *Gustav Hegi. Illustrierte Flora von Mitteleuropa*, Berlin 1995, Bd. 4.2, S. 5–9.

Wray, David: „Wood: Statius's *Silvae* and the poetics of genius“, in: *Arethusa*, 40 (2007), Heft 2, S. 127–143.

Silke Schicktanz

Anmerkungen zur Geschichte der Transplantationsmedizin und ihrer ethischen und kulturellen Relevanz

Mary Shelleys Roman *Frankenstein* feierte 2018 seinen zweihundertsten Geburtstag. Das Buch – und vor allem die Metapher ‚Frankenstein' – haben im Zeitalter einer inzwischen immer wieder neue Grenzen überschreitenden Medizin und lebenswissenschaftlichen Forschung nicht an Bedeutung verloren, sondern eher dazugewonnen. Die Zusammensetzung eines Menschen aus Leichenteilen, wie im Roman *Frankenstein* als Grundlage für die Geburt des neuen, monströsen Wesens beschrieben, war zu Mary Shelleys Lebenszeit nicht einmal für Gewebe, geschweige denn für Organe möglich. Die heutige Transplantationsmedizin ist eine relativ neue medizinische Richtung, die sich erst in den 1960er Jahren etablierte. Als Technik am und im Körper befremdet und begeistert sie viele zugleich. Ständige wiederkehrende Diskussionen um mangelnde Spendenbereitschaft einerseits und spektakuläre Heilungsgeschichten von Patienten anderseits befeuern eine soziale Ambivalenz, wie sie symbolisch für aktuelle bioethische Konflikte steht. Ein wichtiger Grund für diese Ambivalenz ist, so meine These, dass sie das Leibliche in Frage stellt und starke Emotionen, wie Furcht, Ekel, aber auch Überraschung, Interesse oder gar Freude bezüglich einer möglichen Wesensveränderung auslöst. Diese Ambivalenz ist daher auch ein wiederkehrendes Motiv in der medialen und kulturellen Rezeption der Transplantationsmedizin.[1]

Die historischen Vorstufen und Seitenwege dieser modernen Medizinpraxis weisen weit auf Zeiten vor Mary Shelley zurück. Ein Blick auf diese lange, zuweilen etwas querverlaufende Ideen- und Wissensgeschichte macht es möglich, die Transplantationsmedizin zur Auseinandersetzung mit Vorstellung zur menschlichen Identität, Körperlichkeit und Transformationsprozessen zu nutzen.[2] Zur Verdeutlichung dieser These werde ich mich vorrangig auf Ambivalen-

1 Dieser Aufsatz versteht sich als aktualisierte Überarbeitung früherer Arbeiten von mir (vgl. Schicktanz: „Aus der Geschichte lernen?" und *Organlieferant Tier?*).

2 Die philosophisch-terminologische Unterscheidung von ‚Leib' und ‚Körper' ist dabei in der heutigen deutschen Alltagssprache nach Haeffner meist nicht zu finden. Dagegen wird im philosophisch-anthropologischen Kontext mit ‚Körper' die materielle, physikalisch determinierte Seite eines Wesens beschrieben, dagegen mit ‚Leib' die selbstempfundene Einheit des einzelnen Menschen (vgl. Haeffner: *Philosophische Anthropologie*, S. 125 ff.). In deterministischen Theorien

https://doi.org/10.1515/9783110619348-008

zen und Grenzüberschreitungen beschränken, wo sie historisch und philosophisch-anthropologisch als besonders markant erscheinen, nämlich an der Überschreitung der Mensch-Tier-Grenze. Diese aktuell wieder diskutierte *Xeno*transplantation,[3] die als Alternative zur gewöhnlichen Transplantationsmedizin erörtert wird, erlaubt in besonderer Weise das (inzwischen) Selbstverständliche noch mal (neu) in Frage zu stellen.

Die folgenden Anmerkungen zur Transplantationsmedizin verfolgen also zwei Absichten. Zum einen will ich untersuchen, in welche gemeinsamen *medizin- und kulturhistorischen* Kontexte die Idee der Transplantation anzusiedeln ist. Zum anderen geht es um die Auswirkungen, die die Mehrfachbedeutung der (Xeno-)Transplantation auf das heutige *Verständnis* von Körperlichkeit und personale Identität hat. Eine kondensierende Bedeutung nimmt dabei der Begriff des *Chimärismus* ein.[4] Er ist insofern ein Schüsselbegriff zum Verständnis der (Xeno-) Transplantation in ihrer populärwissenschaftlichen Wahrnehmung (so z. B. bei Patienten und bei Laien, in den Medien oder in der Kunst), da sich hier *Hoffnungen und Ängste* zur Verwischung der Grenzen von Eigen und Fremd,[5] von Mensch und Tier, besonders verdeutlichen lassen.

Das Motiv der *Mensch-Tier-Metamorphose* und der *Mensch-Tier-Chimäre* spielte bereits in der öffentlichen Diskussion zur Xenotransplantation um 2000 eine zentrale Rolle,[6] als diese Technik als neue Alternative zur gängigen Transplantationsmedizin beworben wurde. Sie wurde zeitnah jedoch von vielen nationalen und internationalen Gremien mit einem Moratorium belegt[7] und ist für fast

des ‚Leib-Seele-Verhältnisses' können Leib und Körper wieder zusammenfallen, wohingegen phänomenologische Ansätze die Subjektivität des Leiblichen betonen. In dem Folgenden wird nicht eine spezifische Sicht auf das Körperliche (hier als Überbegriff verwendet) präferiert, sondern es geht vielmehr darum, eine Reflexionssicht auf die existenten Typologien in verschiedenen Diskursen zu aktivieren (vgl. Schicktanz: „Why the way we consider the body matters: Reflection on four bioethical perspectives on the human body").

3 Unter der Xenotransplantation (griech: xenos = fremd) verstehe ich in diesem Kontext die Verpflanzung lebender tierischer Zellen, Gewebe und Organe in den Menschen.

4 Vgl. Schicktanz: „Mensch-Tier-Chimären".

5 Der Dualismus von ‚eigen' und ‚fremd', der ebenfalls sowohl in medizinischer als auch kultureller Hinsicht ein interessantes Feld der Metaphern und Bedeutung im Bereich der Transplantationsmedizin absteckt, kann an dieser Stelle nicht weiter verfolgt werden. Vgl. hierzu z. B. Hürlimann/Roth/Vogel u. a.: *Fremdkörper. Fremde Körper*, S. 119–137.

6 Vgl. Beckmann: „Menschliche Identität und die Transplantation von Zellen, Geweben und Organen tierischer Herkunft" sowie Siegmund-Schultze: „Bedrohliches Mischwesen aus Mensch und Schwein".

7 Vgl. ausführlicher zur ethischen Diskussion Schicktanz: *Organlieferant Tier? Medizin- und tierethische Probleme der Xenotransplantation.*

eine Dekade in der Versenkung verschwunden, erfährt jedoch gerade wieder eine Neubelebung.

Die Verwendung des Begriffs der ‚Mensch-Tier-Chimäre' und des Chimärismus ist dabei nicht nur von einem Beigeschmack des Widernatürlichen, sondern auch des Göttlichen begleitet, der sich allenfalls aus den mythologischen und kulturhistorischen Wurzeln verstehen lässt. Gerade die kulturellen Referenzen verdeutlichen, dass hier nie nur die anatomische Vermischung bzw. ‚äußerliche' Verwandlung gemeint ist, sondern immer auch mögliche Änderungen wesentlicher Charaktereigenschaften bzw. des eigenen Selbstverständnisses erwogen werden. Bereits frühe bioethische Kritik der Xenotransplantation bemühte gerade den Begriff der Chimäre, um vor einer möglichen ‚Vertierung des Menschen' zu warnen.[8] Diese Assoziationen werden zudem von medizinischen Bestrebungen genährt, wenn man dort im Kontext der Transplantationsimmunologie vom ‚Chimärismus', also die Vermischung von Zellen zweier ursprünglich genetisch unterschiedlicher Wesen in einem neuen Zellverband, spricht. Dieser gilt gar als erwünschter Zustand, da ein Zellenchimärismus die Abstoßung des fremden Organs vermindert. Zudem schreckten einige Befürworter nicht davor zurück, die antike Mythologie der Mensch-Tier-Chimären explizit zu bemühen, um den „alten" Menschheitstraum einer Xenotransplantation zu bewerben. So preisten führende Xenotransplantationsforscher Chimären der antiken Mythologie als „successful examples of xenotransplantation"[9] an. Im letzteren Falle werden die Assoziationen mit positiv belegten Figuren, wie der assyrischen Gottheit Lammassu oder der indischen Gottheit Ganesha[10] geknüpft.

Die Organtransplantation selbst ist jedoch, wie Thomas Schlich[11] in seiner historischen Arbeit sehr plausibel aufzeigte, eine relativ neue Entwicklung, die sich trotz erster Erfolge am Übergang vom 19. zum 20. Jahrhundert erst mittels der Entwicklung von Immunsuppressiva in den 1960er Jahren als klinische Praxis etablierte. Auch baut die Organtransplantation im eigentlichen Sinn erst auf die *moderne Vorstellung einer lokalisierten Krankheitsquelle* auf. Nach dieser Theorie lassen sich bestimmte Erkrankungen auf die Fehlfunktion eines bestimmten Organs zurückführen. In diesem Sinne ist die Organtransplantation als medizinische Therapie theoretisch und historisch von anderen Verfahren der Verpflan-

---

8 Vgl. Kiper: „Kein Versteckspiel mit Mensch-Tier-Chimären" sowie Koechlin: „93 % Mensch, 7 % Schwein".

9 Cooper/Kemp/Platt: *Xenotransplantation: The transplantation of organs and tissues between species*. Vgl. auch Titelblatt und Preface in dies.: *Xenotransplantation* (1991) sowie Cooper/Lanza: *Xeno: the promise of transplanting animal organs into humans*, S. 27.

10 Vgl. Kahan: „Ganesha: The Primeval Hindu Xenograft".

11 Schlich: *Die Erfindung der Organtransplantation*.

zung lebender Gewebe zu unterscheiden. Für die praktische Anwendung hat man jedoch sehr von der Erfahrung aus der Verpflanzung anderer lebender Gewebe profitiert und später wurde die Organtransplantation gemeinsam mit der Bluttransfusion und der plastischen Chirurgie häufig direkt in Verbindung gesetzt. Hinzu kommt, dass der von Schlich herausgestellte Fokus auf die lokalisierte Erkrankung im Zuge neuerer Entwicklungen der Transplantationsmedizin wieder in Frage gestellt wird zugunsten eines weiteren Gedankens, nämlich der funktionellen Ersetzbarkeit. Gesichts-, Hand- und Uterustransplantationen,[12] wie sie in den letzten Dekaden experimentell umgesetzt werden, revidieren den engen Fokus auf ‚Organerkrankung' zur Ausweitung der Indikation auf Steigerung der Lebensqualität, ästhetische Rekonstruktion oder Reproduktion als Ziel. Dies macht sich insbesondere sowohl im ethisch-rechtlichen Diskurs fest, bei dem die Grenzen zwischen echten Organen und funktionellen Einheiten (‚Geweben') zunehmend wieder eingeebnet werden. Auch auf der medial-öffentlichen Ebene werden Aufforderungen zu Organ-, Gewebe- und Blutspenden mit ähnlicher Moral bestückt, sei es Lebensrettung, Altruismus oder Reziprozität. Gerade diese moralischen Dimensionen verdeutlichen, dass hier nicht nur medizintheoretische und -historische Überlegungen hilfreich sind, sondern es einer kulturellen Verortung bedarf, um die Vielschichtigkeit zu erfassen.

Es geht somit auch darum, die kulturelle Bedeutung solcher Ideen und Praktiken sichtbar zu machen und sie zu reflektieren. Im Vordergrund meiner Überlegungen steht dabei die immer wiederkehrende Rolle von verschiedenen Identitäts- und Körperlichkeitskonzepten sowie der Bedeutung von Eigenschaftstransfer und Transformation im Kontext der historischen Entwicklung der Transplantation. Andererseits soll gerade der historische Blick, oszillierend zwischen medizinischen Experimentalpraxen und kulturellen Kommentaren, auch offenbaren, dass bestimmte Konfliktlinien fundamentaler, anthropologisch-philosophischer Natur sind und nicht allein durch medizinischen Erfolg oder eindeutige Normsetzung zu lösen sind. In diesem Sinn ist die *hermeneutische Funktion von Wissenschaftsgeschichte* auch für die aktuelle bioethische Debatte nicht zu unterschätzen.

I Blut ist ein ganz besonderer Saft …

Die Idee der Transplantation lässt sich in technischer Hinsicht von der Idee der Transfusion, der Übertragung von Blut, ableiten. Diese Herleitung gewinnt insbe-

---

12 Vgl. Caplan/Purves: „A quiet revolution in organ transplant ethics".

sondere im Kontext der Xenotransplantation an Bedeutung, da früher das Tier als Quelle des Blutes eine wesentliche Rolle spielte. Auch wenn die medizinischen Theoriengebäude, welche der Transfusion und später der Transplantation zugrunde liegen, wesentlichen Veränderungen unterliegen, so geht es an dieser Stelle nicht darum zu bewerten, ob diese wissenschaftlich umstritten oder aus heutiger Sicht als falsch gelten. Vielmehr ist die ideengeschichtliche Bedeutung aufschlussreich, weist sie nämlich auf die bis heute andauernde ethische Rechtfertigung der jeweiligen Zielsetzungen der Transplantation als auch der jeweiligen ‚Ressource'.

Im Mittelpunkt steht *die Idee der Eigenschaftsübertragung*, die man mit der Transplantationsidee weitertrug. Diese These hat bereits der Medizinhistoriker Gerhard Fichtner für die Transplantationsmedizin im Allgemeinen aufgearbeitet.[13] Diese Idee der Eigenschaftsübertragung greift indes in die philosophisch-ethische Debatte über, wo es heute wieder um die Veränderung der personalen Identität z. B. durch die Transplantation ‚personennaher' Organe geht.[14]

Die Verpflanzung von Blut, das als funktionelle Einheit, als Gewebe oder als Organ betrachtet werden kann, ging in vielerlei Hinsicht der Transplantation voraus. Bereits Chirurgen zu Beginn des 20. Jahrhunderts haben die Idee der Verpflanzung von Gewebe mit der Transfusion direkt in Zusammenhang gebracht und sprachen daher z. T. von der ‚Verpflanzung' oder ‚Pfropfung' (lat. plantare: pflanzen) von Blut.[15]

Erste Versuche, Bluttransfusionen im Tierversuch durchzuführen, gehen bereits auf Francis Potter um 1650 zurück. Nach eigenen Aussagen wurde er durch die Legende von Medea und Jason in Ovids *Metamorphosen* zur Idee der Transfusion inspiriert.[16] Ob dies eine bereits frühe Form der Legitimierung und Legendenarbeit darstellt oder tatsächlich mythologische Überlieferungen als *Ideenlieferant* für Therapieansätze in der Medizin dienten, bleibt dabei eine offene, aber spannende Frage.

Frühe Versuche zu Blutinjektionen und -transfusionen im 17. Jahrhundert sind auf die wesentliche Bedeutung des Blutes in dieser Zeit zurückzuführen: Das Blut wurde als Träger besonderer geistiger und körperlicher Eigenschaften angesehen. Diese Vorstellung passt zwar nicht mehr in das naturwissenschaftliche Bild der modernen Medizin, überlebte aber bis heute z. B. in Metaphern der Bluts-

13 Vgl. Fichtner: „Vorstellungen über die Wirkungen der Bluttransfusionen im 17. Jahrhundert".

14 Vgl. Quante: „Meine Organe und ich".

15 Vgl. Przibram: *Tierpfropfung* sowie Wederhake: „Ueberpflanzung (Transfusion) von Blut".

16 Vgl. Fichtner: „Vorstellungen über die Wirkungen der Bluttransfusionen im 17. Jahrhundert". In der Legende verwandelte Medea den alten Greis Äson, Jasons Vater, durch den Austausch dessen alten Blutes mit einem Kräutersaft in einen Jüngling.

brüderschaft oder -verwandtschaft, von politischen Blut-und-Boden-Rhetoriken ganz abgesehen.

Der französische Arzt Jean-Baptiste Denis soll als einer der Ersten im Jahre 1667 eine Bluttransfusion am Menschen vorgenommen haben. Dabei habe er seinem Kammerdiener zweimal *Lammblut* injiziert, um diesen von seinem ‚Fieber' zu heilen, welches bei dem 16-jährigen Patienten zu apathischem und geistig verwirrtem Verhalten führte.[17] Von diesem Patienten sei überliefert, dass eine Besserung nach der Behandlung mit dem Tierblut eintrat. Im selben Jahr erschien in der *Clysmatica nova* von Johann Sigismund Elsholtz (1667) eine Beschreibung samt Abbildung der Bluttransfusion von Tier zu Mensch und Mensch zu Mensch (vgl. Abb. 1). Gottfried Purmann, ein deutscher Chirurg des 17. Jahrhunderts, vertrat ebenfalls die Idee, dass durch Blut bestimmte ‚psychische' Eigenschaften übertragen würden (vgl. Abb. 2): So könne man z. B. uneinige Eheleute oder Brüder durch gegenseitige Bluttransfusionen miteinander aussöhnen und bei Patienten, die eine Lammbluttransfusion erhalten haben, sei noch Monate danach die „Schaf-Melancholie" zu beobachten.[18] Eine direkte Verbindung zwischen der Vorstellung der Transfusion und der Transplantation ist bei Georg Abraham Mercklinus[19] zu finden. Er beschreibt die Transfusionsversuche seines Lehrers Moritz Hofmann und dass dieser die Transfusion als Pfropfung aufgefasst habe, wobei es zu einer *Verwandlung* von ‚*temperamentum*' und ‚*mores*', also des Gemüts und des Charakters, des Blutempfängers kommen könne. Weitere Tierbluttransfusionen sind z. B. in England von Richard Lower um 1667 bekannt, der einem sehr frommen Theologen auf dessen eigenen Wunsch hin Lammblut eingespritzt haben soll, da dieser meinte, das Lammblut symbolisiere das Blut Jesus Christus und erhöhe somit die Frömmigkeit.[20]

---

17 Zit. nach Scheel: *Die Transfusion des Blutes und Einsprützung der Arzneyen in die Adern.*

18 Purmann: *Grosser und gantz neugewundener Lorbeer-Krantz der Wund-Artzney*, S. 272–286, zit. in Sander: „Zur Lammbluttransfusion", S. 173.

19 Mercklinus: *De ortu et occasu transfusionis sanguinis.*

20 Zit. in Hertzberg: *Die Transfusion des Blutes*, Landois: „Die Transfusion des Blutes in ihrer geschichtlichen Entwicklung und gegenwärtigen Bedeutung", S. 502.

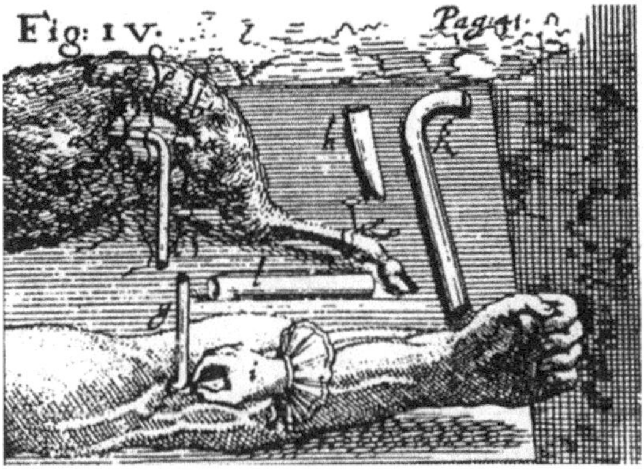

Abb. 1: Lammblutübertragung nach Elsholtz (1667).

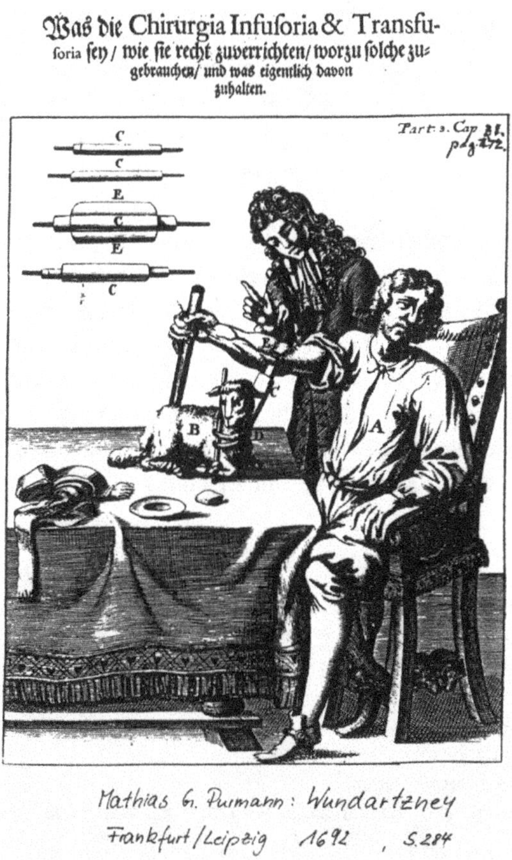
Was die Chirurgia Infusoria & Transfusoria sey / wie sie recht zuverrichten / worzu solche zugebrauchen / und was eigentlich davon zuhalten.
Mathias G. Purmann: Wundartzney
Frankfurt/Leipzig 1692, S. 284

Abb. 2: Transfusion von Lammblut auf einen jungen Mann nach Purmann (1685).

Der vorherrschende Gedanke, der hinter dieser Praxis stand, war, dass mit dem Austausch von Blut Eigenschaften des Spenders auf den Empfänger übergehen. So ist bei Autoren um 1670 mehrfach der Gedanke zu finden, dass Transfusionen vor allem bei Greisen, bei Auszehrung, Kräfteverfall, schlechtem Ernährungszustand, bei Schlaganfall und gegen die Melancholie helfe.[21] Selbst frühe Kritiker der Bluttransfusion waren überzeugt, dass bei der Bluttransfusion Eigenschaften übertragen wurden: „Greisen ... wird das Blut eines jungen Thieres, als unverträglich mit ihrem Temperamente, eher schaden als nutzen."[22]

Im Gegensatz zur heutigen Differenzierung wurde bis zum Ende des 19. Jahrhunderts noch nicht nach der Herkunft des zu verpflanzenden Gewebes in ‚autolog', ‚allogen' und ‚xenogen' unterschieden. Das hierfür notwendige immunologische Wissen fehlte,[23] auch wenn Beobachtungen, dass das eigene Gewebe am besten anwachse, wohl schon seit den Nasenrekonstruktionen des italienischen Arztes Tagliacozzi im 16. Jahrhundert bekannt waren, da hierfür nur Haut desselben Individuums verwendet wurde.

Erst mit der Entdeckung der Blutgruppen von Landsteiner (1901) und die Beschreibung von Antikörpern durch Ehrlich und Morgenroth (1900)[24] wurden zeitgleiche Beobachtungen und experimentelle Vorgehensweisen zur fundierten Erkenntnis, dass Gewebe und Organe von weit entfernten Spezies nicht gut transplantierbar sind.[25]

Dass gerade *Lammblut* für die ersten Transfusionen verwendet wurde, war auf der Basis damaliger Überlegungen durchaus konsistent, da man bei der Verwendung anderer Tierarten die Übertragung von *nachteiligen* Eigenschaften fürchtete. Das Schaf galt als das sanfteste und friedfertigste Wesen, sodass sein Blut zur Besänftigung in das ‚unruhige' Blut des Patienten eingeführt wurde.[26] Die christliche Symbolik des Lammes mag zur Akzeptanz des Tieres bei Ärzten als auch Laien beigetragen haben. Zudem wurden bereits früh auch pragmatische Gründe erwogen.[27] Zum einen seien die Tiere gesünder, man könne mit den

---

21 So z. B. Claudius Tardy und Robert de Gabet 1667, zit. in Scheel: *Die Transfusion des Blutes und Einsprützung der Arzneyen in die Adern*, S. 76.

22 Lamy 1667 zit. nach Scheel: *Die Transfusion des Blutes und Einsprützung der Arzneyen in die Adern*, S. 99, vgl. auch S. 102.

23 Vgl. Heiberg: „Über die Bedeutung der Hauttransplantation" sowie Jacenko: „Kurze Mitteilung über Pfropfung der Haut auf Granulationsoberflächen".

24 Vgl. Schlich: *Die Erfindung der Organtransplantation.*

25 Vgl. Lexer: „Ueber freie Transplantation" sowie Marchand: *Der Prozeß der Wundheilung mit Einschluß der Transplantation*, S. 387.

26 Vgl. Fichtner: „Vorstellungen über die Wirkungen der Bluttransfusionen im 17. Jahrhundert".

27 Vgl. Scheel: *Die Transfusion des Blutes und Einsprützung der Arzneyen in die Adern*, S. 88 f.

Tieren zur Blutentnahme dreister verfahren und Milch und Fleisch mancher Tiere seien für Kranke bekömmlich, sodass wohl auch ihr Blut für die Kranken heilsam sei.

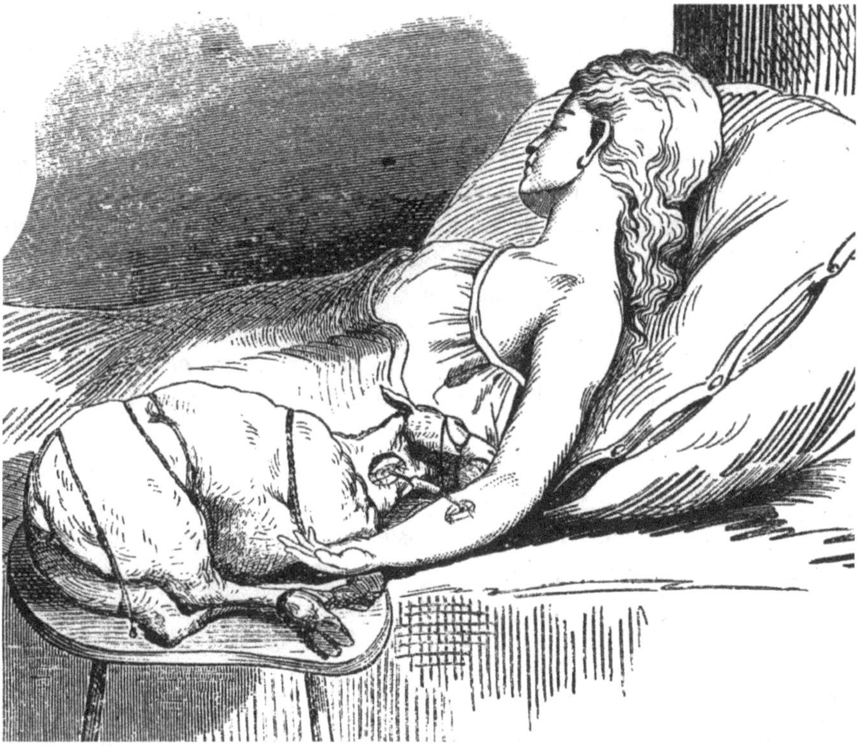

Abb. 3: Aus: Hasse, Oskar Die Lammblut-Transfusion beim Menschen (1874).

Anfang des 18. Jahrhunderts wurde die Tierbluttransfusion als erfolglos oder gar als den Empfänger gefährdend eingestellt. Aus heutiger Sicht verwundern die Misserfolge[28] wenig, dennoch bedürfen auch die vereinzelten Erfolgsberichte einer sinnvollen Würdigung. Ähnlich den aktuellen Diskussionen um alternative

28 Allerdings muss bei der Interpretation von sog. Misserfolgen bedacht werden, dass diese nicht unbedingt nur auf eine immunologische Reaktion auf das Tierblut zurückgeführt werden können. Ggf. waren es auch ‚falsche' Indikationen, wurde die Transfusion meist bei sterbenskranken Patientinnen oder Patienten eingesetzt (vgl. Ponfick: „Ueber die Wandlung des Lammblutes innerhalb des menschlichen Organismus", S. 334). Prinzipiell ist aber zu bedenken, dass eine Lammbluttransfusion nicht zum Tode führen musste; in vielen Fällen trat vermutlich nur eine sehr geringe Immunreaktion auf, die nach gewisser Zeit überstanden war.

Heilmedizin, Placebo-Effekt oder auch subjektiver Wahrheiten, was als Heilung angesehen wurde, ist es möglich, dass manche Reaktionen einfach alternativ interpretiert wurden. Purmann beobachtete eine ‚Schaf-Melancholie' bei ‚nervösen' Patienten nach Gabe des tierischen Bluts[29] – dies würde man retrospektiv vermutlich mittels wirkender, jedoch schwächender Immunreaktion erklären.

Bereits Mitte des 19. Jahrhunderts wurde die Bluttransfusion wiedererweckt, diesmal allerdings unter dem neuen Paradigma der Physiologie und der Zellularpathologie von Rudolf Virchow.[30] Tierversuche zur zwischenartlichen Bluttransfusion von Brown-Séquard[31] ermutigten Mediziner hin und wieder, auch Tierblut zur Transfusion zu verwenden und führten in den Jahren 1872 bis 1875 zu einem kurzen Wiederaufleben der Tierbluttransfusion als medizinische Therapie, vor allem in Deutschland. Vertreter der Bluttransfusion waren u.a. Oskar Hasse (1874) und Franz Gesellius (1874). Sie distanzierten sich zwar von dem Glauben, dass mit dem Blut bestimmte psychische Eigenschaften übertragen würden, dennoch schien die Vorstellung, dass das Blut ‚vitalisierend' und ‚nährend' sei, recht verbreitet.[32] Ein weiteres Indiz für die (implizit) weiter existente Idee der Eigenschaftsübertragung ist die fehlende kritische Diskussion, warum ausschließlich Lammblut (oder z.T. auch Hammelblut) verwendet wurde. Vereinzelt wurden technische Gründe wie die langsame Blutströmung bei Lämmern genannt, die eine gleichmäßige Transfusion auf den Menschen ermögliche. Einige Autoren verwendeten nach eigener Aussage Lammblut mit der Begründung, dass dessen Serum menschliche Blutkörperchen nicht auflöse, wobei systematische Untersuchungen von Panum bereits vorlagen,[33] die zeigten, dass Lammblut mit menschlichem Blut nicht kompatibel ist.

Viele Mediziner teilten den Enthusiasmus für die Lammbluttransfusion, wie ihn Hasse oder Gesellius vertraten, jedoch nicht, denn es wurden regelmäßig Misserfolge verzeichnet.[34] Der Chirurg Ernst von Bergmann manifestierte dies in seiner Rede von 1883: „Noch sind nicht 10 Jahre über sie [die Transfusion, Anm. SiSchi] dahingegangen und in Deutschland wie in England ist die Begeisterung verraucht, stehen die Transfusionsapparate stille."[35] Bergmann bemerkte zu-

29 Purmann: *Grosser und gantz neugewundener Lorbeer-Krantz der Wund-Artzney*.

30 Hierbei wurden Erkrankungen meist mit Fehlfunktionen auf der Zellebene erklärt.

31 Vgl. Neudörfer: „Beiträge zur Bluttransfusion" sowie Schorr: *Zur Geschichte der Bluttransfusion im 19. Jahrhundert*.

32 Vgl. Pelis: „Blood clots: the nineteenth-century debate over substance and means of transfusion in Britain".

33 Vgl Panum: „Weitere Bemerkungen zur Orientierung in der Transfusionsfrage".

34 Vgl. ebd. sowie Sander: „Zur Lammbluttransfusion".

35 Bergmann: *Die Schicksale der Transfusion im letzten Decennium*, S. 26.

gleich, dass in der medizinischen Entwicklung in den 70er Jahren des 19. Jahrhunderts ein Zusammenhang zwischen den Ideen der Transfusion und der Transplantation bestand. Dennoch schien in Notfällen, wie z. B. in der Kriegschirurgie, die Verwendung von Tierblut durchaus akzeptiert.[36] Allerdings ist anzunehmen, dass die damals eingesetzten Transfusionsapparate vermutlich nur sehr geringe Mengen übertragen haben, so dass man eine ‚Wirksamkeit' wohl eher ausschließen darf.

Fast zeitgleich mit dem Wiederaufblühen der Transfusion wurden auch Hautverpflanzungen sowohl zwischen Menschen als auch zwischen Tier und Mensch versucht. Zwischenmenschliche Hauttransplantation waren bereits zu Beginn des 20. Jahrhunderts eine kaum umstrittene Therapie mehr.[37]

Hauptsächlich diente um 1900 die Xenotransplantation in Experimenten zwischen verschiedenen Tierarten der Gewinnung von Erkenntnissen über Gesetzmäßigkeiten von Lebensvorgängen und Eigenschaften der lebenden Zellen. Sie stellte in der aufkommenden *Experimentalphysiologie* eine wichtige Methodik dar, um natürliche Missbildungen u.ä. zu untersuchen.[38] In diesen Kontext wird auch der aus der Botanik übernommene Begriff der *Chimäre* mit der zwischenartlichen Transplantation von Geweben und Organen bei Tier und Mensch direkt in Beziehung gesetzt.[39]

II Biologische (Wahl-)Verwandtschaft: Auf der Suche nach verfügbaren Organen

Theodor Kocher, der als erster Chirurg 1883 eine Organtransplantation am Menschen vornahm, indem er eine komplette Schilddrüse verpflanzte, verwendete auch tierische Schilddrüsen, meistens von Ziegen. Die zunehmende Beforschung der Organtransplantation führt wohl auch zu der praktischen Einsicht, dass die *Organgewinnung* ein kritischer Moment bleibt. Mit dem zunehmenden Wissen um die immunologische Unverträglichkeit des bisherigen tierischen Gewebes wandte man sich daher in der folgenden Forschung eher Tieren zu, die nun nach neu-

36 Vgl. Neudörfer: „Beiträge zur Bluttransfusion" sowie Schorr: *Zur Geschichte der Bluttransfusion im 19. Jahrhundert.*

37 Vgl. Marchand: *Der Prozeß der Wundheilung mit Einschluß der Transplantation.*

38 Vgl. insb. Przibram: *Tierpfropfung. Die Transplantation der Körperabschnitte, Organe und Keime.*

39 Vgl. auch Ingensiep: „Alte und neue Chimären" und Przibram: *Tierpfropfung. Die Transplantation der Körperabschnitte, Organe und Keime*, S. 2f.

esten Erkenntnissen dem Menschen stammesgeschichtlich besonders nahestanden: *den Primaten.* So nahm der deutsche Chirurg Ernst Unger (1910) die Xenotransplantation zweier Nieren eines Makaken in eine junge Frau vor und stützte sich auf phylogenetische Untersuchungen zur Verwandtschaft zwischen Mensch und Affe. Unger berief sich auf ein zuvor von ihm durchgeführtes Experiment, bei dem er eine menschliche Niere in einen Pavian verpflanzt hatte. Obwohl der Pavian nur 18 Stunden überlebte und unklar blieb, ob die Niere überhaupt funktionierte, schien die Xenotransplantation zwischen Mensch und Affe nach Unger die aus immunologischer Sicht am ehesten erfolgversprechende artüberschreitende Transplantation zu sein. „Das Wesentliche, was diesen Versuch, vom Menschen auf den Affen Nieren zu überpflanzen, von den anderen Versuchen (Katze auf Hund, Schwein auf Hund etc.) unterscheidet, ist: das Affenblut gerinnt nicht in den menschlichen Gefäßen, sondern bleibt flüssig.“[40] So bemerkt er: „Neue Nieren für den Menschen kann man nur erhalten vom Menschen oder vom Affen“[41] und begründet damit *die Idee zur Verwendung von Primaten als Organquelle*, die später in den 1960er Jahren von vielen Transplanteuren wieder aufgegriffen wurde. Selbstkritisch vermerkt Unger, dass „bisher noch niemals eindeutig der Nachweis erbracht ist, dass artfremdes Material in dem Körper des Wirtes einheilt“[42] und rechtfertigt seinen Eingriff damit: „So lange es aber nicht auf andere Weise gelingt, rettungslos verlorene Nierenkranke zu helfen, werden wir diesen neuen Weg der Nierenverpflanzung, mit aller Vorsicht, versuchen dürfen.“[43]

Ungers Idee setzte sich nicht sofort durch. Renommierte Chirurgen wie Lexer und Carrel vertraten die Idee, dass nur die *Homoplastik* (= Allotransplantation) sinnvoll sei. Allerdings hätten die zur Verfügung stehenden menschlichen Organe (meist aus frischen Leichen stammend) kaum „genügende Wachsthumsenergie und ferner eine hinreichende Anpassungsfähigkeit“.[44] In Einzelfällen haben aber einige Transplanteure zu Beginn des 20. Jahrhunderts Ungers Idee aufgegriffen und versucht, das Hauptproblem der Transplantationsmedizin, nämlich die ‚*Beschaffung des Materials*‘, durch die Verwendung von Affen zu kompensieren.[45]

---

40 Unger: „Nierentransplantation“, S. 574.
41 Ebd., S. 577.
42 Ebd.
43 Ebd.
44 Lexer: „Ueber freie Transplantation“, S. 848.
45 Vgl. Küttner: „Die Transplantation aus dem Affen und ihre Dauererfolge“.

III Vitalisierung, Verjüngung, Vermännlichung

In den üblichen Medizin-Darstellungen zur Geschichte der (Xeno-)Transplantation[46] wird eine ganze Epoche der Transplantationspraxis ausgeblendet. Hierbei handelt es sich um die in Österreich, Russland und Frankreich weit verbreitete Praxis der *Verpflanzung von Geschlechtsdrüsen*[47] aus Affen in den Menschen. Eine führende Figur war u.a. der in Frankreich wirkende russische Arzt Serge Voronoff.[48] Da Voronoff sich weit über das methodische Ziel der Organersatztherapie hinwegsetzte, wurde er damals wie heute von der akademisch-medizinischen Riege der Transplantationschirurgen ausgeschlossen.[49]

Die Affenhodentransplantationen fanden allerdings bei verschiedenen Ärzten und männlichen Patienten Anfang der 1920er Jahre regen Zuspruch. Das auch in der Öffentlichkeit Aufmerksamkeit erregende an der Affenhodentransplantation war allerdings das erklärte Ziel der Therapie: die Verjüngung des Patienten.[50]

Die Hodentransplantation wurde anfänglich nur vorgenommen, wenn die Hoden durch Verletzung (z.B. im Krieg) oder krankheitsbedingte Kastration fehlten. In der Regel wurde dann menschliches Hodengewebe transplantiert, das von einem kurz zuvor verstorbenen oder auch lebenden Spender stammte. Als Therapieziel stand die Steigerung oder die Wiedererweckung der Sexualität im Vordergrund. Mit der Entwicklung der Hodentransplantation ging schließlich die Entdeckung bzw. *Konstruktion* spezifischer Krankheitsbilder einher, die mit einem Mangel an männlichen Hormonen der Keimdrüse direkt in Verbindung gebracht wurden. Voronoff propagierte Anfang der 1920er Jahre die Verpflanzung von Geschlechtsdrüsen als Möglichkeit zur *körperlichen und geistigen Verjüngung*.[51] Da

---

46 Vgl. Brent: *A history of transplantation immunology*, Reemtsma: „Xenotransplantation: a historical perspective" sowie Taniguchi/Cooper: „Clinical xenotransplantation – a brief review of the world experience".

47 Die Hodentransplantation ist insofern als Organtransplantation einzuordnen, als dass es sich hier, wie bei der Schilddrüse, um eine abgeschlossene funktionale Einheit handelt.

48 Vgl. Hamilton: *The monkey gland affair*, Voronoff: *Verhütung des Alterns durch künstliche Verjüngung* sowie Woodruff: *The transplantation of tissues and organs*.

49 Vgl. Schlich: *Die Erfindung der Organtransplantation*, S. 164f.

50 Vgl. insb. Stoff: *Ewige Jugend. Konzepte der Verjüngung vom späten 19. Jahrhundert bis ins Dritte Reich*.

51 Die eigentliche Idee der Verjüngung durch die Extrakte von Geschlechtsdrüsen geht ursprünglich auf den französischen Physiologen Charles Édouard Brown-Séquard zurück, der schon 1889 u.a. nach Selbstversuchen die These aufstellte, dass durch die Applikation von Hodenextrakten eine Verjüngung am männlichen Körper zu beobachten sei (vgl. Schlich: *Die Erfindung der Organtransplantation*, S. 72). Diese Untersuchungen standen unter dem neuen Stern der Endokrinologie, die Ende des 19. Jahrhunderts als wichtiges medizinisches Paradigma entdeckt wurde.

ihm kein menschliches Material zur Verfügung stand, verwendete er tierisches Material. Ganz im evolutionstheoretischen Geiste seiner Zeit, war er davon überzeugt, dass von allen tierischen Transplantaten nur solche beim Menschen anwachsen könnten, die von stammesgeschichtlich nah verwandten Tieren stammten.[52] Daher verwendete er bei der ersten Transplantation 1920 einen Schimpansenhoden und konnte zeigen, dass das Hodengewebe nach einem Jahr immer noch vorhanden war. Im Gegensatz zu einer Transplantation von Ziegenhoden, welche nach 3–4 Monaten keine Spuren mehr hinterließen. Er schloss daraus, dass das Affengewebe auch seine volle Funktion zur Verjüngung des Körpers erfüllen würde.

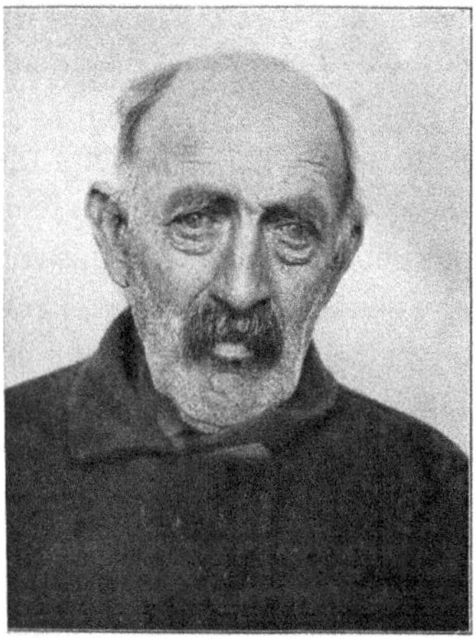
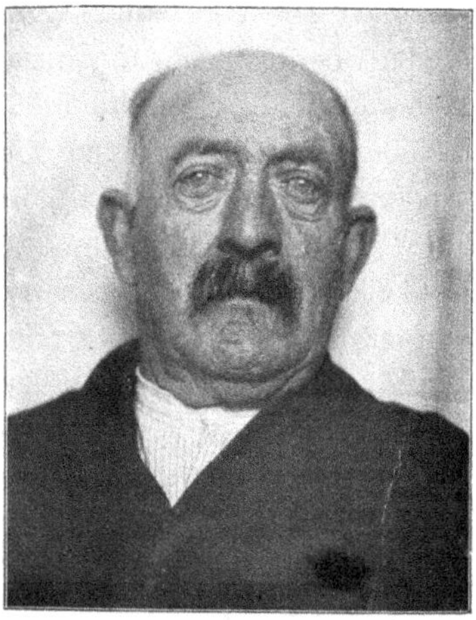

Abb. 4: Ein älterer, männlicher Patient wurde kurz vor der Affenhodentransplantation und dann drei Jahre danach fotografiert. Das Gesicht wirkt voller, es sind weniger Falten zu sehen. Voronoff führt diese optische Veränderung auf die Affenhodentransplantation zurück.[53]

Da Schimpansen auf dem europäischen Kontinent schwer zu beschaffen bzw. zu züchten waren, setzte er in der Folge Pavianhoden ein, denn Paviane sind in Gefangenschaft viel leichter zu züchten. Laut eigener Statistik hatte er über 1000 Hodentransplantationen durchgeführt,[54] deren ‚Erfolge' er mit fotografischen Vergleichen und subjektiven Kriterien zu dokumentieren versuchte (siehe Abb. 4). Die Verjüngung habe sich laut Voronoff nicht nur in äußerlichen Merk-

52 Vgl. Voronoff: *Die Eroberung des Lebens. Das Problem der Verjüngung.*

53 Voronoff/Alexandrescu: *Hodentransplantation von Affe auf Mensch*, S. 24 f.

54 Vgl Voronoff: *Verhütung des Alterns durch künstliche Verjüngung.* In Voronoff/Alexandrescu: *Hodentransplantation von Affe auf Mensch* sind 475 Fälle dokumentiert.

malen gezeigt (siehe Abb. 4), sondern sich auch auf die Persönlichkeit der Patienten ausgewirkt, indem man „psychische und geistige Besserung" bei den Patienten über fünf bis sechs Jahre beobachten könne.[55]

Dass die Idee der Eigenschaftsübertragung wieder mit dieser Form der Transplantation in Verbindung gebracht wurde, zeigt sich in der außerwissenschaftlichen Rezeption, insbesondere der zeitgenössischen Belletristik. So beschreibt der russische Schriftsteller und Arzt Michail Bulgakow in seinem 1925 entstandenen Roman *Hundeherz* einen russischen Chirurgen, der u. a. Patienten Hoden transplantiert, einer Patientin Affenovarien einsetzen will und einem Hund Hoden und Hypophyse eines menschlichen Toten einpflanzt. Im Laufe der Geschichte verwandelt sich der Hund „Bello" in den Menschen „Bellow", welcher sowohl Angewohnheiten des Hundes, wie z. B. das Jagen von Katzen, aufzeigt und zugleich die menschliche Grausamkeit und Ignoranz des Schurken besitzt, von dem die Hypophyse stammte. Bulgakows Chirurg will mit Hilfe der Eugenik die Verbesserung der menschlichen Art erreichen und zumindest in manchen seiner Experimente eine Verjüngung der Behandelten bewirken. Letztlich verzweifelt er aber an seinem speziellen Geschöpf, ganz ähnlich wie Shelleys Doktor Victor Frankenstein. Das neu erschaffene Wesen stellt sich als Bedrohung für die menschliche Gemeinschaft heraus. So nimmt sich sein Schöpfer das Recht heraus, sein Monstrum durch die Explantation der Hypophyse wieder in einen Hund zurückzuverwandeln.

Stellte die Veränderung von persönlichen Eigenschaften im 17. Jahrhundert noch einen Zweck der Therapie dar, so wurde diese ab dem 19. Jahrhundert eher als Bedrohung empfunden. So soll die Verwendung tierischer Hirngewebe vom Ochsen oder Kalb zur Behandlung von Nervenleiden um 1890 von manchen Patientinnen und Patienten abgelehnt worden sein, da sie befürchteten, dass Eigenschaften der Wiederkäuer auf sie übergehen könnten.[56] Einige sollen aber auch tierische Transplantate menschlichen vorgezogen haben, da der Gedanke, sich lebendes Gewebe von ihnen unbekannten Menschen in ihren Körper transplantieren zu lassen, sie abschreckte – die Verwendung von Lammschilddrüsen fanden sie dagegen eher sympathisch.[57]

---

55 Voronoff/Alexandrescu: *Hodentransplantation von Affe auf Mensch*, S. 81. Die Keimdrüsen gehören wie das Hirngewebe zu einem Gewebetyp, der immunologisch privilegiert ist, d. h. weniger abgestoßen wird als andere Gewebe oder Organe wie z. B. Herz, Lunge, Leber und Niere. Bei der Verwendung von Affengewebe ist es daher vorstellbar, dass wenigstens in einigen günstigen Fällen das Affengewebe auch ohne Einsatz von Immunsuppressiva (für eine gewisse Zeit) nicht abgestoßen wurde. Was unter dem Konzept ‚Verjüngung' zu verstehen ist, bleibt freilich dahingestellt.

56 Schlich: *Die Erfindung der Organtransplantation*, S. 200.

57 Vgl. Schlich: *Die Erfindung der Organtransplantation*, S. 201.

IV „Weiterlebend mein Herz in einem anderen Körper / wird was empfinden“

Als ein Durchbruch gilt im Allgemeinen die erste allogene Herztransplantation im Dezember 1967 durch den südafrikanischen Chirurgen Christiaan Barnard. Bis zu diesem Zeitpunkt war die Verpflanzung dieses Organs als nicht möglich erachtet worden. Die erste, allerdings xenogene Herztransplantation bei einem Menschen fand dagegen, von der Öffentlichkeit nicht wahrgenommen und auch nicht entsprechend von den Medizinern in mediale Szene gesetzt, bereits drei Jahre früher statt. So wurde 1964 ein Schimpansenherz in einen Menschen verpflanzt, jedoch verstarb der Patient zwei Stunden später.[58] Auch Nieren von Primaten wurden schon zu Beginn der 1960er Jahre verpflanzt. Eine zentrale Bedeutung nehmen auch die Versuche von Keith Reemtsma ein, der 1963 eine ganze Reihe von Humanexperimenten zur xenogenen Nierentransplantation durchführte.[59] So pflanzte er dreizehn Patienten Nieren von Schimpansen ein. In einem Falle überlebte eine Patientin neun Monate damit. Diese erstaunliche Überlebenszeit gilt bis heute als Meilenstein für die Xenotransplantationsforschung.[60] Alle weiteren Patienten verstarben jedoch nach wenigen Tagen oder Wochen u. a. durch Infektionen oder Abstoßungsreaktionen. Ein weiterer prominenter amerikanischer Chirurg, Thomas Starzl, der im Anschluss an Reemtsmas ‚Erfolg‘ mehrmals Paviannieren verpflanzte, erzielte wie auch seine späteren Kollegen keine vergleichbaren Überlebenszeiten. In allen Fällen starben die Patienten in wenigen Tagen oder spätestens nach zwei Monaten.[61] Der Nieren- und Herztransplantation folgten xenogene wie allogene Lebertransplantationen, alle mit recht raschem tödlichem Ausgang.[62]

Öffentliches Aufsehen erregte erst der Fall ‚Baby Fae‘: Einem herzkranken Neugeborenem wurde 1984 ein Pavianherz eingepflanzt.[63] Das Baby verstarb

58 Die Überschrift zitiert Kaschnitz: „Futurologie“, S. 41. Vgl. Taniguchi/Cooper: „Clinical xenotransplantation: a brief review of the world experience“.

59 Vgl. Reemtsma: „Xenotransplantation: A brief history of clinical experiences. 1900–1965“.

60 Vgl. Cooper/Lanza: *Xeno: the promise of transplanting animal organs into humans*, S. 33, 43 sowie Taniguchi/Cooper: „Clinical xenotransplantation – a brief review of the world experience“, S. 776 f.

61 Vgl. ebd., S. 778.

62 Vgl. ebd., S. 779.

63 Vgl. Bailey/Nehlsen-Cannarella/Concepcion u. a.: „Baboon-to-human cardiac xenotransplantation in a neonate“ sowie vgl. Haaf: „Ein Herz vom Tier“.

nach 20 Tagen. Vor allem erwachte jetzt erst fachinterne Kritik[64] und die bioethische Debatte.[65] Letzteres lässt sich auf das in den 1980er Jahren zunehmende Interesse an bio- und medizinethischen Fragen erklären, welche sowohl in der Gründung erster Bioethikinstitute als auch der zunehmenden Etablierung von Ethikkommissionen lag.

Die ethische und öffentliche Kritik richtete sich zum einen gegen die Verwendung von Primaten als Tierquelle. Zum anderen wurde auch medizinischer Skeptizismus sichtbar, der deutlich machte, dass nicht nur die Immunologie und Abstoßungsbiologie zu beachten sind, sondern auch die funktionelle Kompatibilität (also hier physiologisch-anatomische Funktion der Primatenorgane). Beides hat die medizinische Forschung angeregt, nach moralisch weniger schützenswerten Tieren als Organquelle Ausschau zu halten, deren Organgröße und Funktion auch mehr dem Menschen gleicht und die zudem noch kostengünstig zu züchten sind. So wurde erstmals zu Beginn der 1990er Jahre die Verwendung von Schweinen als Organquelle experimentell untersucht. Zwei Patienten wurden je ein Herz und eine Leber eines gängigen Hausschweins eingepflanzt. Beide Patienten verstarben am selben Tage noch. Angesichts der geringen Überlebenszeit wurde nun argumentiert, dass die xenogene Transplantation zur Überbrückung der Zeit diene, bis ein Allotransplantat zur Verfügung stehen würde.[66]

Im Vergleich zur anvisierten Verjüngungstherapie Voronoffs oder den Heilungsaussichten Kochers bei Mangelerscheinungen des Schilddrüsenhormons mittels einer Schilddrüsentransplantation wurden derartigen Organtransplantationen von Herz, Niere und Leber mit einer mehrstündigen Überbrückung oder kurzfristigen Lebensverlängerung gerechtfertigt. Dies soll aber nicht über den medizinischen Forschungsdrang und das wissenschaftliche Erfolgsstreben einzelner Chirurgen hinwegtäuschen. Angesichts existentieller Fragen um Leben und Tod solcher Humanexperimente ist wohl die Frage nach einer (positiven oder negativen) Veränderung des Charakterwesens des Empfängers eher in den Hintergrund der öffentlichen und fachlichen Debatte geraten. Sie wird erst wieder vermehrt zur Diskussion gestellt, seit die Lebensaussichten der Transplantatempfänger so erfolgreich und vielversprechend sind, dass neben der Frage, *ob* jemand überhaupt einen solchen Eingriff überlebt, auch das *Wie* eine Rolle spielt. Den-

---

64 Vgl. Jonassona/Hardy: „The case of Baby Fae" sowie Knoll/Lundberg: „Informed consent and Baby Fae".

65 Vgl. Annas: „Baby Fae: The ‚anything goes' school of human experimentation", Anonymus: „Verpflanztes Herz. Ersatzteile für den Menschen" sowie Capron/Regan/Reemtsma u.a.: „The subject is Baby Fae".

66 Vgl. Taniguchi/Cooper: „Clinical xenotransplantation: a brief review of the world experience", S. 781.

noch kann bereits das intensive Interesse der Öffentlichkeit an den Versuchen Barnards, ein Herz – das Symbol für Seele und Gefühlsidentität schlechthin – zu verpflanzen, gerade auch so interpretiert werden, dass dieser als Eingriff in gängige Körper- und Identitätsverständnisse aufgefasst wurde. Bereits bei der zweiten Alloherztransplantation von Barnard, wenige Wochen nach der ersten, entbrannte eine heftige Diskussion um die körperliche Identität angesichts dieses Chimärismus: Diesmal hatte Barnard das Herz eines Farbigen einem Weißen eingepflanzt. Der Fall wurde zu einem Symbol der Rassendiskriminierung in Südafrika: Denn wäre es umgekehrt gewesen und hätte Barnard das Herz eines Weißen in einen Farbigen gepflanzt, so wären die Apartheidsanhänger sicher Sturm gelaufen und Barnards Ruf wäre ruiniert gewesen.[67]

Das Organ ‚Herz' hat somit selbst Mitte des 20. Jahrhunderts für viele Menschen seine Bedeutung als Metapher für die ‚Seele' oder als identitätsstiftendes Organ nicht gänzlich verloren, wenn auch der medizinische Blick der Mechanisierung und der Austauschbarkeit sich immer mehr durchsetzt.[68] Dieses Phänomen spiegelt sich bis heute in der besonderen psychischen Belastung nach Herztransplantationen – im Vergleich zu anderen Organtransplantationen – wider.[69] Die Betroffenen müssen den Prozess der ‚Abstoßungsreaktion', d.h. die durch Abgrenzung nach außen und die Integration des Fremden mittels Immunsuppression und Organphantasien[70] bewältigen.

V Schlussbetrachtungen

Die hier vorgelegte historische Rekonstruktion legt die These nahe, dass die Transplantationsmedizin in der medizintechnischen Entwicklung zwar erhebliche Veränderungen erfahren hat. Allerdings wurden grundlegende Vorstellungen zum körperlichen und identitären Chimärismus bzw. Transformation nie wirklich abgelegt, sondern haben nur bestimmte Neubestimmungen erfahren.

Die Rolle, die das jeweilige *Tier als Organquelle* spielt, ist mitunter sehr erhellend, um die dahinterliegenden Vorstellungen zu Körperlichkeit und Identi-

67 Vgl. Höfer: „Schwarzes Herz – und ein falsches Weltbild".

68 Vgl. hierzu Fuchs: *Die Mechanisierung des Herzens* sowie Hauser-Schäublin/Kalitzkus/Petersen u.a.: *Der geteilte Leib*.

69 Vgl. Drees/Deng/Scheld: „Psychologische Probleme bei Herztransplantationen", Wellendorf: *Mit dem Herzen eines anderen Leben?*, Nancy: *Corpus* sowie Krüger-Fürhoff: *Verpflanzungsgebiete. Wissenskulturen und Poetik der Transplantation* für die literarische Verarbeitung dieses Phänomens.

70 Vgl. Decker: „Organaustausch und Prothesen".

tät zu verstehen: In früheren Zeiten wurde das Lamm seiner (christlich-mythologisch zugeschriebenen) Eigenschaften von Sanftheit und Friedfertigkeit wegen gewählt. Blut galt als Träger relevanter ‚psychischer' Charaktereigenschaften und diese Blut-Ideologie lebt in vielen popkulturellen und zum Teil Laienvorstellungen immer noch fort. Die Wahl des Primaten als ‚Spendertier' der verschiedensten Organe ist ganz von der evolutionsbiologischen Idee der nahen biologischen Verwandtschaft von Mensch und Affe geprägt. Der Austausch aller möglichen Organe verweist neben der Lokalismus-Theorie von Krankheiten auch auf die ‚Mechanisierung' der Körperteile. Dass heute das Schwein als Ersatzteillager favorisiert wird, wird vorrangig mit ökonomischer Pragmatik begründet, denn das Schwein ist leicht und billig zu halten, schnell zu vermehren und seine Organe sind nach Auffassung der Chirurgen in vielerlei Hinsicht mit denen des Menschen vergleichbar.[71] Jetzt treten neben biologisch-medizinischen auch ökonomische Gründe bei der Transplantationsmedizin in den Vordergrund: Der Organaustausch muss effizient und wirtschaftlich gestaltet werden und Organe gelten als Mangelware, deren ‚Bedarf' gedeckt werden muss.

Aktuelle ethische Debatten oder solche, die nie ganz abgeschlossen zu sein scheinen, wie um den Hirntod,[72] die Verpflanzung von neurologischen Geweben[73] oder mangelnde Organspendebereitschaft profitieren enorm davon, wenn die dahinterliegenden Vorstellungen zur identitären Bedeutung der Organe sowohl des Gehirns, aber auch anderer reflektiert werden und zugleich der plurale Umgang mit Körper und Identitätsverständnis in unserer modernen Gesellschaft respektiert wird.

Begrifflichkeiten wie ‚Hirntod' oder ‚Organspenderausweis' als kulturelles Selbstverständnis wurden zwar etabliert, trotzdem bleiben viele Unsicherheiten bestehen. Diese konfligieren mit den eigenen Vorstellungen vom Körper, insbesondere, wenn nicht auf ein dualistisches Körperkonzept rekurriert wird, das zwischen Selbst bzw. Verstand und dem Körper trennt. Die amerikanische Medizinanthropologin Hogle verweist bereits in den 1990er Jahren darauf, dass es den Befragten sehr wichtig ist zu wissen, von wem das Organ stammt und dass mittels Regulierung die Nützlichkeit des Organs (z.B. Ausschluss von ‚mangelhaften' Organen) sichergestellt wird. Insofern ist die ambivalente Interpretation und

71 Vgl. hierzu die Argumentation von Cooper/Lanza: *Xeno: the promise of transplanting animal organs into* humans, S. 50 ff.

72 Vgl. Stoecker: *Der Hirntod. Ein medizinethisches Problem und seine moralphilosophische Transformation.*

73 Vgl. Hildt: „Hängt die Identität des Menschen von der Identität des Gehirns ab?" sowie Zentrale Ethikkommission bei der Bundesärztekammer: „Übertragung von Nervenzellen in das Gehirn von Menschen".

Symbolisierung einzelner Körperteile, wie sie im Zuge von in den letzten Jahren intensiv durchgeführten Untersuchungen zu Patienten- oder Laienperspektiven zu finden sind,[74] auch keine ungewöhnliche Ausnahme der Xenotransplantation, sondern sie lässt sich in den öffentlichen Umgang mit der Transplantationsmedizin einreihen. Es muss weiterhin bedacht werden, dass diese ambivalente, z.T. sehr gegensätzliche ‚Einschätzung' des Leiblichen als Problem gerade für das Laien-Experten- bzw. Arzt-Patienten-Verhältnis relevant werden kann. In diesem Sinne hilft gerade die kulturelle Auseinandersetzung, hier zu vermitteln und auszusprechen, was üblicherweise im Medizinkontext tabuisiert wird.[75]

---

74 Vgl. Hauser-Schäublin/Kalitzkus/Petersen u.a.: *Der geteilte Leib*, Kernhof/Kirsch/Jordan: „Als wär's ein Stück von mir, Wöhlke: „Geschenkte Organe? Ethische und kulturelle Herausforderungen bei der familiären Lebendnierenspende", Schicktanz/Wöhlke: „Leben im Anderen" sowie Schicktanz/Pfaller/Hansen u.a.: „Attitudes towards brain death and conceptions of the body in relation to willingness or reluctance to donate."

75 Vgl. Schicktanz/Wöhlke: „Leben im Anderen".

Literatur

Annas, George J.: „Baby Fae: The ‚anything goes' school of human experimentation", in: *Hastings Center Report*, 15 (1985), S. 15–17.

Anonymus: „Verpflanztes Herz. Ersatzteile für den Menschen"; in: *Der Spiegel*, 21 (1968) Heft 3, 90–102.

Bailey, Leonard L./.Sandra L. Nehlsen-Cannarella/Waldo Concepcion u. a.: „Baboon-to-human cardiac xenotransplantation in a neonate", in: *JAMA* 254 (1985) Heft 23, S. 23, 3321–3329.

Beckmann, Jan P.: „Menschliche Identität und die Transplantation von Zellen, Geweben und Organen tierischer Herkunft", in: *Jahrbuch für Wissenschaft und Ethik*, hg. v. dems., Berlin 2000, S. 169–182.

Bergmann, Ernst von: *Die Schicksale der Transfusion im letzten Decennium*, Berlin u. a. 1974 (1883).

Brent, Leslie: *A history of transplantation immunology*, San Diego u. a. 1997.

Bulgakow, Michail: *Hundeherz*, übers. v. Thomas Reschke, München 1997 (1925).

Caplan, Arthur/Duncan Purves: „A quiet revolution in organ transplant ethics", in: *J Med Ethics*, 43 (2017) 11, S. 797–800.

Capron, Alexander M./Tom Regan/Keith Reemtsma u. a.: „The subject is Baby Fae", in: *Hastings Center Report*, 15 (1985), S. 8–13.

Cooper, David K.C./Robert Lanza: *Xeno: the promise of transplanting animal organs into humans*, Oxford u. a. 2000.

Cooper, David K.C./Ejvind Kemp/Jeffrey L. Platt u. a. (Hg.): *Xenotransplantation: The Transplantation of organs and tissues between species*, Berlin u. a. 1997 (1991).

Decker, Oliver: „Organaustausch und Prothesen. Zerstückelung und Ganzheitsphantasien aus psychoanalytischer Sicht", in: *Körper nach Maß? Biomedizinische Eingriffe und ihre Auswirkungen auf Körper und Identitätsverständnisse*, hg. v. Silke Schicktanz/Simone Ehm, Stuttgart, S. 147–169.

Drees, Gabriele/Mario C. Deng/Hans H. Scheld: „Psychologische Probleme bei Herztransplantationen", in: *Hirntod und Organverpflanzung. Ethische, medizinische, psychologische und rechtliche Aspekte der Transplantationsmedizin*, hg. v. Johann Ach/Michael Quante, Stuttgart-Bad Cannstatt 1997, S. 189–195.

Ehrlich, Paul/Julius Morgenroth: „Ueber Haemolyse", in: *Berliner Klinische Wochenschrift*, 21 (1900), S. 453–458.

Elsholtz, Johann Sigismund: *Clystmatica nova*, Hildesheim 1966 (1667).

Fichtner, Gerhard: „Vorstellungen über die Wirkungen der Bluttransfusionen im 17. Jahrhundert", in: *Sudhoffs Archiv*, 54 (1970), S. 20–29.

Fuchs, Thomas: *Die Mechanisierung des Herzens*, Frankfurt a. M. 1992.

Gesellius, Franz: *Zur Thierblut-Transfusion beim Menschen*, St. Petersburg u. a. 1874.

Haaf, Günter: „Ein Herz vom Tier", in: *Die Zeit* (9. Nov. 1984), [https://www.zeit.de/1984/46/ein-herz-vom-tier] (letzter Zugriff: 12.07.2018).

Haeffner, Gerd: *Philosophische Anthropologie*, 3. vollst. neu bearb. Aufl., 2000 (1982).

Hamilton, David: *The monkey gland affair*; London 1986.

Hasse, Oscar: *Die Lammbluttransfusion beim Menschen*, St. Petersburg u. a. 1874.

Hauser-Schäublin, Brigitta/Vera Kalitzkus/Imme Petersen u. a.: *Der geteilte Leib. Die kulturelle Dimension von Organtransplantation und Reproduktionsmedizin in Deutschland*, Frankfurt a. M. u. a. 2000.

Heiberg, Jacob Munch: „Über die Bedeutung der Hauttransplantation", in: *Berliner Klinische Wochenschrift*, 51 (1871), S. 612–613.

Hertzberg, Friedrich Wilhelm: *Die Transfusion des Blutes*, Greifswald 1869.

Hildt, Elisabeth: „Hängt die Identität des Menschen von der Identität des Gehirns ab? Zur Problematik von Hirngewebetransplantationen", in: *Biologie und Ethik*, hg. v. Eve-Marie Engels, Stuttgart 1999, S. 257–282.

Höfer, Werner: „Schwarzes Herz – und ein falsches Weltbild", in: *Die Zeit* (12. Jan. 1968), S. 37 [https://www.zeit.de/1968/02/schwarzes-herz-ein-falsches-weltbild] (letzter Zugriff: 12.07.2018).

Hogle, Linda F.: „Transforming ‚body parts' into therapeutic tools: A report from Germany", in: *Medical anthropology quarterly*, 10 (1996), Heft 4, S. 675–682.

Hürlimann, Annemarie/Martin Roth/Klaus Vogel: *Fremdkörper. Fremde Körper. Katalog zur Ausstellung Deutsches Hygiene Museum Dresden vom 6.10.99 bis 27.2.00*, Ostfildern-Ruit 1999.

Ingensiep, Hans-Werner: „Alte und neue Chimären. Von Grenzen und Objekten in der klassichen und synthetischen Biologie", in: Leben schaffen? Philosophische und ethische Reflexionen zur Synthetischen Biologie, hg. v. Joachim Boldt/Oliver Müller/Giovanni Maio, Paderborn 2012, S. 121–136.

Jacenko, Alex: „Kurze Mitteilung über Pfropfung der Haut auf Granulationsoberflächen", in: *Berliner Klinische Wochenschrift*, 8 (1871), S. 87–86.

Jonassona, Olga/Mark A. Hardy: „The case of Baby Fae", in: *JAMA* 254 (1985) Heft 23, editorial.

Kahan, Barry D.: „Ganesha: The primeval Hindu xenograft", in: *Transplantation Proceedings*, 21 (1989), S. 1–8.

Kaschnitz, Marie-Luise: „Futurologie", in: dies.: *Steht noch dahin*, Frankfurt a. M. 1970, S. 41.

Kernhof, Karin/Holger Kirsch/Jochen Jordan: „Als wär's ein Stück von mir. Objektbeziehungstheoretische Überlegungen zur Organtransplantation", in: *Psyche. Zeitschrift für Psychoanalyse und ihre Anwendung*, 58 (2004), Heft 2, S. 97–113.

Kiper, Manuel: „Kein Versteckspiel mit Mensch-Tier-Chimären", in: Bündnis90/Die Grünen: *Pressemitteilung vom 3. Dezember 1997*, Berlin 1997.

Knoll, Elisabeth/George D. Lundberg: „Informed consent and Baby Fae", in: *JAMA* 254 (1985) Heft 23, editorial.

Koechlin, Floriane: „93 % Mensch, 7 % Schwein", in: *Wechselwirkung*, (1996) Heft 6, S. 6–11.

Krüger-Fürhoff, Irmela Marei: *Verpflanzungsgebiete. Wissenskulturen und Poetik der Transplantation*, München 2012.

Küttner, Hermann: „Die Transplantation aus dem Affen und ihre Dauererfolge", in: *Münchner Medizinische Wochenschrift*, 64 (1917) Heft 45, S. 1449–1452.

Laederich-Hofmann, Kurt/Stefan Begré/Brigitta Bunzel: „Integrationsprozesse und Organphantasien im Rahmen der Organtransplantation", in: *Psychotherapie Psychosomatik, medizinische Psychologie*, 52 (2002), S. 32–40.

Landois, Leonard: „Die Transfusion des Blutes in ihrer geschichtlichen Entwicklung und gegenwärtigen Bedeutung", in: *Wiener medizinische Wochenschrift*, 30 (13. April 1867), S. 466–468/484–486/500–502/790–792.

Landsteiner, Karl: „Über Agglutinationserscheinungen normalen menschlichen Blutes", in: *Wiener klinische Wochenschrift*, 46 (1901), S. 1132–1134.

Lexer, Erich: „Ueber freie Transplantation"; in: *Archiv für klinische Chirurgie*, 95 (1911), S. 827–851.

Lock, Margaret: „On dying twice: culture, technology and the determination of death", in: *Living and working with the new medical technologies: Intersections of inquiery*, hg. v. ders./Allan Young/Alberto Cambrioso, Cambridge 2000, S. 233–262.

Marchand, Felix: *Der Prozeß der Wundheilung mit Einschluß der Transplantation*, Stuttgart 1901.
Mercklinus, Georg Abraham: *De ortu et occasu transfusionis sanguinis,* Nürnberg 1679.
Nancy, Jean-Luc: *Corpus*, Fordham 2008.
Neudörfer, J.: „Beiträge zur Bluttransfusion", in: *Deutsche Zeitschrift für Chirurgie*, 5 (1875), S. 537–600.
Panum, Peter Ludwig: „Weitere Bemerkungen zur Orientierung in der Transfusionsfrage", in: *Archiv für pathologische Anatomie und Physiologie und für klinische Medicin*, 66 (1876) Heft 1, S. 26–54.
Pelis, Kim: „Blood clots: the nineteenth-century debate over substance and means of transfusion in Britain", in: *Annals of science*, 54 (1997), S. 331–360.
Ponfick, Emil: „Ueber die Wandlung des Lammblutes innerhalb des menschlichen Organismus", in: *Berliner Klinische Wochenschrift*, 28 (13. Juli 1874), S. 333–336.
Przibram, Hans Leo: *Tierpfropfung. Die Transplantation der Körperabschnitte, Organe und Keime*, Braunschweig 1926.
Purmann, Matthäus Gottfried: *Grosser und gantz neugewundener Lorbeer-Krantz der Wund-Artzney,* Halberstadt 1685.
Quante, Michael: „Meine Organe und ich", in: *Zeitschrift für medizinische Ethik*, 42 (1996), S. 103–119.
Reemtsma, Keith: „Xenotransplantation: a historical perspective", in: *ILAR-Journal*, 37 (1995) Heft 1, S. 9–12.
Reemtsma, Keith: „Xenotransplantation: A brief history of clinical experiences. 1900–1965", in: *Xenotransplantation: The transplantation of organs and tissues between species*, hg. v. David K.C. Cooper/Ejvind Kemp/Keith Reemtsma u. a., Berlin u.a 1991, S. 9–22.
Sander, Friedrich: „Zur Lammbluttransfusion", in: *Berliner Klinische Wochenschrift*, 15 (13. April 1874), S. 173–175.
Scheel, Paul: *Die Transfusion des Blutes und Einsprützung der Arzneyen in die Adern*, Kopenhagen 1802.
Schicktanz, Silke: „Why the way we consider the body matters: Reflection on four bioethical perspectives on the human body", in: *Philosophy, ethics, humanities in medicine*, 2 (2007), S. 1–12.
Schicktanz, Silke: *Organlieferant Tier? Medizin- und tierethische Probleme der Xenotransplantation,* Frankfurt a. M. 2002.
Schicktanz, Silke: „Aus der Geschichte lernen? Die Entwicklung der Idee der Xenotransplantation und Auswirkungen auf das heutige Verständnis", in: *Neue Perspektiven der Transplantationsmedizin im interdisziplinären Dialog*, hg. v. Eve-Marie Engels/Gisela Badura-Lotter/ Silke Schicktanz, Baden-Baden 2000, S. 239–256.
Schicktanz, Silke: „Mensch-Tier-Chimären. Bemerkungen zur Transplantationsmedizin und ihrer Geschichte", in: *Der Frankenstein-Komplex*, hg. v. Rudolf Drux, Frankfurt a. M. 1999, S. 184–204.
Schicktanz Silke/Larissa Pfaller/ Solveig Lena Hansen u. a.: „Attitudes towards brain death and conceptions of the body in relation to willingness or reluctance to donate. Results of a students' survey before and after the German transplantation scandals and legal changes", in: *Journal of public health*, 25 (2017) Heft 3, S. 249–256.
Schicktanz, Silke/SabineWöhlke: „Leben im Anderen. Vorstellungen zur Personalitätsübertragung zwischen kulturell Sagbarem und Unsagbarem", in: *Transmortalität. Organspende, Tod und tote Körper in der heutigen Gesellschaft*, hg. v. Antje Kahl/Hubert Knoblauch/Tina Weber, Juventus 2016, S. 75–105.

Schlich, Thomas: *Die Erfindung der Organtransplantation*, Frankfurt a. M. u. a. 1998.

Schorr, Marianne: *Zur Geschichte der Bluttransfusion im 19. Jahrhundert*, Basel u. a. 1956.

Siegmund-Schultze, Nicola: „Bedrohliches Mischwesen aus Mensch und Schwein“, in: *Süddeutsche Zeitung* (5. März 1998).

Starzl, Thomas E.: „History of clinical transplantation“, in: *World Journal of Surgery*, 24 (2000), S. 759–782.

Stoecker, Ralf: *Der Hirntod. Ein medizinethisches Problem und seine moralphilosophische Transformation*, 2. Aufl. m. Ergänzung. Freiburg u. a. 2010 (1999).

Stoff, Heiko: *Ewige Jugend. Konzepte der Verjüngung vom späten 19. Jahrhundert bis ins Dritte Reich*, Köln u. a. 2004.

Taniguchi, Shigeki/David K.C. Cooper: „Clinical xenotransplantation: A brief review of the world experience“ in: *Xenotransplantation. The Transplantation of organs and tissues between species*, hg. v. David K.C. Cooper/Ejvind Kemp/Jeffrey L. Platt, Berlin u. a., S. 776–784.

Unger, Ernst: „Nierentransplantation“, in: *Berliner Klinische Wochenschrift*, 13 (28. März 1910), S. 573–577.

Voronoff, Serge: *Die Eroberung des Lebens. Das Problem der Verjüngung*, Stuttgart 1928.

Voronoff, Serge: *Verhütung des Alterns durch künstliche Verjüngung*, Berlin 1926.

Voronoff, Serge/George Alexandrescu: *Hodentransplantation von Affe auf Mensch*, Berlin u. a. 1930.

Wederhake: „Ueberpflanzung (Transfusion) von Blut“, in: *Münchner Medizinische Wochenschrift*, 64 (1917) Heft 45, S. 1471–1473.

Wellendorf, Elisabeth: *Mit dem Herzen eines anderen leben?*, Zürich 1993.

Wöhlke, Sabine: *Geschenkte Organe? Ethische und kulturelle Herausforderungen bei der familiären Lebendnierenspende*, Frankfurt a.M. u. a. 2015.

Woodruff, Michael .F.A.: *The transplantation of tissues and organs*, Springfield 1960.

Zentrale Ethikkommission bei der Bundesärztekammer: „Übertragung von Nervenzellen in das Gehirn von Menschen“, in: *Deutsches Ärzteblatt*, 95 (1998) Heft 30, S. A-1869–1871.

Abbildungen

Abb. 1: Elsholtz, Johann Sigismund: *Clystmatica nova*, Hildesheim 1966 (1667).

Abb. 2: Purmann, Matthäus Gottfried: *Grosser und gantz neugewundener Lorbeer-Krantz der Wund-Artzney*, Halberstadt 1685.

Abb. 3: Hasse, Oscar: *Die Lammbluttransfusion beim Menschen*, St. Petersburg u. a. 1874.

Abb. 4: Voronoff, Serge/George Alexandrescu: *Hodentransplantation von Affe auf Mensch*, Berlin u. a. 1930.

Irmela Marei Krüger-Fürhoff

Zitat, Schnitt, Naht: Ästhetische Strategien der Transplantation in David Wagners Roman *Leben* und Katharina Greves Comic *Patchwork. Frau Doktor Waldbeck näht sich eine Familie*

Das Konzept der Transplantation, das im 19. Jahrhundert von der Agrartechnik auf die Chirurgie übertragen wurde und heute in erster Linie die Ersetzung geschädigter Körperteile und -funktionen durch biologisches Material bezeichnet,[1] ist – so ein Befund aktueller Debatten – auch im Kontext kulturtheoretischer, postkolonialer und technikphilosophischer Erweiterungen seinen biologisch-botanischen bzw. organisch-körperlichen Konnotationen verhaftet.[2] Das muss kein Nachteil sein, zumal auf diese Weise die leiblichen, biopolitischen und ethischen Implikationen unterschiedlicher Verfahren der Übertragung, Ersetzung und Erweiterung virulent bleiben. Im Mittelpunkt der folgenden Analyse stehen zwei künstlerische Werke von 2013 und 2011, die am Beispiel der Verpflanzung eines Spenderorgans bzw. der (utopischen) Herstellung menschenähnlicher Körper aus unterschiedlichem biologischem Material philosophische und gesellschaftspolitische Fragen nach Identität, Körperlichkeit und Gemeinschaftsbildung verhandeln. Dabei entwickeln der literarische Text von David Wagner und der Comic von Katharina Greve eine medienspezifische, aber dennoch vergleichbare Ästhetik, die sich, so meine These, als Antwort auf die Transplantation verstehen lässt: Der literarische Text verwendet Strategien des Zitierens, um mit Hilfe sprachlicher Verfahren die chirurgische Entnahme des eigenen, geschädigten und die Einfügung eines fremden, gesunden Organs zu reflektieren und von dem dadurch grundlegend veränderten Leben zu erzählen. Der Comic wiederum führt die Konstruktion chimärischer Körper mit Strategien des Schneidens, Nähens und Collagierens – im Sinne der Kombination und Integration heterogener Materialien – eng und nutzt intermediale Anspielungen sowie Verfahren von *cut and paste*, Recycling und Bricolage, um die Integrationssehnsüchte, aber auch die

1 Vgl. Schlich: *Die Erfindung der Organtransplantation*, S. 28 ff.
2 Vgl. die Einleitung zu diesem Band.

https://doi.org/10.1515/9783110619348-009

Widerstandslust von durch (Xeno-)Transplantation erzeugten menschenähnlichen Wesen zu thematisieren, deren sozialer Ort erst noch auszuhandeln ist.

I David Wagner, *Leben*: Strategien des Zitierens

David Wagners Buch *Leben*, das 2013 mit dem Preis der Leipziger Buchmesse ausgezeichnet wurde und den Autor einem breiten Lesepublikum bekannt machte, besitzt keine Genrebezeichnung,[3] sondern lediglich das Motto „Alles war genau so / und auch ganz anders".[4] Rezensionen und Autorgespräche verdeutlichen, dass es sich um einen erfahrungsgesättigten und zugleich fiktionalen Text handelt, weshalb *Leben* im Folgenden als autobiographischer Roman verstanden werden soll.[5] Im Mittelpunkt der „Meditation über Krankheit und Sterben" als – so die *taz* – „integraler Bestandteil der Conditio humana"[6] steht die wegen einer Autoimmunhepatitis notwendige Lebertransplantation des etwa 35-jährigen Ich-Erzählers „W." bzw. „Herr W.", dessen Name an Wagner, aber auch an eine Kennzeichnung qua Krankheit (der ‚Herr mit dem Weh') oder einen Schmerzensausruf denken lässt. *Leben* erhält sein Gewicht nicht lediglich aus der Erfahrung von Todesnähe und -überwindung oder seiner gesundheitspolitischen Aktualität nach Transplantationsskandalen an deutschen Universitätskliniken,[7] sondern auch aufgrund ästhetischer Eigenarten. Der Roman, der aus knapp 300 Kurztexten von jeweils wenigen Zeilen bis drei Seiten besteht, betont sowohl Aspekte der existentiellen Unterbrechung als auch der Kontinuität: Einerseits tragen fast alle Textteile eine durchlaufende Nummerierung von 1 bis 277; das Leben in *Leben*, so die Botschaft, ist zerstückelt, von Krisen gezeichnet und von Erinnerungsanalepsen durchzogen, fügt sich aber dennoch zu einer durchgängig erzählbaren Geschichte. Andererseits befindet sich eine deutliche Zäsur etwa in der Mitte des Buches, die das Lesepublikum mit der Abfolge von zwei Leer-, also Vakatseiten, zwei annähernd schwarzen Seiten und schließlich zwei weiteren (da der nachfolgende Text auf einer rechten Seite beginnt, eigentlich drei weiteren) Vakatseiten konfrontiert; diese Seiten markieren den Moment der Leberverpflanzung. Wortloser und zu-

3 In einem Radiogespräch bezeichnet der Autor sein Buch als „Dokumentarroman". Vgl. Bürger: „In existenzieller Not".

4 Wagner: *Leben*, S. 5 (Weitere Nachweise erfolgen mit der Sigle „W" und Angabe der Seitenzahl direkt im Text.).

5 Birgitta Krumrey verwendet den literaturtheoretisch stärker aufgeladenen Begriff der Autofiktion. Vgl. Krumrey: *Der Autor in seinem Text*, S. 109–121.

6 Schäfer: „Einmal Unterwelt und zurück".

7 Vgl. Römer: „Herztransplantationen".

gleich eindrücklicher kann die Suspension des Lebens durch die Entnahme eines zentralen Körperteils und seine transplantationschirurgische Ersetzung durch ein körperfremdes Organ kaum zwischen zwei Buchdeckeln verdeutlicht werden, auch wenn es für diese im weitesten Sinne typografische Präsentationsform Vorbilder gibt, z. B. in Laurence Sternes Roman *The life and opinions of Tristram Shandy, gentleman.*[8] Darüber hinaus vertieft ein schwarzes Leseband den Eindruck von Todesnähe und nähert das Buch so einem religiösen Brevier an;[9] jede Unterbrechung der Lektüre, so ließe sich die Bedeutung dieses Lesebändchens weiterspinnen, gefährdet in gewissem Sinne auch den Lebensfaden.

Zur körperlichen und auf die Identität bezogenen Zäsur durch die Transplantation, die – filmisch gesprochen – als Schwarzbild präsentiert wird, gesellt sich das Blackout während der Operation selbst. Wie lässt sich solch ein existentielles Ereignis, das aufgrund der Allgemeinanästhesie nicht bewusst erlebt werden kann, aus der Ich-Perspektive erzählen? Durch eine imaginäre Innensicht im Sinne einer Traumsequenz? Den Wechsel zu einer anderen Fokalisierung? Aussparung? Wagners *Leben* entscheidet sich für den Rückgriff auf eine fremde Rede: Die nicht bei Bewusstsein erlebte Operation wird durch ein Zitat aus einem medizinischen Lehrbuch ersetzt, das in einer Fußnote philologisch korrekt nachgewiesen wird.[10] In der ausgewählten Passage geht es ausschließlich um die Explantation des körpereigenen geschädigten Organs – wir befinden uns schließlich noch *vor* der schwarzen Doppelseite. In ihrer Gesamtheit bleibt die Operation also letztlich unerzählt:

> Die Hepatektomie erfolgt nach Lehrbuch: Nach der Eröffnung des Abdomens mittels Oberbauchlaparotomie erfolgt die Mobilisation des linken Leberlappens. Darstellung der suprahepatischen V. cava unter Ablösung des rechten Leberlappens vom Zwerchfell und An-

---

8 Im *Tristram Shandy* (1759–1767) folgen zwei (innerhalb des Satzspiegels) schwarze Seiten auf den Tod des Pfarrers Yorick am Ende von Buch I, Kap. XII; vgl. Sterne: *The life and opinions of Tristram Shandy, gentleman*, S. 37 f. Vergleichbare Strategien finden sich auch im Kontext des graphischen Erzählens: In der zweiten, überarbeiteten Auflage von Anders Nilsens autobiographischem Comic *Don't go where I can't follow* von 2012 markiert eine schwarze Seite den Moment des Krebstodes der Partnerin Cheryl. Ähnlich wie in Wagners *Leben* folgt auch hier die schwarze Seite unmittelbar auf eine Annäherung an die Perspektive der Medizin: Die Zeichnung im Comic, die den unbekleideten Körper der Verstorbenen zeigt, erinnert aufgrund der Vogelperspektive an Abbildungen in Lehrbüchern der Medizin- und Pflegeausbildung, bezeugt aber zugleich die individuellen Leidensspuren von Krebstherapie und intensivmedizinischer Überwachung. Vgl. Schmidt: *Sharing memories of loss*, S. 4f.

9 Die Farbwahl erfolgte laut David Wagner auf seinen ausdrücklichen Wunsch; persönliche Kommunikation, 24.02.2014.

10 „*Zitiert nach Peter Neuhaus, Robert Pfitzmann u. a.: *Aktuelle Aspekte der Lebertransplantation*, 2. Auflage, Bremen 2005, S. 33." Wagner: *Leben*, S. 119.

> schlingung der V. cava [...]. Ausklemmung der supra-hepatischen V. cava und Herauslösen der Leber aus dem Retroperitoneum unter Mitnahme der V. cava. (W, S. 119)

Das Ausweichen auf die medizinische Rede mag inhaltlich angemessen sein – nicht nur der eigene Körper, sondern auch das Sprechen darüber werden der Chirurgie überantwortet – und dazu beitragen, die Spezifik des Einzelfalls durch Rückbindung an einen Lehrbucheintrag zu ‚normalisieren'. Zugleich aber verdeutlicht der Wechsel des Stils, dass der literarische Text durch die Aufnahme der medizinischen Rede mit einer fremden Stimme infiltriert wird, die sich nicht vollständig in den Erzählfluss integriert. Fremd ist dieses Versatzstück im doppelten Sinne: als Zitat aus einem medizinischen Fachbuch und als ‚unpersönliche', nicht auf einen konkreten Patienten bezogene Handlungsanleitung. Andere medizinische Passagen in *Leben* präsentieren dagegen Exzerpte aus individuellen Arztberichten, verweisen also trotz des medizinischen Vokabulars immerhin auf den Ich-Erzähler und sind damit gewissermaßen ‚personalisierte' Fremdkörper.

Es fällt nicht schwer, die auf die Operation bezogene Strategie des Zitierens als Kommentar oder gar poetische Entsprechung zum chirurgischen Eingriff der Organverpflanzung zu verstehen. Tatsächlich besitzt die Analogisierung von Buch und Körper sowie von Zitat und Körperteil eine lange Tradition, die allerdings im Kontext von literarischen Repräsentationen der Transplantationschirurgie eine besondere Überzeugungskraft gewinnt.[11] In seiner Monographie *La seconde main ou le travail de la citation* von 1979 setzt der französische Literaturwissenschaftler Antoine Compagnon das in einen anderen Text übertragene Zitat als „corps étranger" explizit mit einem transplantierten Organ bzw. einer „greffe d'organe" gleich:

> La citation est un corps étranger dans mon texte, parce qu'elle ne m'appartient pas en propre, parce que je me l'approprie. Aussi son assimilation, de même que la greffe d'un organe, comporte-t-elle un risque de rejet contre lequel il faut me prémunir et dont l'évitement est l'occasion d'une jubilation. La greffe prend, l'opération réussit: je connais la satisfaction de l'artisan consciencieux lorsqu'il se sépare d'un produit fini qui ne porte pas trace de son labeur, de ses interventions empiriques. C'est aussi, autrement engageante, la jouissance du chirurgien quand il inscrit son savoir, et son savoir-faire, sur le corps du patient: le talent du chirurgien s'apprécie à la propreté de son travail, à la joliesse de la cicatrice dont il signe et authentifie son œuvre.[12]

---

11 Zur folgenden Argumentation vgl. Krüger-Fürhoff: *Verpflanzungsgebiete*, S. 54–57.

12 Compagnon: *La seconde main ou le travail de la citation*, S. 31f. Während es innerhalb von Kristevas Intertextualitätstheorie keinen Ursprungstext mehr gibt, konzentriert sich Compagnon in der zitierten Passage auf die intentionale Arbeit mit Zitaten, arbeitet also mit einem vergleichsweise ‚starken' bzw. traditionellen Autorschaftskonzept.

Die Rede ist von Aneignung eines Zitats („je me l'approprie"), von drohender Abstoßung zwischen aufnehmendem Text und fremdem Teil („un risque de rejet"), aber auch vom überschwänglichen Glück einer Einpassung oder „assimilation", die jede Spur der dafür notwendigen schriftstellerischen bzw. chirurgischen Arbeit und jede Naht und Narbe, also „trace" und „cicatrice" unsichtbar macht. Das Ziel ist also ein makelloses und einheitlich erscheinendes Werk, das weder an seine Bestandteile noch an die Gewalt seiner Entstehung erinnert. Vielleicht lässt sich Compagnons ‚Erfolgsgeschichte' insofern für David Wagners *Leben* fruchtbar machen, als die Operationsnaht des beim Literaturtheoretiker imaginierten Chirurgen mit der Unterschrift des Romanautors verglichen werden kann: Beide signieren und autorisieren ein Werk, das die erfolgreiche Integration von Fremdmaterial bezeugt.

Im Kontext aktuellerer Debatten zu Intertextualität, Multikulturalität und Hybridität erscheint Compagnons Ganzheitsvorstellung gleichwohl problematisch. Jüngere Theorien betonen, dass das Zitat als Fremdkörper niemals vollständig „einverleibt" werden kann, sondern den ihn aufnehmenden Text „ebenso bestätigt wie bedroht", dass also die „Schnittstellen" und die Areale, an denen „Abstoßung" droht, das eigentliche Faszinosum darstellen.[13] Auch deshalb sollte die Analogisierung von ‚Zitieren' und ‚Transplantieren' die Differenz zwischen den beiden Verfahren nicht vollständig ausblenden, denn anders als bei der Organentnahme und -verpflanzung wird bei der intertextuellen Arbeit mit Zitaten oder Anspielungen eben nur im übertragenen Sinne ‚ausgeschnitten', ‚eingepasst' und ‚zusammengenäht'. Gerade weil Wagners *Leben* der einfachen Assimilationslogik von Compagnon nicht folgt, lässt sich fragen, welche Funktion Einfügungen aus anderen Texten oder kulturellen Kontexten in einem autobiographischen Roman besitzen, der von der medizinisch geglückten, aber nicht unproblematischen Integration einer fremden Leber in den eigenen Leib handelt. Welche Verfahren zur Erzielung einer neuen Ganzheit oder einer vielstimmigen, in sich heterogenen Entität werden jenseits der bereits erwähnten Arbeit mit Zitaten fremder Texte eingesetzt?

Leben besitzt einerseits einen einheitlichen Stil, der vom Feuilleton als „lakonisch", pointiert und zugleich zart gefeiert wurde,[14] und stiftet durch einen Zirkelschluss Kohärenz: Der letzte Abschnitt, in dem der aus Klinik und Rehabilitation entlassene Ich-Erzähler beschließt, seine Geschichte aufzuschreiben, enthält in

13 Die vollständige Textstelle lautet: „Der Autor wird hier zum Schneider, und der Text ist sein Patchwork, ein zusammengeflicktes Korpus, in dem die Nähte, die Übergänge zwischen den verschiedenen Flicken interessant werden. Was paßt zusammen? Was stößt sich ab? Wo verlaufen die Schnittstellen?" Plath/Pantenburg: „Aus zweiter Hand", S. 11.

14 Böttiger: „Ein fremdes Flirren".

nur leicht abgewandelter Form jenen Satz, mit dem das Buch einsetzt. Andererseits ist es über weite Strecken ein vielstimmiger, heterogener, man möchte fast sagen: transplantierter Text, und zu diesem Eindruck tragen neben den Fremd- auch die Selbstzitate bei. Denn David Wagner hat nicht nur Passagen aus Arztbriefen aufgenommen, die durch Kursivdruck gekennzeichnet sind, sondern auch umfangreiche Textteile aus eigenen Werken, v.a. aus der Erzählung *Für neue Leben* und dem Gedichtband *Als die Kinder schliefen*, die zuvor in der Zeitschrift *Merkur* und im Berliner *SuKuLTuR Verlag* erschienen waren.[15] Man mag das ganz pragmatisch als ‚Recycling' am Übergang vom Nischen- zum Publikumsautor bezeichnen. Da *Leben* jedoch argumentiert, gespendete Organe würden einer Zweitverwertung zugeführt – „neue Organe sind immer gebrauchte Organe, Organe von Toten" (W, S. 88) –, lässt sich Wagners Strategie der zitierenden Zweitverwertung auch als Autotransplantation eigener Texte deuten.

Dabei sind unterschiedliche Verfahren zu beobachten. Während Wagners Selbstzitate aus der kurzen Transplantationserzählung *Für neue Leben* auseinandergenommen, zum Teil überarbeitet, ergänzt und auf diese Weise in *Leben* integriert werden, bleiben die umfangreichen Auszüge aus *Als die Kinder schliefen* deutlich als Fremdkörper markiert. Typografisch geschieht dies durch eine kleinere Schrift, erzähltechnisch durch den Hinweis auf eine Sammelmappe mit Zeitungsausschnitten, deren Inhalt – vermeintlich unverändert – zum Besten gegeben wird. Da angesichts des Themenfelds ‚Transplantation und Zitat' die Verhandlung zwischen aufnehmendem und aufgenommenem Text, zwischen Fremdheit und Integration zentral ist, soll die literarische Geste des Findens und Präsentierens (bzw. Einfügens) des vorgeblich ‚fremden', tatsächlich aber eigenen Materials etwas genauer untersucht werden. Eingeführt werden die Textteile durch Gedanken des Ich-Erzählers über den Tag, an dem endlich ein passendes Spenderorgan zur Verfügung steht und damit in seinen Körper einsetzbar ist:

> Ich denke nicht daran, daß der Tag X jederzeit kommen könnte. Abends, wenn ich ins Bett gehe, und morgens, wenn ich aufwache, denke ich nicht immer daran, ich habe überhaupt keine Lust, immer daran zu denken, weiß aber, eines Tages oder Nachts läutet das Telefon vielleicht. Möchte ich, daß du stirbst? Nein, ich möchte nicht, daß du, wo auch immer du dich gerade aufhältst, überfahren wirst. Oder durch eine Windschutzscheibe gegen einen Baum fliegst. Ich möchte nicht, daß dir ein Aneurysma platzt, ich möchte nicht, daß du wie auch immer ums Leben kommst. Eigentlich nicht. Trotzdem reiße ich Todesmeldungen aus der Zeitung, sie sammeln sich an, ich lege sie in eine Mappe. Auf der Mappe steht: „Als die Kinder schliefen". (W, S. 90f.)

---

15 Wagner: *Für neue Leben*, 2009, Erstveröffentlichung in *Merkur* 62 (2008) Heft 715, S. 1113–1122. Ders.: *Als die Kinder schliefen*, 2011.

Es gehört nicht viel Spitzfindigkeit dazu, die wiederholte Abwehr vielfältig ausbuchstabierter aggressiver Fantasien, die schließlich in 33 fiktionalisierten, in freien Versen gestalteten Zeitungsberichten über ungewöhnliche Todesarten münden, als Verleugnung im Sinne der Freud'schen Psychoanalyse zu deuten; die Dynamik der verschobenen Wunscherfüllung dürfte auch dem Ich-Erzähler von *Leben* klar sein. Die dann folgenden Miniaturen mit so suggestiven Titeln wie „Notwehr", „Kompost", „Bis daß der Tod" und „Familiengrab", deren Arrangement sich geringfügig von der Erstveröffentlichung unterscheidet, erinnern in ihrer grotesken Zuspitzung ein wenig an Heinrich von Kleists Anekdoten. In Wagners Todespanorama wird nicht einfach gestorben, sondern gemordet, zerstückelt und zersägt, und dort, wo es – wie im Fall der Miniatur „Seriennummer" – um eine forensische Bestimmung von Identität geht, hilft ausgerechnet ein industriell gefertigter Fremdkörper im ansonsten unkenntlich gemachten Gewaltopfer:

> *Seriennummer*
> Nur an den Seriennummern ihrer Brustimplantate
> wurde Sana Samotovih identifiziert
> der Mörder
> hatte ihr das Gesicht zerhackt
> die Fingerkuppen abgeschnitten
> und alle Zähne
> gezogen. (W, S. 96)

Der wortgewaltig verleugnete Wunsch, der Tod eines passenden Organspenders möge das Warten auf eine neue Leber endlich beenden, wird durch das Selbstzitat geäußert, das den ‚aufnehmenden' Text unterbricht und diesen zugleich mit einem psychologischen Deutungsangebot versieht: Auf den 17 kleingedruckten Seiten sind Aggressivität, Lebenshunger und Todeswunsch verdichtet, die auf den restlichen 265 Seiten von *Leben* kaum zur Sprache kommen. Das Zitat der ‚eigenen Rede' stellt also eine Ergänzung und Vervollständigung dar, die Markierung *und* Behebung eines Mangels.

Leben ist ein Buch, das ein Leben vor und ein Überleben nach der Transplantation erzählt, indem es eine durchgängige Geschichte präsentiert, zugleich aber traditionelle Vorstellungen von Chronologie und Kausalität aufbricht und über weite Phasen auf die Logik von Assoziationen und unwillkürlichen Erinnerungen setzt. Dabei gesellen sich zur Arbeit mit klar identifizierbaren Zitaten Passagen, die die Entfremdung vom eigenen Körper verdeutlichen, indem sie auf fremde Rede verweisen, ohne dass dafür konkrete ‚Herkunfts-' oder ‚Spendertexte' existieren würden:

> Wie es mir geht, wie es mir wirklich geht, weiß ich immer erst, wenn ich die Werte kenne.
> Ich bin meine Krankenakte, ich bin die Kurve meiner Werte, ich bin

Natrium Kalium Calcium
Kreatinin Albumin
Protein Bilirubin
Lipase Amylase
ALT AST GGT
LDL HDL
GLDH LDH
MCH MCV
MPV MCHCV
Lymphozyten Leukozyten
Monozyten Thrombozyten
Granulozyten Erythrozyten
Trioglycerid Hämatokrit
Cholesterin Hämoglobin. (W, S. 280f.)

Weil das Individuum sich selbst im Krankenhaus ‚abgeben' muss und das Wissen von Hightech-Chirurgie, Feindiagnostik und Labormedizin wenig mit eigener Leibeserfahrung zu tun hat, erfährt der Ich-Erzähler erst durch die ärztliche Deutung seiner Blutwerte, wie sein medizinischer Zustand eingeschätzt wird, bzw. – in einer Übersetzung ins Persönliche – wie es ihm geht. Dass die Messdaten, nach denen gefahndet wird und die die ‚Wahrheit' über die Person zu verraten versprechen, allerdings im Text in die poetische Struktur freier Verse transformiert werden, kann angesichts des totalen Deutungssystems ‚Krankenhaus' durchaus als Ermächtigungsgeste verstanden werden, die das Erkenntnispotential des biochemischen Wissens relativiert.[16] Dabei überblendet die eingangs verwendete dreimal wiederkehrende Formulierung „ich bin", die auf ironisch gebrochene Weise an Selbstaussagen Christi („ich bin der Weg, die Wahrheit und das Leben", Joh. 8,12; Joh. 14,6), aber auch an cartesianische Selbstbestimmungen erinnert, Metaphysik, Erkenntnistheorie und medizinische Messlogik mit Poesie.

Durch den Einsatz von Verfahren der Zitation gelingt es Wagners Roman, die sowohl rettende als auch verstörende Dimension der Organverpflanzung zu vermitteln, die mit der gelungenen Operation nicht endet, sondern die heikle Integration eines fremden und durch Abstoßungsreaktionen gefährdeten Organs auf Dauer stellt. *Leben* erzählt die Geschichte einer erfolgreichen Behandlung, verdeutlicht durch die Arbeit mit Fremd- und Selbstzitaten jedoch zugleich die Heterogenität des dabei entstehenden verlängerten Lebens.

16 Vgl. Ette: „In der Literatur geht es um das Leben", S. 155.

II Katharina Greve, *Patchwork*: Schneiden, Nähen, Zusammenbasteln

Der 2011 erschienene 80-seitige Comic *Patchwork* von Katharina Greve,[17] einer Cartoonistin und Autorin, die u. a. für *Titanic* und die Tagespresse zeichnet und bereits mehrere Comic-Romane veröffentlicht hat, umreißt mit dem skurril-humorvollen Untertitel *Frau Doktor Waldbeck näht sich eine Familie* bereits seinen Plot: Im Mittelpunkt des fiktionalen, ja utopischen Geschehens steht die gefeierte Transplantationsforscherin Linda Waldbeck, die über ihre wissenschaftliche Karriere den Moment einer ‚normalen' Familiengründung verpasst und deshalb kurz vor ihrem „Verfallsdatum" (G, S. 10) aus der „Restekiste" des Labors (Abb. 1) biologisches Material zu vier merkwürdigen „Kopffüßler[n] und Beinkrakenwesen"[18] zusammenstückelt.

Bei der Herstellung und Belebung ihrer ‚Kinder' Ben, Tim, Jan und Wei (Abb. 2 und 3) überschreitet die Forscherin die Grenze zwischen Tod und Leben sowie Mensch und Tier. Dass dabei ausgerechnet das wissenschaftlich Ausgesonderte zur Erfüllung individueller Herzenswünsche beiträgt, kann als ironischer Kommentar zu biomedizinischer Forschung, Privatleben *und* Gesellschaft gelesen werden. Am Ende des Comics wird sich zu den Kindern noch ein ‚Vater' gesellen, den Frau Dr. Waldbeck nach einem Bombenattentat aus den verfügbaren Körpermaterialien mehrerer Männer zusammenbastelt.

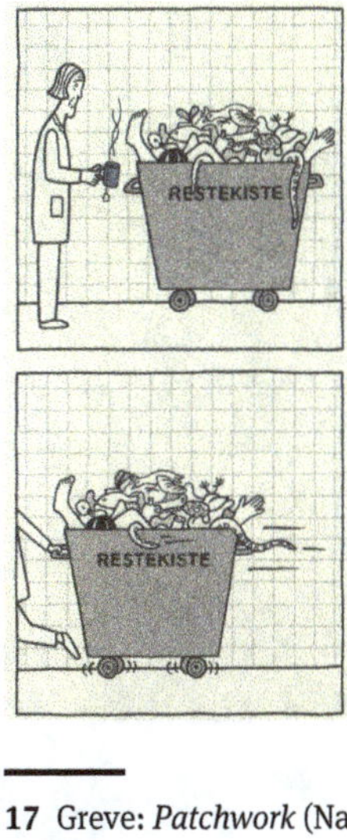

Abb. 1: Greve: *Patchwork*, S. 11, Panel 4 und 6.

17 Greve: *Patchwork* (Nachweise erfolgen mit der Sigle „G" und Angabe der Seitenzahl direkt im Text.).
18 Poloczek: „Doktor Beckwald geht jetzt putzen".

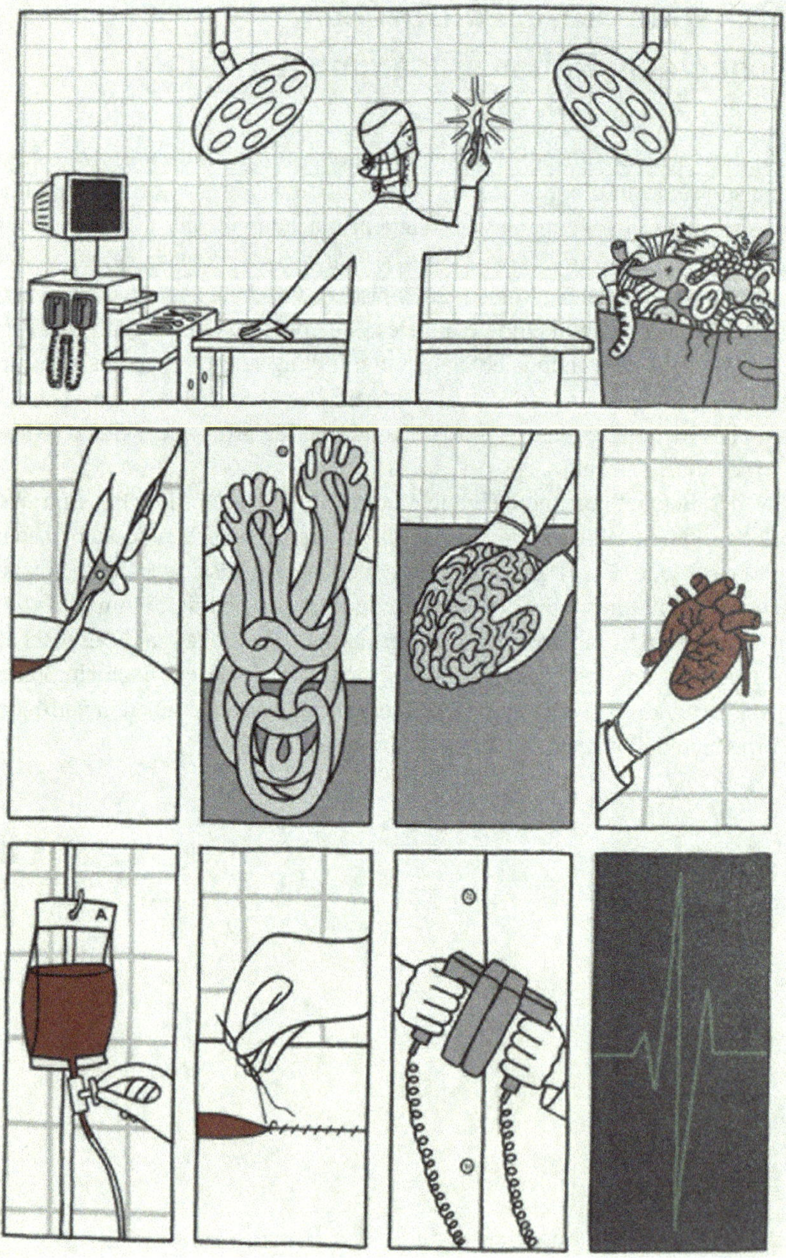

Abb. 2: Greve: *Patchwork*, S. 12.

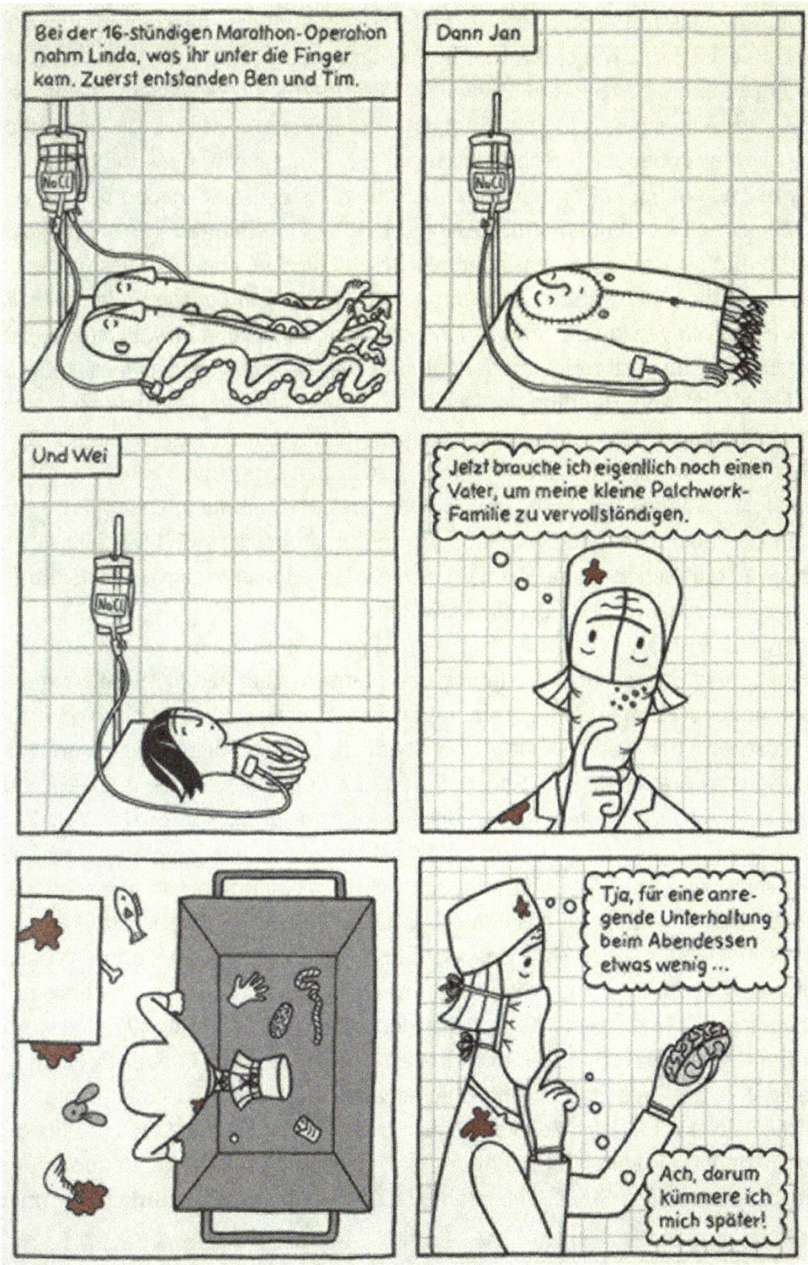

Abb. 3: Greve: *Patchwork*, S. 13.

Graphische Literatur erzählt intermedial und seriell durch die Kombination von Bildern und Schrift, wobei die Handlung sukzessiv in (unterschiedlich gestalteten) Einzelbildern, sogenannten Panels, präsentiert wird. Die Arrangements der Panels verräumlichen zeitliche Abfolgen – zumindest in der westlichen Kultur wird von links oben nach rechts unten gelesen – und fordern das Publikum zur aktiven Aneignung, ja Koproduktion durch sinnstiftendes Schließen der Lücken zwischen den Einzelbildern auf.[19] Als Verbindung von simultan wahrnehmbaren Bildern und sich sukzessiv entfaltenden Geschichten vereinen Comics demnach Charakteristika, die Gotthold Ephraim Lessing in seinem *Laokoon oder über die Grenzen der Malerei und Poesie* von 1766 *entweder* der Malerei bzw. Plastik als auf Körperdarstellung ausgerichteter simultaner Raumkunst *oder* der Poesie als für die Entfaltung von Handlungen besonders geeigneter konsekutiver Zeitkunst zuwies.[20] Comics sind also gewissermaßen Serien ‚fruchtbarer Augenblicke', wobei die ‚Passung' oder aber Spannung zwischen Bild- und Textebene in der Comicforschung besondere Aufmerksamkeit erfährt. Dass die in Einzelbilder aufgeteilte, zugleich aber auf Sukzessivität und Kohärenz zielende Erzählweise des Comics erstaunlich gut zum Thema der transplantationstechnischen Herstellung ‚ganzer Wesen' passt, sei zumindest erwähnt.

Während Wagners autobiographischer Roman mit Fremd- und Selbstzitaten arbeitet, nutzt Greves Comic Verfahren der Intermedialität und Motive des *cut and paste*, um das Thema der Transplantation formal umzusetzen. Ähnlich wie sich die Forscherin der Restekiste des Labors bedient, plündert der Comic das Arsenal kultureller Narrationen und Bilder. Besonders deutlich sind die Verweise auf Mary Shelleys *Frankenstein or the Modern Prometheus* von 1818: Dr. Waldbeck arbeitet am „Prometheus-Institut für Transplantations- und Genforschung" (G, S. 9), setzt wie Victor Frankenstein ihre hybriden Kreaturen aus menschlichen Leichen und Tierkadavern zusammen und belebt diese wie schon Frankenstein mittels Elektrizität (vgl. Abb. 2 bzw. G, S. 12, Panel 9). Ein Agent, der die Wissenschaftlerin zur Zusammenarbeit mit der Firma „German Security and Defence AG" zwingen soll, ähnelt Boris Karloff als Monster in James Whales *Frankenstein*-Verfilmung von 1931 (G, S. 32). Natürlich ist Greves Comic nicht einfach ein Mary Shelley-Remake im Zeitalter von Frauenemanzipation und Xenotransplantation, das die Selbstsucht Victor Frankensteins mit der Fürsorglichkeit Linda Waldbecks kontert und Do-it-yourself-Chimären als Wunscherfüllung feiert. Dennoch entwirft er im positiven Sinne widerständige Körper, die gesellschaftliche Normen

---

19 Stellvertretend für die umfangreiche Einführungsliteratur zu Comics vgl. McCloud: *Understanding comics*; Schüwer: *Wie Comics erzählen* sowie Abel/Klein „Leitfaden zur Comicanalyse".
20 Vgl. Lessing: „Laokoon. Oder über die Grenzen der Malerei und Poesie", S. 32.

lustvoll in Frage stellen, an ihrer Identität keineswegs leiden und trotz ihrer inneren Heterogenität eine harmonische Patchworkfamilie bilden.

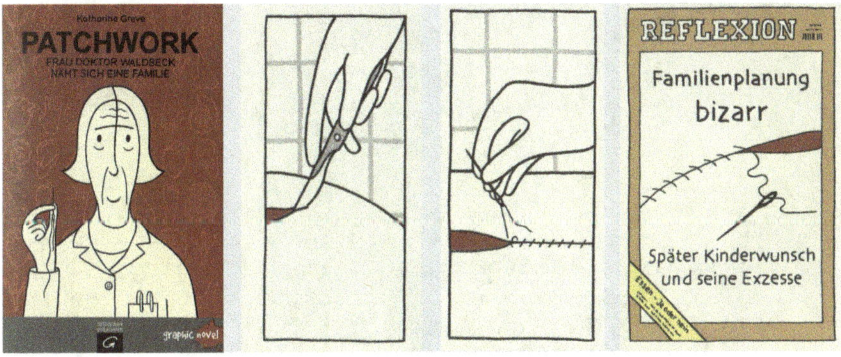

Abb. 4: Greve: *Patchwork*, Titel; S. 12, Panel 2 und 7; S. 23, Panel 4.

Mit Blick auf die transplantationstechnische Herstellung der neuen Wesen verdeutlichen das Umschlagbild, einzelne Panels der Operationsszene sowie ein Zeitschriftencover durch Darstellungen des Schneidens, Zusammenfügens und Nähens bzw. der dafür notwendigen Utensilien (Abb. 4), dass das titelgebende „Patchwork" ganz wörtlich gemeint ist.[21] Anders als Collagen und *papiers collées* der künstlerischen Avantgarde, die mit ihren Schnitt- und Nahtstellen gegen traditionelle Werkauffassungen opponieren,[22] betont Greves Comic jedoch die erfolgreiche Produktion von Ganzheit: Obgleich die xenotransplantierten ‚Wunschkinder' aus heterogenem, ja verworfenem Material zusammengestückelt wurden, sind ihre Operationsnähte bald nicht mehr zu erkennen, und die selbstbewussten Wesen sind mit ihrer Identität völlig im Reinen.[23] Zu dieser fröhlichen ‚Normalität' passt, dass der Comic selber keine Patchwork-Ästhetik aufweist, sondern Bilder ‚aus einem Guss' zeigt, mit übersichtlichen und relativ einheitlichen Panelstrukturen arbeitet, geometrisch-klare, eher flächig wirkende Strichzeichnungen cartoonhaft reduzierter Figuren verwendet, nur gelegentlich Graustufen und Farben einsetzt und – mit Ausnahme der Rahmenerzählung – durchgängig chronologisch erzählt; auf diese Weise entsteht auf formaler Ebene ein Gegengewicht zur parodistisch überdrehten Handlung.

---

21 Vgl. Platthaus: „Patchworkfamilie".

22 Vgl. Hoffman (Hg.): *Collage*; Te Heesen: *Der Zeitungsausschnitt.*

23 Dass der Comic auch eine Collage aus weiteren kleinen Geschichten ist und damit die Kunst des Zusammenfügens weiterspinnt, kann hier nicht weiterverfolgt werden. Vgl. Schikowski: „Graphic Novel Subversive Familienfreuden".

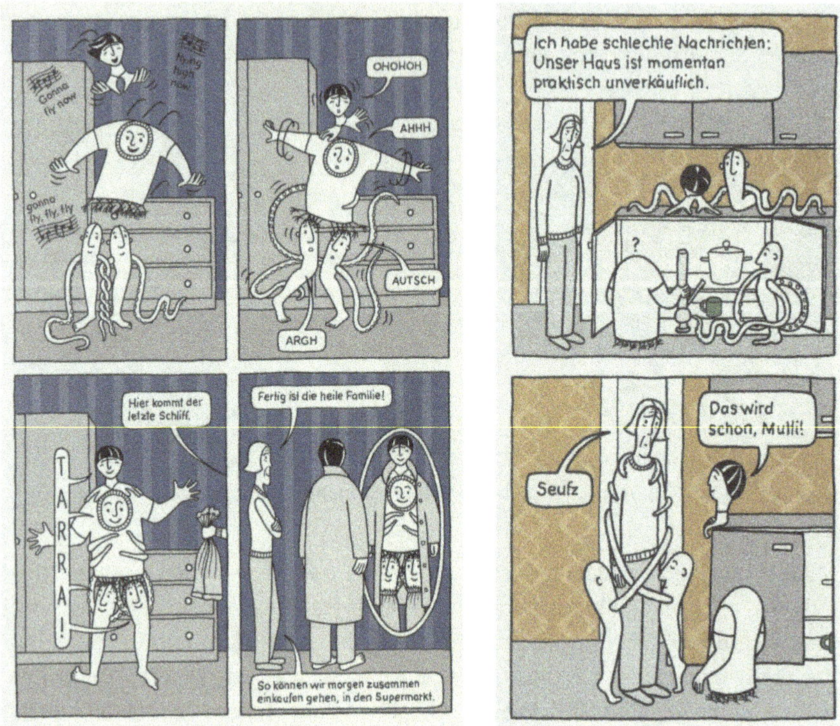
Gonna fly now
gonna fly, fly, fly
OHOHOH
AHHH
AUTSCH
ARGH
Hier kommt der letzte Schliff.
TARRA!
Fertig ist die heile Familie!
So können wir morgen zusammen einkaufen gehen, in den Supermarkt.
Ich habe schlechte Nachrichten: Unser Haus ist momentan praktisch unverkäuflich.
?
Seufz
Das wird schon, Mutti!

Abb. 5: Greve: *Patchwork*, S. 29; S. 39, Panel 3 und 5.

Obgleich Frau Dr. Waldbeck und ihre Kinder die ‚Spießigkeit einer heilen Familie' verkörpern (Abb. 5 rechts), wird die Überwindung sozialer Ausgrenzung zur Herausforderung. Wie die ‚Monster-Mutter' und ihre Chimären, sei es einzeln oder als zusammengesetzte und dadurch gesellschaftliche Normalität fingierende Gestalt (Abb. 5 links), den Nachstellungen von Boulevardpresse und Waffenindustrie entkommen und schließlich auch die Skepsis der Nachbarn überwinden, erzählt der Comic als „Lehrstück über den Umgang mit Andersartigkeit"[24]; auf diese Weise fungiert die Transplantation als ‚Modellfall' für Identitätsbildung und Gemeinschaftsstiftung.

---

24 Poloczek: „Doktor Beckwald geht jetzt putzen".

III Transplantierte Wesen, zusammengesetzte Gemeinschaften

Während Frau Dr. Waldbecks erste transplantationschirurgische Bastelei ausschließlich von privaten (Kinder-)Wünschen geleitet ist, erscheint eine zweite (Notfall-)Verpflanzung im Verlauf der Handlung als glückliche Verbindung individueller Bedürfnisse und sozialer Verantwortung. Nachdem ein fremdenfeindlicher Nachbar bei einem Bombenanschlag sich selbst, den bereits erwähnten Agenten und einen Journalisten zerstückelt hat, setzt Linda Waldbeck die noch verwendbaren Körperteile der drei Opfer in mehrstündiger „Puzzlearbeit" (G, S. 70) zu zwei noch lebensfähigen Männern zusammen (Abb. 6).

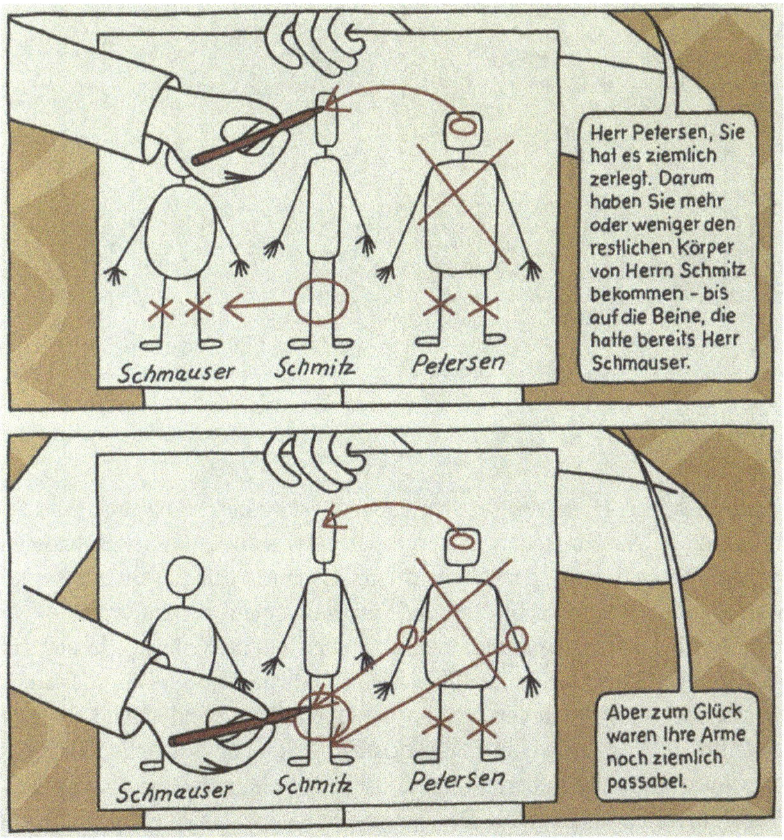

Abb. 6: Greve: *Patchwork*, S. 71, Panel 2 und 3.

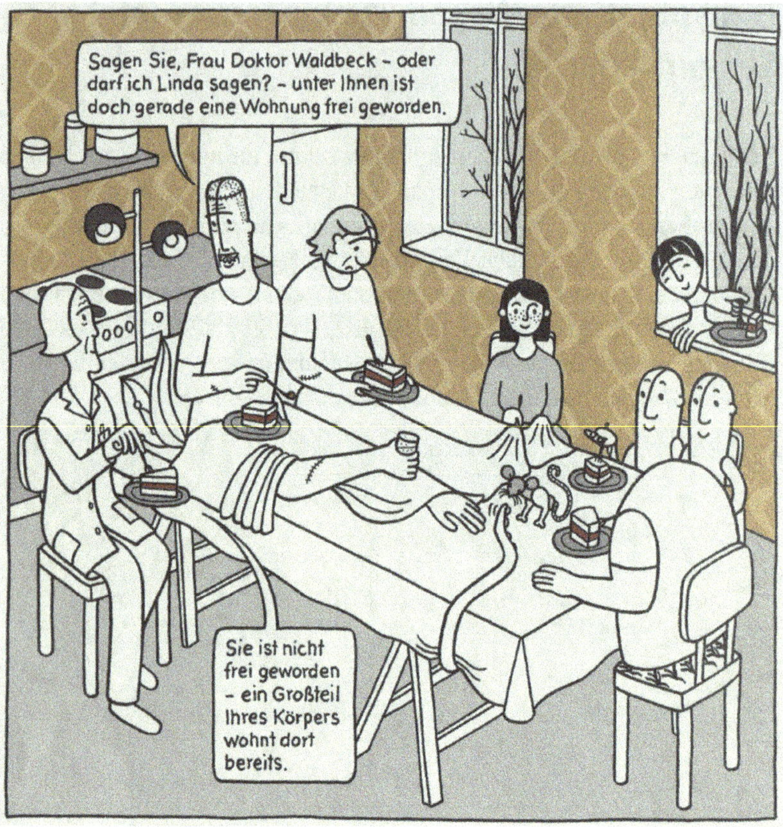
Sagen Sie, Frau Doktor Waldbeck - oder darf ich Linda sagen? - unter Ihnen ist doch gerade eine Wohnung frei geworden.
Sie ist nicht frei geworden - ein Großteil Ihres Körpers wohnt dort bereits.

Abb. 7: Greve: *Patchwork*, S. 74, Panel 3.

Das Gehirn des Attentäters erweist sich dabei als stark beschädigt und wird zur Erleichterung der Nachbarschaft entsorgt; der unter seinem Aussehen leidende Agent wiederum freut sich über sein verpflanztes neues Gesicht. Durch das unerschrockene transplantationschirurgische Neuarrangement bereits vorhandenen Materials – so die augenzwinkernd-drastische Botschaft des Comics – lassen sich also individuelle Wünsche erfüllen und gesellschaftliche Konflikte lösen. Frau Dr. Waldbeck findet im Agenten den lang ersehnten familienfreundlichen Lebensgefährten (Abb. 7), reüssiert wenig später beruflich mit einer „Werkstatt für Haustier-Recycling" (G, S. 76) und erhält im türkischen Nachbarmädchen eine begeisterte Transplantationsassistentin, die sogar bereit ist, die Logik der Verpflanzung vom Organersatz zum *Enhancement* weiterzutreiben.

Natürlich haben diese heiter-parodistischen Transplantationsorgien keine Entsprechung in David Wagners *Leben*. Gleichwohl öffnet der autobiographische

Roman, dessen Ich-Erzähler sich selbst als „Hybrid“ und „Chimäre“ (W, S. 163) begreift, den Blick auf die gesellschaftlichen Zusammenhänge, die der Organverpflanzung nicht nur zugrunde liegen (Stichwort: transnationale Zuteilung von Spenderorganen), sondern diese auch begründen.[25] Während die meisten literarischen Transplantationsrepräsentationen – seien sie autobiographisch fundiert oder rein fiktiv – bei der Imagination einer Eins-zu-Eins-Beziehung zwischen Empfänger und Spender bzw. Spenderorgan stehen bleiben, also gewissermaßen auf der Einmaligkeit und Einzigartigkeit der jeweiligen Organverpflanzung beharren, thematisiert *Leben*, dass es sich bei den meisten Transplantationen um ‚Multiorganentnahmen‘ handelt, die Spenderorgane also nicht nur einem einzigen Patienten zugutekommen, sondern ein Netz von Beziehungen zwischen einem Spender und mehreren Empfängern knüpfen. Dabei geht es dem Roman weniger um Fragen der optimalen Verteilung knapper Ressourcen als um die Imagination einer fleischlichen Gemeinschaft zwischen verschiedenen Empfängern, die als (alternative) Blutsverwandtschaft entworfen wird.[26] Mit der Formulierung „ich habe Transplantationsgeschwister, ohne zu wissen, wo“ (W, S. 186) bindet der Ich-Erzähler sein Leben in einen größeren gesellschaftlichen Kontext ein und imaginiert ein Zusammenleben,[27] das konkret-fleischliche Grundlagen besitzt, zugleich aber eine neue Form der Solidarität im vielstimmigen „Chor der Transplantierten“ (W, S. 59) ermöglicht.

Ein vergleichender Blick auf den autobiographischen Roman und den Comic zeigt, dass die beiden Kunstwerke sich hinsichtlich ihrer ästhetischen Strategien gewissermaßen chiastisch zueinander verhalten: *Patchwork* gestaltet mit einem Augenzwinkern medizinische, ethische und gesellschaftliche Tabubrüche, bleibt jedoch in seinem Stil vergleichsweise traditionell; die skurrilen, aber liebenswerten Gestalten erscheinen als Collage mit zwar sichtbaren, aber nicht sonderlich betonten Nahtstellen. Der Erzähler in *Leben* ist dagegen zwar ebenfalls ein ‚erfolgreicher‘ Patient, aber der Roman hält durch die hier diskutierten Textstrategien im Bewusstsein, dass die Einpassung des Transplantats nicht spurlos gelingt, sondern zur dauerhaften Mitsprache eines Fremdkörpers führt. Trotz dieser Unterschiede und der teilweise prekären Stellung verpflanzungschirurgisch veränderter Körper entwerfen beide Kunstwerke Transplantationen als Grundlage positiver Gemeinschaftsbildung. Der Ich-Erzähler in *Leben* weiß: „Alles Lebendige tritt nie als Einzahl, sondern immer als Mehrzahl in Erscheinung. Leben ist

---

25 Zum Motiv der Chimäre bei Wagner vgl. Reulecke: „Neue Pathographien“.

26 Zur kulturellen Wahrnehmung von Transplantationen als Grundlage neuer Verwandtschaftsbeziehungen vgl. Krüger-Fürhoff: *Verpflanzungsgebiete*, S. 221–284.

27 Auf diesen Aspekt der Konvivenz geht Ottmar Ette in seinem einschlägigen Beitrag erstaunlicherweise nicht ein. Vgl. Ette: „In der Literatur geht es um das Leben“.

die hybride Versammlung verschiedener Organe, gemeinschaftliche Praxis, ein Konzert, in dem jedes einzelne Organ Interesse am Überleben hat." (W, S. 198f.)

Literatur

Abel, Julia/Christian Klein: „Leitfaden zur Comicanalyse", in: *Comics und Graphic Novels. Eine Einführung*, hg. v. dens., Stuttgart 2016, S. 77–106.

Böttiger, Helmut: „Ein fremdes Flirren. Auf der Intensivstation des Erzählens. David Wagners autobiografische Prosa ‚Leben' handelt von seiner Lebertransplantation. Man kann so ein Buch wohl nur einmal schreiben. Aber dass es geschrieben wurde, ist ein Glücksfall", in: *Süddeutsche Zeitung*, 14.03.2013, [http://www.sueddeutsche.de/kultur/leben-von-david-wagner-ein-fremdes-flirren-1.1624702] (letzter Zugriff am 06.03.2017).

Bürger, Britta: „In existenzieller Not ‚hilft einem das Erzählen'. Autor David Wagner über seinen Roman ‚Leben'", in: *Deutschlandradio Kultur*, 15.3.2013, [http://www.deutschlandfunkkultur.de/in-existenzieller-not-hilft-einem-das-erzaehlen.1734.de.html?dram:article_id=240681] (letzter Zugriff am 06.03.2017).

Compagnon, Antoine: *La seconde main ou le travail de la citation*, Paris 1979.

Ette, Ottmar: „In der Literatur geht es um das Leben – und um das Leben des (eigenen) Todes. Lebenswissenschaftliche Anmerkungen zu David Wagners Fraktaltext ‚Leben'", in: *Literatur und Medizin. Interdisziplinäre Beiträge zu den „Medical Humanities"*, hg. v. Pascal Fischer/Mariacarla Gadebusch Bondio, Heidelberg 2016, S. 133–157.

Greve, Katharina: *Patchwork. Frau Doktor Waldbeck näht sich eine Familie*, Gütersloh 2011.

Hoffman, Katherine (Hg.): *Collage. Critical views*, Ann Arbor 1989.

Krüger-Fürhoff, Irmela Marei: *Verpflanzungsgebiete. Wissenskulturen und Poetik der Transplantation*, München 2012.

Krumrey, Birgitta: *Der Autor in seinem Text. Autofiktion in der deutschsprachigen Gegenwartsliteratur als (post-)modernes Phänomen*, Göttingen 2015.

Lessing, Gotthold Ephraim: „Laokoon. Oder über die Grenzen der Malerei und Poesie", in: ders.: *Werke und Briefe in zwölf Bänden*, hg. v. Wilfried Barner u. a., Frankfurt a. M. 1990, Bd. 5.2, S. 11–321.

McCloud, Scott: *Understanding comics. The invisible art*, New York 1993.

Nilsen, Anders: *Don't go where I can't follow*, Montreal 2. Aufl. 2012 (2006).

Plath, Nils/Volker Pantenburg: „Aus zweiter Hand", in: *Anführen – Vorführen – Aufführen. Texte zum Zitieren*, hg. v. Volker Pantenburg/Nils Plath, Bielefeld 2002, S. 7–23.

Platthaus, Andreas: „Ich kann mir meine Patchworkfamilie selber nähen", in: *faz.net*, 17.11.2011, [http://blogs.faz.net/comic/2011/10/17/ich-kann-mir-meine-patchworkfamilie-selber-naehen-196/] (letzter Zugriff am 06.03.2017).

Poloczek, André: „Doktor Beckwald geht jetzt putzen. ‚Patchwork'-Comic über das Anderssein", in: *Die Tageszeitung*, 28.12.2011, [http://www.taz.de/!5104537/] (letzter Zugriff am 06.03.2017).

Reulecke, Anne-Kathrin: „Neue Pathographien. Transplantation als Grenzerfahrung in David Wagners Text ‚Leben'", in: *Zeitschrift für Germanistik*, 28 (2018), Heft 3, S. 465–485.

Römer, Jörg: „Herztransplantationen. An fünf Kliniken wurde manipuliert. Detaillierter Bericht über Kungeleien: Zwischen 2010 und 2012 hat es bei der Vergabe von Spenderherzen an fünf deutschen Kliniken Manipulationen gegeben – darunter auch in Jena und Köln", in: *Spiegel online*, 26.11.2015, [http://www.spiegel.de/gesundheit/diagnose/transplantationsskandal-manipulationen-an-fuenf-kliniken-a-1064716.html] (letzter Zugriff am 06.03.2017).

Schäfer, Frank: „Einmal Unterwelt und zurück. David Wagner bekommt den Preis der Leipziger Buchmesse – für den Roman ‚Leben'. Das Buch ist das poetische Protokoll seiner Krankengeschichte", in: *taz.de*, 13.03.2013, [http://www.taz.de/!5071477/] (letzter Zugriff am 06.03.2017).

Schikowski, Klaus: „Graphic Novel Subversive Familienfreuden", in: *Der Tagesspiegel*, 21.02.2012, [http://www.tagesspiegel.de/kultur/comics/graphic-novel-subversive-familienfreuden/6235500.html] (letzter Zugriff am 06.03.2017).

Schlich, Thomas: *Die Erfindung der Organtransplantation. Erfolg und Scheitern des chirurgischen Organersatzes (1880–1930)*, Frankfurt a. M. u. a. 1988.

Schmidt, Nina: *Sharing memories of loss: The role of photography in graphic narratives of bereavement*, Vortragsmanuskript 2017.

Schüwer, Martin: *Wie Comics erzählen. Grundriss einer intermedialen Erzähltheorie der grafischen Literatur*, Trier 2008.

Sterne, Laurence: *The life and opinions of Tristram Shandy, gentleman*, in: ders: *The Florida edition of the works of Laurence Sterne*, hg. v. Melvin New/Joan New, Gainesville 1978, Bd. 1.

Te Heesen, Anke: *Der Zeitungsausschnitt. Ein Papierobjekt der Moderne*, Frankfurt a. M. 2006.

Wagner, David: *Leben*, Reinbek bei Hamburg 2013.

Wagner, David: *Als die Kinder schliefen*, Berlin 2011.

Wagner, David: *Für neue Leben*, Berlin 2009, Erstveröffentlichung in: *Merkur*, 62 (2008) Heft 715, S. 1113–1122.

Solveig Lena Hansen

Hybride Diskurse? Anerkennung als moralischer Standpunkt zwischen Literatur und Ethik

I Einleitung und Problemaufriss

„Erinnern Sie sich an Dolly, das Schaf?“,[1] wird María Morales im Roman *Die KlonFarm* gefragt. Sie lebt in einem Camp im Dschungel Venezuelas, in dem sie als Leihmutter einen Jungen zur Welt gebracht hat. Nach einem selbst bestimmten Schwangerschaftsabbruch wird sie mit Wissen des behandelnden Arztes entführt und künstlich befruchtet, als ihr ohne ihre Zustimmung ein geklonter Embryo eingesetzt wird. Zwar haben einige Frauen – anders als María – ihre Zustimmung zu diesem Experiment gegeben; doch wird deutlich, dass dies zumeist aus ökonomischen Gründen geschah. Sie wissen weder, wo genau das Camp liegt, noch können sie es verlassen – jeglicher Zugang zur Gesellschaft außerhalb des Camps bleibt ihnen durch einen Zaun verschlossen.

Im Rahmen der formalen Freiwilligkeit der Frauen, die jedoch wiederum auf einer strukturellen Abhängigkeit beruht, wird nicht nur moralisch verhandelt, *ob* Leihmutterschaft zu akzeptieren ist und welche Rechte und Pflichten den beteiligten Personen ggf. zukommen. Vielmehr geht es um die politische Frage, wie der soziale Raum gestaltet ist, in den medizinisch-technische Handlungen eingebettet sind; und wessen Möglichkeiten sich verringern, während sich zugleich die anderer vergrößern.[2] Über das Klonen wird diese Relationalität des Handlungsspielraums noch auf eine andere Art thematisiert: Der geborene Junge wurde im Auftrag eines wohlhabenden, US-amerikanischen Ehepaares gezeugt, um für deren Kind im Krankheitsfall Organe bereitstellen zu können. Um den Klon als Mittel zu diesem Zweck betrachten zu können, werden die beauftragenden Eltern von der Produktionsfirma aufgefordert, ihn als Ding und nicht als Person zu betrachten: „Es sind Reproduktionen, [...] denken Sie immer daran, schon aus Gründen des

1 Ballien: *Die KlonFarm*, S. 101.
2 Vgl. auch Karandikar u. a.: „Economic necessity or noble cause“.

Danksagung: Für frühere Versionen dieses Textes danke ich Silke Schicktanz und Jon Leefmann für ihr konstruktives und intensives Feedback. Für die Unterstützung bei dieser Publikation danke ich Tim Holetzek.

https://doi.org/10.1515/9783110619348-010

Selbstschutzes, Kopien, nichts weiter."[3] Diesen ‚Reproduktionen' wird zwar für eine gesunde psychische Entwicklung vermittelt, dass sie einzigartig sind, jedoch haben sie in den Firmenakten keinen Namen und werden als serienmäßige Repliken angesehen: Die kognitive und affektive Distanz wird den Eltern geraten, um der eigenen Verantwortung zu entgehen, die sie zu einer Rechtfertigung verpflichten würde. Der Klon wird verdinglicht; er wird „austauschbar" und zur „Ware".[4] Der Weg des Klons ist festgelegt, er muss „das Original, wenn nötig, vollständig ersetzen können".[5] Der Klon ist hier ein Produkt, das in einem Besitzverhältnis zum Original bzw. zu den erzeugenden Personen steht.

Mit dieser kurzen Analyse lässt sich einerseits, in moralisch-appellierender Funktion, eine Perspektive auf fiktive Gesellschaftsverhältnisse entwickeln, die Leserinnen und Leser mit sozialen Einbettungen von Reproduktionshandlungen konfrontiert. Andererseits stellt diese Geschichte, in epistemisch-erinnernder Funktion, eine Frage an deren Wissen: Erinnern sie sich an Dolly, das Schaf?

Dolly wurde nach ihrer Erzeugung am schottischen *Roslin Insitute* ganz und gar nicht als eine verdinglichte Ware oder eine serielle Reproduktion dargestellt. Durch die Aufbereitung ihrer ‚Lebensgeschichte' und Bilder, auf denen Dolly sich selbst vor den Kameras in Szene zu setzen scheint, wird sie nicht nur als wissenschaftliche Sensation, sondern als ein Wesen mit Persönlichkeit inszeniert.[6] Dies steht der Darstellung fremdbestimmter Klone, wie sie häufig in Romanen oder Filmen imaginiert werden, diametral entgegen. Es ist insofern nicht verwunderlich, als dass es dem *Roslin Institute* sicher ein Anliegen war, der negativen Darstellung des Klons einen positiven Kontrast zu bieten.

Wie diese Beispiele zeigen, ist der Klon eine Entität, in der sich verschiedene Diskurse kreuzen, er ist sozusagen ein ‚epistemischer Hybrid'. Hierbei beziehe ich mich auf die Hybridisierung von Entitäten „höchst unterschiedlicher Herkunft, durch deren intensiven Kontakt etwas Neues, etwas Drittes entsteht".[7] Die Erzählungen, in denen der Klon im Laufe des 20. Jahrhunderts in Erscheinung tritt und unterschiedliche Bedeutungszuschreibungen erfährt, entspringen in der Tat ganz unterschiedlichen Kontexten. Sie epistemisch voneinander zu trennen folgt einerseits einem alltäglichen, sozialisierten Bedürfnis und auch einer sinnvollen wissenschaftlichen Praxis.[8] Natürlich wollen (und müssen) wir in vielen Fällen wissen, was ‚Science' und was ‚Fiction' ist. Die Frage, ob es möglich ist, Menschen

3 Ballien: *Die KlonFarm*, S. 18.
4 Nussbaum: *Konstruktionen*, S. 149.
5 Ballien: *Die KlonFarm*, S. 17.
6 Vgl. Roslin Institute: „The life of Dolly".
7 Wirth/Ette: *Nach der Hybridität*, S. 7.
8 Harrison: *What is fiction for*, S. 87–90.

zu klonen, können wir nicht der reinen Spekulation überlassen – dies gilt erst recht für die normative Frage, ob wir dies ethisch befürworten oder nicht. Allerdings kann es sich trotzdem lohnen, „hybride Konstellationen“[9] einzugehen. Als „epistemisch-moralische Hybride“ lassen sich jene Entitäten bezeichnen, in denen sich empirisch-deskriptive und wertend-normative Diskurse vermischen. An ihnen ist eine Trennung von „empirisch-wissenschaftlichen“ und „geistes- oder normwissenschaftlichen Zugriffen“[10] nicht mehr rein zu halten. Vielmehr bedingen sie sich wechselseitig, bleiben jedoch auf unterschiedliche Diskurse oder Zeichensysteme zurückzuführen. Offen ist dabei allerdings, ob sich ein neues Bild ergibt, wenn auch fiktionale Zugriffe auf solche epistemisch-moralischen Hybride stattfinden. Was könnte aus deren „Konfrontation“ oder gar „Vermischung“[11] folgen? Verstehen wir Hybridität als kulturelle Überschneidung, die teilweise antagonistische Denkinhalte und Logiken von zweierlei Herkunft vermischt, gehen hybride Diskurse dann über ein interdisziplinäres Wechselspiel und ein gegenseitiges Sich-Verstehen hinaus, wenn durch sie ein neuer Erkenntnisgewinn entsteht. Konkret hieße dies, nicht mehr nach Elementen von ‚Science in Fiction‘ oder ‚Fiction in Science‘ zu fragen, sondern nach dem ‚Da-Zwischen‘ zu suchen. Zugleich ist jedoch auch zu untersuchen, welchen Mehrwert ein solches Da-Zwischen tatsächlich hat. Diesen Fragen möchte ich im Folgenden nachgehen, indem ich erstens historisch rekonstruiere, welche Bedeutungszuschreibungen der Klon-Begriff durch verschiedene Zugriffe erhielt. Zweitens gehe ich auf eine Position in der ethischen Debatte ein, nämlich Jürgen Habermas’ *Die Zukunft der menschlichen Natur*. Methodisch werden dabei neben Balliens *Die KlonFarm* noch zwei weitere Romane analysiert, nämlich *Blueprint* aus dem Jahr 1999 und der 2012 erschienene Roman *Ich bin Lukan*. Das Ziel ist es, zu verstehen, ob sich durch den Kontrast der literarischen und der ethischen Argumentation eine genuine neue, eben hybride, Perspektive auf das Klonen ergibt. *Drittens* soll diese Perspektive zusammengefasst und diskutiert werden.

II Der Klon zwischen Science und Fiction

Der Begriff des ‚Klons‘, welcher dem Griechischen entstammt und ‚Zweig‘, ‚Knospe‘ oder ‚Schößling‘ bedeutet, hat seinen Ursprung in einem eher unumstrittenen Gebiet. Er wurde im US-Landwirtschaftsministerium vom Pflanzenphysiologen

---

9 Potthast: „Epistemisch-moralische Hybdride“, S. 409.

10 Ebd.

11 Wirth/Ette: *Nach der Hybridität*, S. 7.

Herbert John Webber geprägt und zuerst im botanischen Kontext verwendet.[12] ‚Klonen' meint hier, einen Teil einer Pflanze austreiben zu lassen und diese somit ungeschlechtlich zu reproduzieren – eine Technik, die wir heute alle aus dem Haushalt kennen, wenn wir Ableger erzeugen. Auch die Pfropfung einer Pflanze (des sog. Pfropfreises) auf eine Unterlage ist in diesem Sinne eine Form des Klonens.[13]

Im Anschluss an Webber etablierte sich der Begriff in Gartenbau und Landwirtschaft. Die ursprüngliche botanische Verwendung überschreitend entwickelte er jedoch die Intension eines ungeschlechtlichen reproduktiven Prozesses, der sowohl in der Natur als auch durch menschliche Handlungen verursacht zustande kommen kann.[14] Anfang des 20. Jahrhunderts weitete sich seine Extension wiederum auf Zelllinien aus, die nicht mit anderem Erbgut vermischt waren. Ein Klon bezeichnet hier also das Gegenteil des Hybriden: Er ist genetisch identisch, seriell und standardisiert erzeugt; seine Reproduktion zielt „nicht auf Vermischung und Variation"[15] ab.

Heutzutage umfasst seine Extension v.a. ausgewachsene, durch die „Dolly-Methode" entstandene Wirbel- und insbesondere Säugetiere. „Klonen" bezeichnet zumeist den sog. somatischen Zellkerntransfer, d.h. die Isolation und Überführung des Kerns einer Körperzelle in eine entkernte, fremde Eizelle. Von großer Bedeutung für dieses Verfahren sind die Forschungen von Hans Spemann (1869–1941), „the true father of cloning".[16] Seinerzeit Direktor des *Kaiser-Wilhelm-Institutes für Biologie* in Berlin, wollte Spemann die sog. ‚Keimplasmatheorie' von August Weismann widerlegen.[17] Dafür teilte er eine befruchtete Salamandereizelle mithilfe eines Haares, sodass er künstlich Zwillinge herstellte. Eine Hälfte des Zytoplasmas blieb ohne Zellkern, während sich die Zygote in der anderen teilte. Nach erfolgter Teilung lockerte Spemann die Schlaufe des Haares, sodass ein Teil zurück in die abgetrennte Hälfte gelangte und sich dort weiter teilte. Mit seinen Experimenten hatte er gezeigt, dass sich eine befruchtete, künstlich geteilte Eizelle bis zu einem bestimmten Zeitpunkt zu mehreren Embryonen weiterentwickeln kann (sog. Totipotenz). Zum näheren Verständnis der Zelldifferen-

---

12 Webber: „New horticultural and agricultural terms", S. 501–503.

13 Vgl. Wirth: „Kultur als Pfropfung".

14 Vgl. Caryl: „Designation".

15 Brandt: „Zeitgeschichten des Klons", S. 130.

16 Wilmut/Highfield: *After Dolly*, S. 54.

17 Nach Weismann war das Keimplasma derjenige Teil der Zellen, der unbeeinflussbar an die nächste Generation weitergegeben wurde und somit die Basis für unveränderliche Erbanlagen liefere. Somatische Zellen entwickelten sich nach dieser Theorie durch den sukzessiven Verlust von Erbinformation. Vgl. Weismann: „Prof. Weismann's theory of heredity".

zierung hielt Spemann einen außergewöhnlichen Versuch für unabdingbar: „Decisive information about this question may perhaps be afforded by an experiment which appears at first sight, to be somewhat fantastical."[18] In diesem ‚fantastischen Experiment' sollte ein Zellkern entnommen und in eine entkernte Eizelle transferiert werden, was zu Spemanns Zeiten praktisch nicht umsetzbar war. Es wurde erst Anfang der 1950er Jahre am Krebsforschungsinstitut in Philadelphia tatsächlich durchgeführt.[19] Hier entwickelten sich zwar neue Larven aus der Blastula des Leopardenforschers, jedoch nicht durch den Transfer von Zellkernen aus weiter entwickelten Stadien. Somit war das Klonen aus einer ausgewachsenen Zelle kaum vorstellbar: „The implications for any proposal to clone from an adult cell are clear: Dolly was, by the understanding of the 1950s, a fiction, a mirage, an impossibility."[20] Dies änderte sich erst durch John B. Gurdon, der seit Ende der 1950er Jahre in Oxford am somatischen Zellkerntransfer forschte. Erst Mitte der 1970er Jahre überzeugte er die Fachwelt, als er durch den Zellkerntransfer reproduktionsfähige Frösche züchtete.[21]

Schließlich war es der Molekularbiologe Joshua Lederberg, der auf dem *Ciba*-Symposium im Jahr 1962 im Zusammenhang mit der aufkommenden Transplantationsmedizin die Idee formulierte, als ‚eugenisches Programm' genetisch homogenes, geklontes, Material als Ersatz für menschliche Organe und Körperteile zu verwenden, um so Abstoßungsreaktionen zu verringern.[22] Die Idee einer gezielten Züchtung menschlicher Klone zum Zweck der Organtransplantation hat ihren Ursprung also in den faktualen wissenschaftlichen Debatten, die den eugenischen Diskurs der Moderne fortführen.[23] In einer Vielzahl von Romanen und Filmen wird dies seit Mitte der 1970er Jahre aufgegriffen; darunter die Filme *Parts: The Clonus Horror*, *The Island* und die Romane *Spares* oder *Duplik Jonas 7*.[24] Verstärkt wurde dies noch nach dem Ende der 1990er Jahre durch die Isolation von Stammzellen aus menschlichen Blastozysten und Embryonen.[25] Dies stimulierte eine Vielzahl von Szenarien und gab der regenerativen Medizin neue Hoffnungen auf das sog. ‚therapeutische Klonen'.

---

18 Spemann: *Embryonic development*, S. 211.
19 Briggs/King: „Transplantation of living nuclei".
20 Wilmut/Highfield: *After Dolly*, S. 57.
21 Gurdon: „Birth of cloning".
22 Lederberg: „The biological future of man".
23 Krüger-Fürhoff: „Fabrikation des Menschen".
24 Fiveson: *Parts: The clonus horror*; Bay: *The island*; Smith: *Spares* sowie Rabisch: *Duplik Jonas 7*.
25 Vgl. Thomson/Itskovitz-Eldor/Shapiro u. a.: „Embryonic stem cell lines derived".

Was zeigt diese kurze Darstellung des Klonens *zwischen* Science und Fiction? Von Spemann wird eine rein sprachliche und kommunikative Handlung vollzogen. Erst im Laufe des 20. Jahrhunderts existiert der durch Zellkerntransfer erzeugte Klon raumzeitlich. Die Anwendung auf den Menschen bleibt ein Szenario, das zwar wahrscheinlicher wird, aber dennoch nie eintritt.[26] Dem ausgewachsenen, menschlichen Klon können wir nach derzeitigem Wissensstand nicht begegnen. Er bleibt ein abstrakter Gegenstand des fiktionalen *und* des faktualen Erzählens.[27] Er oszilliert beständig zwischen potentiell erzeugbarer und raumzeitlich noch nicht manifester Existenz. Er wird wiederum ein bedingter Teil unserer Lebenswelt, indem wir über ihn sprechen. Es ist das Erzählen, das den Klon als abstrakte Entität erzeugt und mit Bedeutung versieht. Es wird somit nicht nur zu einer Repräsentation, sondern vielmehr zu einem ereignisstiftenden Akt.[28] Der Klon-Begriff hat, nicht zuletzt durch Romane und Filme, die Intension des fremdbestimmten, identitätslosen, asexuell und standardisiert reproduzierten Wesens. Üblich war es bis dato, Menschen als Individuen zu denken, die hybrid aus zwei verschiedenen Keimzellen entstanden sind. Die Vorstellung des Anderen, die statt dieser Hybridität technisch induzierte, asexuelle, genetische Reinheit, erzeugte vielerorts Ablehnung und Abwertung.

Etwas anders finden wir dies in Kazuo Ishiguros *Never Let Me Go*;[29] dem Roman, der das Thema aus der Populärliteratur in den literarischen Kanon führte: Auch hier werden Klone in abgeschotteten Internaten aufgezogen, um später als Organspender zur Verfügung zu stehen. Hiermit sollte aber nicht auf die ethische Problematik der Technologie aufmerksam gemacht werden. Vielmehr ging es um die menschliche Eigenschaft des Verharrens auf dem Bekannten, erklärt Ishiguro in einem Interview: „I wanted a very strong image like that for the way most of us are, in many ways we are inclined to be passive, we accept our fate. Perhaps we wouldn't accept this to that extent, but we are much more passive than we'd like to think."[30] Dabei wird die Darstellung so weit ausgereizt, dass sie kaum noch als Kritik erkennbar ist, sondern lediglich ein Szenario absoluter Passivität darstellt. Obwohl den Klonen die Möglichkeit zur autonomen Entscheidung verwehrt wird und sie die Grausamkeit und Konsequenz des Systems erst viel zu spät verstehen, entwickeln sie doch eigene Bedürfnisse und eine hohe Reflexionsfähigkeit, wenn

---

26 Vgl. Poon: „Evolution of the clonal man".

27 Zu abstrakten Gegenständen allgemein vgl. Thomasson: „Fictional characters and literary practices".

28 Koschorke: „Wahrheit und Erfindung", S. 22.

29 Ishiguro: *Never let me go*.

30 Matthews: „I'm sorry I can't say more", S. 124.

es um die Beziehungen zueinander geht.[31] Entsprechend wird über das Motiv des Klons auch hier dargestellt, wie individuelle Handlungsspielräume zu denen anderer Personen stehen und welche sozialen Faktoren die Befähigung zur Selbstbestimmung gerade in früherer Kindheit beeinflussen. Auch die im Roman vorgenommene Einbettung „England, late 1990s" lädt zu der Vorstellung ein, das Geschilderte sei tatsächlich passiert; und verstärkt die Hypothese, dass über das Thema des Klonens als Sinnbild für eine stark determinierte Position im sozialen Raum mehr verhandelt wird als die zukünftigen Möglichkeiten einer Technik. Diesen Gedanken möchte ich im Folgenden nutzen, um einen Rückblick auf eine ethische Position zum Klonen nach Dollys Geburt zu werfen. Ich konzentriere mich auf Jürgen Habermas' Argumente, die in Deutschland gerade durch die sich anschließende Debatte in der *ZEIT* sehr bekannt sind. Dabei soll deutlich werden, dass sich auch diese bioethischen Positionen, die über die Zukunft des Klons sprechen, auf die Gegenwart richten.

III Zwischen „offener Zukunft" und „verschlossener Gegenwart"

Für eine solche Analyse eignet sich die Auseinandersetzung mit fiktionaler Literatur, da sie für ihre Figuren eine fiktive Lebenswelt entwirft, in der der Klon einen Namen, eine Lebensgeschichte und soziale Beziehungen bekommt. Häufig wird ihm allerdings in dieser fiktiven Lebenswelt qua seiner Erzeugungsweise gesellschaftliche Anerkennung verwehrt. Dabei lassen sich in vielen spekulativen Geschichten Bezüge zur jeweiligen Gegenwart herstellen – der Klon repräsentiert oftmals Personen oder Gruppen, denen *aktual tatsächlich* Anerkennung verwehrt wird.[32]

Anerkennung lässt sich mit Axel Honneth erstens affektiv verstehen, als liebevolle Relation der Eltern zu ihren Kindern, die ein Selbstvertrauen schafft. Zweitens lässt sie sich als Rechtsverhältnis zwischen Mitgliedern eines Gemeinwesens verstehen; eine Perspektive in der wir alle Mitglieder dieses Gemeinwesens als Träger von Rechten begreifen und deswegen bestimmte Pflichten ihnen gegenüber haben. Voraussetzung dafür ist die Selbstachtung dieser Mitglieder. Drittens ist Anerkennung als soziale Wertschätzung zu verstehen, die sich in der Solidarität mit Personen ausdrückt. Durch diese drei Formen der Anerkennung

---

31 Vgl. Koops: „A unique copy".
32 Ausführlich dazu Hansen: *Alterität als kulturelle Herausforderung.*

wird Gesellschaft als soziale Lebensform möglich.[33] Jedoch kann auf das Phänomen der Anerkennung nur indirekt geschlossen werden, durch die Frage, wann Anerkennung missachtet oder verletzt wird.[34] Dies kann z.B. durch psychische oder physische Demütigung bzw. Vernachlässigung; durch Beleidigung oder Folter geschehen – also durch verschiedene Formen der direkten oder symbolischen Verletzung.

Habermas' Hauptargument bezieht sich auf das affektive Verständnis von Anerkennung. Es lautet, dass das Klonen eine asymmetrische Beziehung zwischen Reproduzierendem und Reproduziertem schaffe. Es begrenze die „Freiheit einer anderen Person" auf eine Art, „die, wie es bisher schien, nur über Sachen, nicht über Personen ausgeübt werden durfte".[35] Eine solche Verdinglichung mache eine offene Zukunft des geklonten Kindes unmöglich. Dies hätte zum einen schwerwiegende Folgen für die Identitätsbildung des Kindes, da es die Fremdbestimmung über den eigenen Leib nicht durch eine kritische Betrachtung der Lebensgeschichte auflösen könne. Zum anderen hätte es Folgen für die Erzeugenden, die für die Physis des Kindes auf eine neue Art und Weise zur Verantwortung gezogen werden könnten. Die Ersetzung des „Gegebenen" durch das „Gemachte"[36] schaffe ein Verhältnis zwischen Eltern und Kindern, das wiederum einer gegenseitigen Anerkennung zuwiderlaufe. Dies wiederum sei moralisch problematisch, da diese affektive Sphäre der Anerkennung grundlegend für die Achtung als Rechtsträger und für soziale Wertschätzung sei; für menschliche Würde, die ein relationales Verhältnis zwischen Personen darstelle. Da diese Anerkennung individuelle Akte voraussetzt, fordert Habermas zunächst den Schutz einzelner Individuen ein, die eine spezifische ‚Gattungswürde' begründe. Jedoch war genau dieses Argument in der Debatte einer kritischen Begegnung ausgesetzt:

> Dass der Klon im Verhältnis zu seinen Eltern keine volle Anerkennung erfahren wird, weil er für diese immer das Produkt ihrer Manipulation bleiben wird, ist zunächst nicht mehr als eine unbelegte Behauptung. Sie ist nicht plausibler als die gegenteilige Behauptung, dass auch diese Eltern sich wie alle anderen schließlich mühsam zur vollen Anerkennung der Eigen- und Selbständigkeit des Kindes durchringen werden.[37]

Dieses Zitat verdeutlicht die Eigenlogik, die ein abstrakter Gegenstand wie der Klon hervorruft: Wir wissen nicht, ob der Klon jemals existieren wird, unter

33 Vgl. Honneth: *Kampf um Anerkennung*, S. 148–211.
34 Ebd., S. 212f.
35 Habermas: *Die Zukunft der menschlichen Natur*, S. 29f.
36 Ebd., S. 77 u. 83.
37 Van den Daele: „Einleitung", S. 28.

welchen Umständen er gezeugt würde, oder wie sich ein Geklont-Sein anfühlte. Als Hybrid zwischen unseren soziokulturell situierten, moralischen Überzeugungen und einem reinen spekulativen Wissen über die Zukunft, wird er als noch nicht geborene Entität zum Objekt von Entscheidungen der gegenwärtigen Generation. Seine Interessen können nur antizipiert und ihm von außen zugeschrieben werden. Er ist uns, schon aus pragmatischen Gründen, nur in Form von Szenarien zugänglich. Wir verhandeln über eine kommende Generation, welche die Gesellschaft, in die sie hineingeboren wird, nicht mitbestimmen kann. Es sind also die Interessen, Bedürfnisse und Wertvorstellungen der *Geborenen*, welche beim Sprechen und Entscheiden über das *Ungeborene* hervortreten. Der geklonte Embryo kann deshalb entscheidende *Symbolkraft* für den Umgang mit Personen gewinnen, deren Anerkennung *aktuell* verletzt wird.[38] Er kann Personen repräsentieren, die zwar bereits existieren, die aber aus strukturellen Gründen ebenfalls nicht in die kommunikative Verhandlung eintreten können, denen Anerkennung verwehrt bleibt oder die in der Diskussion um den moralischen Status des Embryos an eben ihren geringen Handlungsspielraum erinnert werden.

Charlotte Kerner hat in ihrem Roman *Blueprint* ein Szenario dafür ausformuliert: Die Pianistin Iris ist an Multipler Sklerose erkrankt und lässt sich klonen, damit ihr Talent auch bei fortschreitender Krankheit erhalten bleibt. Ihrem Klon Siri jedoch fällt es schwer, eigene Bedürfnisse durch Abgrenzung von ihrem Original zu entwickeln und sich den Erwartungen zu widersetzen. Kerner folgt hier einerseits dem Argument, dass das Klonen eine asymmetrische Beziehung schaffe. Andererseits kommt aber in ihrem Roman ein moralischer Standpunkt zum Vorschein, der *über das Thema des Klonens* etwas ganz anderes problematisiert. Dies geschieht, indem Siri einen eigenen Begriff für ihre Entstehungsweise prägt, den sie wütend äußert, um sich von der Mutter zu befreien:

> Das Wort Klonen ist [...] ein technischer Begriff, wertfrei und neutral. Ich aber will moralisch sein und habe ein moralisches Wort geschaffen, das ich euch vor die Füße spucke: Sprecht besser nicht mehr vom Klonen oder von uns Klonen, sprecht von *Missbrut*! Dieses Wort ähnelt dem Begriff Missbrauch und genau das ist beabsichtigt. Denn moralisch obszön sind beide und auch die Opfer leiden ähnlich.[39]

Das Klonen als ‚Missbrut' wird hier genutzt, um auf das soziale Problem sexualisierter Gewalt gegenüber Kindern hinzuweisen. Beide Handlungen, der Missbrauch und das Klonen, werden als Übergriff an der kommenden Generation angeprangert. Wie bereits in Balliens *Die KlonFarm* spielt auch hier der Raum eine

38 Vgl. Pence: „Will cloning harm people?".
39 Kerner: *Blueprint*, S. 103.

wichtige Rolle: Zwar kann Siri sich frei bewegen, doch in ihrer Wahrnehmung befindet sie sich gemeinsam mit ihrer Mutter auf einer „Zwillingsinsel";[40] d.h. in einer symbiotischen Beziehung, die Außenstehenden verschlossen ist. Kerners und Balliens Roman ähneln sich dahingehend, dass beide auf unterschiedliche Weise die Perspektive von Personen mit geringem Handlungsspielraum stark machen und damit zugleich soziale Abhängigkeiten und Übergriffe jenseits von Technisierung problematisieren.

Die Literatur entwirft jedoch auch ganz andere Perspektiven, wie am Beispiel von Jan Vanstinas *Ich bin Lukan* aus dem Jahr 2012 deutlich wird. Der Klon bekommt hier eine Persönlichkeit und ist zum selbstbestimmten Handeln fähig. Dies zeigt sich, wie schon bei den anderen beiden Romanen, in der Nutzung des Raumes: Lukan hat eine größtmögliche Mobilität; telepathische Kräfte ermöglichen es ihm als „Raum-Anbeter",[41] in die Vergangenheit zu reisen und dort eine veraltete soziale Ordnung mit seiner ungewöhnlichen Fortpflanzungstechnik zu konfrontieren. Hier hat sich der Klon also gewissermaßen als Motiv emanzipiert. Vanstinas Perspektive, in der das Klonen gerade keine Missachtung begründet, verdeutlicht eine Kritik an den Argumenten in *Die Zukunft der menschlichen Natur*: Durch das Klonen *als Reproduktionstechnik* wird nicht per se eine anerkennende Beziehung verletzt bzw. verunmöglicht. Zum einen ist der Klon normativ als Träger von Menschenrechten zu verstehen. Und zum anderen „muss in unserer Gesellschaft nicht damit gerechnet werden, dass Menschen systematisch die Anerkennung verweigert wird, weil die Methode ihrer Erzeugung missbilligt wird".[42] Es ist zudem denkbar, dass auch ein konventionell gezeugtes Kind ein asymmetrisches Verhältnis zu seinen Eltern hat. Weiterhin braucht es nicht zwingend eine bestimmte Fortpflanzungsmethode, um Menschen zum Objekt zu machen. Die Verdinglichung von Kindern und ihre Erzeugung für bestimmte fremd gerichtete Zwecke können auch bei konventioneller Reproduktion erfolgen. Und schließlich könnte auch ein geklontes Kind ein selbst bestimmtes Leben führen. Nur wenn der Klon mit einem bestimmten Zweck gezeugt würde oder er bestimmten Erwartungen entsprechen müsste, würde es ihm tatsächlich an Anerkennung als Person fehlen.[43] Die *Zukunft der menschlichen Natur* wirkt damit widersprüchlich, indem eine Kausalität zwischen genetischer Ausstattung und sozialer Abhängigkeit erzeugt wird. Hier ließe sich lediglich einwenden, dass die Technik des Klonens die *Wahrscheinlichkeit* eines asymmetrischen Verhältnisses entscheidend erhöhe.

40 Ebd., S. 46.

41 Vanstina: *Ich bin Lukan*, S. 328.

42 Van den Daele: „Einleitung", S. 27.

43 Vgl. Birnbacher: „Aussichten eines Klons".

Ich möchte an dieser Stelle einen Perspektivwechsel vorschlagen und gerade *nicht* nach der Wahrscheinlichkeit fragen. Vielmehr möchte ich den Gedanken ausformulieren, dass es in *Die Zukunft der menschlichen Natur* nicht nur um Reproduktionstechniken geht, sondern auch um Handlungsspielräume. Dies wird v.a. vor dem Hintergrund deutlich, dass bei Habermas die Kommunikationsfähigkeit des Menschen und die Teilnahme am „Sprachspiel“[44] unter idealerweise Freien und Gleichen konstitutiv für die Moral ist. Moral kann als eine soziale Institution verstanden werden, die Abhängigkeiten, Unvollkommenheiten und Schwächen von Personen bewusst entgegenwirkt. Sie ist es, die uns vor Missachtung schützt oder zumindest schützen sollte. Anerkennung nicht als Leistungsträger, sondern als Personen durch „Liebe, Recht, Solidarität“[45] begründet damit (im Idealfall) eine stabile Gesellschaft. Eine solche Notwendigkeit von Moral ergibt sich daraus, dass Menschen verletzliche Wesen sind, die unterschiedliche moralische Standpunkte miteinander aushandeln. Man braucht an dieser Stelle nicht Habermas' ganzem diskursethischem Programm zuzustimmen, um der Frage nachzugehen, was es für Mitglieder einer moralischen Gemeinschaft bedeutet, auf eine gewisse Weise über das Klonen zu sprechen.

Dass jemand für sich in Anspruch nimmt, über die Zukunft eines anderen weitreichend zu entscheiden, repräsentiert Positionen, die die eigenen „Spielräume“[46] gegenüber denen anderer unreflektiert ausdehnen wollen. Es geht aus dieser Perspektive um das *gesellschaftliche und moralische Signal*, das ausgesendet wird, wenn die Vorstellungen und Werte einiger Personen von vornherein mehr zählen als die anderer. Es ist bereits die *Idee* einer „eugenischen Fremdbestimmung“, welche „die Regeln des Sprachspiels selbst“ verändere.[47] Sie verunmögliche Personen mit geringem Handlungsspielraum den Gedanken, dass sie einen eigenen Standpunkt entwickeln und aushandeln dürfen. In einer nicht nur bioethischen, sondern gesellschaftlichen Dimension lässt sich Habermas' Plädoyer für die „Sicht des Heranwachsenden“[48] als ein Eintreten für die Perspektive sozial schwacher Personen verstehen. Darüber hinaus sensibilisiert die Perspektive der Gegenwartsbezogenheit der Argumente dafür, dass die Anspruchsquellen der vertretenen Moral weniger die noch zu zeugenden Klone als vielmehr aktuale Mitglieder einer Gesellschaft sind:

---

44 Habermas: „Replik“, S. 286.

45 Honneth: *Kampf um Anerkennung*, S. 148.

46 Habermas: „Replik“, S. 292.

47 Ebd., S. 293.

48 Ebd., S. 292.

> In der Allgemeinheit gültiger Normen selbst muss eine nicht assimilierende, zwanglos-intersubjektive Gemeinsamkeit zum Ausdruck kommen, die die begründete Verschiedenheit der Interessen und Deutungsperspektiven auf ganzer Breite berücksichtigt, also die Stimmen der Anderen – der Fremden, der Dissidenten und der Ohnmächtigen – weder nivelliert und unterdrückt noch marginalisiert und ausschließt.[49]

Angesichts einer diskursethischen Perspektive ist die Forderung, möglichst viele Interessen in eine Debatte zu integrieren, wenig überraschend. In einem Buch, das vordergründig auf Reproduktionstechniken abzielt, irritiert ihre Deutlichkeit jedoch auf den ersten Blick. Wendet man hier allerdings die gegenwartsbezogene Perspektive an, ändert sich der Blickwinkel: Die Verhandlung des Klonens repräsentiert hier den Umgang mit jenen, deren Anerkennung aktual verletzt wird. Diese Perspektive fehlt im bioethischen Diskurs, wenn dieser rein auf eine Abwägung von Gütern oder auf die Frage einer rechtlichen Regulierung reduziert wird. Verhandelt wird hier also nicht nur die Reproduktionstechnik des Klonens, sondern die soziale Technik des Sprechens und Zuhörens, der In- und Exklusion im Diskurs selbst. Ein *Diskurs*, der Fremdbestimmung akzeptiere oder sogar legitimiere, laufe Gefahr, sich der Perspektive derjenigen zu verweigern, deren Handlungsspielräume *begrenzt* sind. Diese Interpretation löst nicht alle Kritik auf, aber sie verdeutlicht, dass es sinnvoll sein kann, bioethische Positionen daraufhin zu befragen, was gesellschaftlich in und mit ihnen verhandelt wird. Literatur kann, so habe ich eingangs gezeigt, behilflich sein, diese Sicht einzunehmen – dies bleibt in *Die Zukunft der menschlichen Natur*, wie in vielen anderen philosophischen Positionen, allerdings unberücksichtigt. Die Literatur ist dort nicht mehr als ein schmückendes Beiwerk ethischer Argumentation oder ein didaktisches Mittel.[50] Dabei sensibilisiert gerade sie für die Frage, inwiefern sich die Szenarien des Klonens nicht nur auf die Zukunft, sondern auch auf die Gegenwart beziehen. Ihre Analyse zeigt, dass der moralische Standpunkt, den wir im Hier und Jetzt zum Klonen einnehmen, stets auf unsere derzeitigen Gegenüber, und nicht auf den Klon als abstrakten Gegenstand, zurückwirken wird.

IV Fazit und Ausblick

Ich habe versucht zu zeigen, dass in der ethischen Position in *Die Zukunft der menschlichen Natur* nicht nur die Technik des Klonens, sondern eine bestimmte Art des Sprechens über Verfügbarkeit und Fremdbestimmung kritisiert wird: Die

49 Habermas: *Die Zukunft der menschlichen Natur*, S. 99.
50 Dazu auch Habermas selbst: „Exkurs".

Kritik richtet sich dann zunächst einmal an einen Diskurs, der *gegenwärtige* Personen in ihrem Selbstbewusstsein verunsichern könnte. Die Kernfrage ist hier nicht nur, welche Formen der Technik erlaubt sein sollen, sondern wie über sie angemessen gesprochen werden kann und wer in ein solches Sprechen eingebunden sein sollte. Angesichts strategischer Argumentation bei der Etablierung von Techniken, z. B. aus ökonomischen Interessen, scheint mir dieses Anliegen wichtig zu sein und eine Sensibilität nahezulegen, der selbst eine ethische Dimension innewohnt.

Wie ich versucht habe zu zeigen, kann Literatur für dieses Sprachspiel sensibilisieren, indem sie es buchstäblich ausführt. Viele Schriftstellerinnen und Schriftsteller versuchen nahezu ebenso unermüdlich wie viele Ethikerinnen und Ethiker, auf missachtete Anerkennung hinzuweisen. Beide beginnen ihren Standpunkt letztlich „von negativen moralischen Phänomenen".[51] Durch die Perspektive wenig gebildeter und nicht-weißer Frauen, die als einzige als für die Technik ‚passend' eingestuft und nicht über deren Risiken aufgeklärt werden, verdeutlicht *Die KlonFarm* die missachtete soziale Wertschätzung der Leihmütter. *Blueprint* buchstabiert die fehlende Anerkennung auf der individuellen Ebene aus, indem auf den Erwartungsdruck an Kinder und auf die Ausnutzung ihrer Abhängigkeit hingewiesen wird. *Ich bin Lukan* setzt ein positives Bild dagegen: Das Klonen hat keine negativen Folgen, weil jede Spannung durch Toleranz und vor allem sensibles Miteinander-Sprechen aufgelöst wird. Seine Erzeugungsweise ist gerade keine Bedingung für fehlende Anerkennung.

Romane entwerfen in diesem Zusammenhang einerseits ein Szenario, das einen Klon in eine fiktive Lebenswelt mit Gefühlen und Beziehungen einbettet. Andererseits kommt hier eine moralische Position zur Begrenzung von Handlungsspielräumen zum Vorschein, die dafür sensibilisieren kann, dass die Art des Sprechens über zukünftige Personen auch Konsequenzen für den Umgang mit sozialen Gruppen in der Gegenwart haben kann. Denken wir den Klon als einen epistemisch-moralischen Hybrid zwischen Fakt und Norm und zwischen Gegenwart und Zukunft, dann dienen uns zwei ganz unterschiedliche Diskursstränge zur Formulierung eines neuen Arguments: Die Kritik richtet sich dann auf die Haltung von Personen, die *im Hier und Jetzt* beanspruchen, für bzw. über andere entscheiden zu dürfen. Denken wir den Klon zudem als epistemischen Hybrid zwischen *Science* und *Fiction*, in dem sich verschiedene Diskurse kreuzen, dann ergibt sich eine neue Perspektive nicht durch die Unterschiede dieser Diskurse, sondern durch die Frage, was sie *gemeinsam* haben. Hier zeigt sich, dass es nahezu unmöglich ist, die Anwendung des Zellkerntransfers auf den Menschen

---

51 Herrmann: *Symbolische Verletzbarkeit*, S. 12.

als amoralisches Phänomen zu denken. Diese Technik weist zu viele Interferenzen mit kulturellen Narrativen aus Literatur und Film einerseits und mit kulturellen Vorstellungen von Individualität und Reproduktion andererseits auf.

Literatur

Ballien, Tilo: *Die KlonFarm*, Leipzig 2000.

Bay, Michael (Regie): *The Island*, Parkes/MacDonald Productions 2005.

Birnbacher, Dieter: „Aussichten eines Klons", in: *Bioethik zwischen Natur und Interesse*, hg. v. dems., Frankfurt a. M. 2006, S. 294–314.

Brandt, Christina: „Zeitschichten des Klons. Anmerkungen zu einer Begriffsgeschichte", in: *Berichte zur Wissenschaftsgeschichte*, 33 (2010), S. 123–146.

Briggs, Robert/Thomas Joseph King: „Transplantation of living nuclei from blastula cells into enucleated frogs' eggs", in: *Proceedings of the National Academy of Sciences of the United States of America*, 38 (1952) Heft 5, S. 455–463.

Caryl, Ralph Emerson: „The designation of clonal generations", *Science*, 86 (1937), S. 156.

Gurdon, John Bertrand: „The birth of cloning", in: *Cloning: Responsible science or technomadness*, hg. v. Ruse, Michael/Aryne Sheppard, Amherst 2001, S. 39–47.

Fiveson, Robert S. (Regie): *Parts: The clonus horror*, Group 1 International Distribution Organization Ltd. 1979.

Habermas, Jürgen: „Replik auf Einwände", in: *Deutsche Zeitschrift für Philosophie*, 50 (2002) Heft 2, S. 283–298.

Habermas, Jürgen: *Die Zukunft der menschlichen Natur. Auf dem Weg zu einer liberalen Eugenik*, Frankfurt a. M. 2001.

Habermas, Jürgen: „Exkurs zur Einebnung des Gattungsunterschiedes zwischen Philosophie und Literatur", in: *Der philosophische Diskurs der Moderne*, hg. v. dems., Frankfurt a. M. 1988, S. 219–248.

Hansen, Solveig Lena: *Alterität als kulturelle Herausforderung des Klonens. Eine Rekonstruktion bioethischer und literarischer Verhandlungen*, Münster 2016.

Harrison, Bernard: *What is fiction for: Literary humanism restored*, Bloomington 2015.

Herrmann, Steffen: *Symbolische Verletzbarkeit. Die doppelte Asymmetrie des Sozialen nach Hegel und Levinas*, Bielefeld 2013.

Honneth, Axel: *Kampf um Anerkennung. Zur moralischen Grammatik sozialer Konflikte*, Frankfurt a. M. 1994.

Ishiguro, Kazuo: *Never let me go*, London 2005.

Karandikar, Sharvari/Lindsay B. Gezinski/James R. Carter u. a.: „Economic necessity or noble cause? A qualitative study exploring motivations for gestational surrogacy in Gujarat, India", in: *Affilia*, 29 (2014) Heft 2, S. 224–236.

Kerner, Charlotte: *Blueprint – Blaupause*, Weinheim u. a. 1999.

Koops, Bert-Jaap: „A unique copy: The life and identity of clones in literary fiction", in: *Engineering the human: Human enhancement between fiction and fascination*, hg. v. dems., Berlin u. a. 2013, S. 129–149.

Koschorke, Albrecht: *Wahrheit und Erfindung. Grundzüge einer Allgemeinen Erzähltheorie*, Frankfurt a. M. 2012.

Krüger-Fürhoff, Irmela M.: „Die Fabrikation des Menschen. Literarische Imaginationen von tissue engineering, Reproduktionstechnologien und Transplantationsmedizin im ersten Drittel des 20. Jahrhunderts", in: *Internationales Archiv für Sozialgeschichte der deutschen Literatur*, 33 (2008) Heft 1, S. 72–93.
Lederberg, Joshua: „The biological future of man", in: *Man and his future: A Ciba Foundation volume*, hg. v. Gordon Wolstenholme, London 1963, 263–273.
Matthews, Sean: „I'm sorry I can't say more: An interview with Kazuo Ishiguro", in: *Kazuo Ishiguro: Contemporary critical perspectives*, hg. v. Sean Matthews/Sebastian Groes, London u. a. 2009, S. 114–125.
Nussbaum, Martha Craven: „Konstruktionen der Liebe, des Begehrens und der Fürsorge", in: *Drei philosophische Aufsätze*, Stuttgart 2002.
Pence, Gregory E.: „Will cloning harm people?", in: *Flesh of my flesh: The ethics of cloning humans*, hg. v. dems., Lanham u. a. 1998, S. 115–127.
Poon, Peter N: „Evolution of the clonal man: Inventing science unfiction", in: *The journal of medical humanities*, 21 (2000) Heft 3, S. 159–174.
Potthast, Thomas: „Epistemisch-moralische Hybride und das Problem interdisziplinärer Urteilsbildung", in: *Interdisziplinarität*, hg. v. Michael Jungert, Darmstadt 2010, S. 173–191.
Rabisch, Birgit: *Duplik Jonas* 7, Recklinghausen 1992.
Roslin Institute: „The life of Dolly", in: *Dolly the sheep @* 20, [http://dolly.roslin.ed.ac.uk/facts/the-life-of-dolly/index.html] (letzter Zugriff: 30.11.2017).
Smith, Michael M.: *Spares*, New York u. a. 1997.
Spemann, Hans: *Embryonic development and induction*, New Haven 1938.
Thomasson, Amie Lynn: „Fictional characters and literary practices", in: *British journal of aesthetics*, 43 (2003) Heft 2, S. 138–157.
Thomson, James A./Joseph Itskovitz-Eldor/Sander S. Shapiro u. a.: „Embryonic stem cell lines derived from human blastocysts", in: *Science*, 282 (1998), S. 1145–1147.
Van den Daele, Wolfgang: „Einleitung. Soziologische Aufklärung zur Biopolitik", in: Biopolitik, hg. v. dems., Wiesbaden 2005, S. 7–44.
Vanstina, Jan: *Ich bin Lukan. Reise in die Zeugenwelt*, Lampertheim 2012.
Webber, Herbert John: „New horticultural and agricultural terms", *Science*, 18 (1903) Heft 459, S. 501–503.
Weismann, August: „Prof. Weismann's theory of heredity", in: *Nature*, 41 (1890), S. 317–323.
Wilmut, Ian/Roger Highfield: *After Dolly: The uses and misuses of human cloning*, London 2006.
Wirth, Uwe: „Kultur als Pfropfung. Pfropfung als Kulturmodell. Prolegomena zu einer Allgemeinen Greffologie (2.0)", in: *Impfen, Pfropfen, Transplantieren*, hg. v. dems., Berlin 2011, S. 9–28.
Wirth, Uwe/Ottmar Ette: „Nach der Hybdridität. Zukünfte der Kulturtheorie – Einleitung", in: *Nach der Hybridität. Zukünfte der Kulturtheorie*, hg. v. dens., Berlin 2014, S. 7–12.

Marie Millutat

„.... Scherenschlag!!" Materialität der Instrumente textueller und chirurgischer Eingriffe bei Gottfried Benn

I Die scheppernde Schere

„Stille, dumpf feucht. Durch die Leere / klirrt eine zu Boden geworfene Schere" in Gottfried Benns Gedicht *Blinddarm*.[1] Die poetische Schilderung der Operation fängt dabei von Strophe zu Strophe die oszillierende Stimmung an der Schwelle von Leben und Tod ein. Stille Konzentration und klinische Sauberkeit werden kontrastiert mit der Hektik im entscheidenden Moment: Die Strophe, in der die Operation ihren Höhepunkt am offenen Patientenleib erreicht, erhält fünf Ausrufungszeichen auf sechs Zeilen.

Gegenübergestellt werden auch zwei Instrumente, die ganz unterschiedlichen Einsatz finden. Noch in der ersten Strophe „dampfen" die frisch desinfizierten Messer „schnittbereit". Die Analogie in der zweiten Strophe („Der erste Schnitt. Als schnitte man Brot.") legt das Messer, das wie beim Brotschneiden geführt werden kann, als Werkzeug nahe. Der Einsatz der Schere wird nicht geschildert, sondern nur die Störung durch ihr Scheppern, als sie, nicht oder nicht mehr gebraucht, zu Boden fällt. Wo sie ist, ist Unordnung.

Das Gedicht von 1912 ist erzählerisch, es ist die poetische Bearbeitung erzählerischen Stoffs. Benn portraitiert eine Szene im Operationssaal, protokollarisch klingt die wörtliche Rede von Arzt und Assistenten, der Text hält sich an die Chronologie des geschilderten Vorgangs, die Dynamik der Sprache spiegelt die der Szene, die Schilderung ist reich an Farben und Geräuschen. In der graphischen und akustischen Fülle von Details offenbart sich eine „Faszination des Instrumentellen", wie sie Benn viel später als besonders eindrücklich an einer Romanszene feststellt. In der Rezension „Arzt, Gesellschaft und menschliches Leben" zu Maxence van der Meerschs *Leib und Seele*, erschienen in der Neuen Zeitung vom 15.03.1950, führt Benn eine Textstelle bei van der Meersch an, die eine Kaiserschnittoperation mit geradezu filmischer, schonungsloser Detailtreue zeigt. Die faszinierenden Instrumentarien werden von Benn, der die Szene wie-

1 Benn: „Blinddarm", S. 12.

https://doi.org/10.1515/9783110619348-011

dergibt, aber gerade nicht romantisiert: „Erst der Hautschnitt, dann die Schere".[2] Elliptisch-knapper Telegrammstil, weder die Akteure noch der Vorgang werden illuminiert, das Werkzeug wird lediglich benannt und bleibt darüber hinaus charakterlos.

Wenn im Operationssaal neben „Skalpell, Schere, Haken, Pinzette, Säge, Meißel" auch „Stift und Papier oder heute Diktiergerät und Computer"[3] zu den essentiellen Werkzeugen gehören, weil das Protokoll Teil des Arbeitsvorgangs ist,[4] dann ist es anders herum auch so, dass auf dem Schreibtisch neben Schere und Papier auch Schneideinstrumente und Kleister unabdingbar sind. Benn reflektiert an mehreren Stellen seines Werks die stofflichen Bedingungen seines Arbeitens theoretisch wie poetisch, schreibt über seine Schreibinstrumente und -techniken und konzipiert und bearbeitet seine Texte unter Rückgriff auf unterschiedliche Medien und Materialien, deren Beschaffenheit für das Vorankommen des Schreibprozesses eine wichtige Rolle spielt. Die Schere ist Werkzeug beider Berufe. Im Folgenden soll der Rolle nachgespürt werden, die sie – in dieser Dualität, als Motiv wie auch als Werkzeug – für Benns Schaffen spielt.

II Zwicken, manschen, morden: die Chirurgenschere

Der Schere des Chirurgen kommen als literarischem Motiv nicht dieselben Zuschreibungen von Produktivität und Macht zu wie dem Messer oder dem Skalpell. Und nicht nur dort: Auch medizinhistorisch stand die Schere oft in einem schlechten Licht. Die Chirurgie ist einer der wichtigsten Einsatzbereiche des Instruments, und doch ist die Schere im Werkzeugarsenal des Mediziners auch im Kontext „seriöser Laborantentätigkeit"[5] negativer konnotiert als das Skalpell oder Messer. Der französische Chirurg Pierre-François Percy (1754–1825) publizierte 1785 ein

---

2 Benn: „Arzt, Gesellschaft und menschliches Leben", S. 184.

3 Hoffmann: „Schneiden und Schreiben. Das Sektionsprotokoll in der Pathologie um 1900", S. 154.

4 Das Schreiben während des Eingriffs als Bestandteil der Operation selbst beeinflusst die Wahrnehmung und Aktionen des Operierenden, vgl. Hoffmann: „Schneiden und Schreiben", S. 154. Beobachtungen, die eine sofortige Dokumentation erfordern, sind zum Beispiel die Farbveränderungen von Organen, was sich auch in Benns lyrischen Bearbeitungen wiederfindet („Blut wird schwarz", Benn: „Blinddarm", S. 12).

5 Zur Veränderung der Konnotationen der Schere auf dem Schreibtisch durch die Schreib- und Schneidepraktiken der Avantgarden siehe Vogel: „Kampfplatz spitzer Gegenstände. Schneiden und Schreiben nach 1900", S. 73.

systematisches Werk über Scheren, dessen Beschreibungen des Instruments wie auch des Schneidevorgangs in ihrer sprachlichen Gestaltung und Ausführlichkeit die Sphäre der Gebrauchsanweisung übersteigen.[6] Percy beginnt mit der Bemerkung, dass es noch keine historische Betrachtung des Instruments gebe und eine systematische Beschreibung seiner Verwendung in der Fachliteratur ebenfalls fehle. In den Operationssälen seiner Zeit, schreibt Percy, habe die Schere kein gutes Ansehen: „De tous côtés j'entends blâmer les Ciseaux, & de tous côtès j'en vois encore faire un usage très-abusif. M. Brambilla me disoit un jour qu'il seroit à souhaiter que la Chirurgie ne les eût jamains connus“.[7] Giovanni Alessandro Brambilla war einer der bekanntesten Medizinhistoriker zur Zeit Percys und Verfasser einer berühmten Typologie chirurgischer Instrumente.[8] Eine Würdigung der Geschichte des Instruments, gar ein Plädoyer für seinen häufigeren Gebrauch, so fürchtete Percy, würde daher Kritik erfahren, da das Skalpell allgemein als der Schere in jeder Hinsicht überlegen aufgefasst werde. Percys Schrift ist nicht nur ein praktisches Nachschlagewerk für Mediziner mit Hinweisen zur korrekten Verwendung verschiedener Scherentypen für die Operation diverser Beschwerden, sondern gibt zunächst einen kulturgeschichtlichen Überblick über die Geschichte des Schneidewerkzeugs. Percy betont, und so könnte auch die Kulturgeschichte der Papierschere beginnen, dass die Schere weder durch noch für die Medizin erfunden wurde, sondern ihren Ursprung in anderen Bereichen hat.[9]

Percy übergeht die frühesten historischen Wurzeln der Schere, die mit der Verbindung zweier paariger Messer an einem Gelenk beginnen. Aus dem 5. Jahrhundert v. Chr. sind Darstellungen noch unverbundener Messerpaare erhalten.[10] Solche Scheren waren zunächst Werkzeug zum Schneiden von Haaren, danach von textilen Geweben, bevor sie in der Chirurgie Anwendung fanden. Informationen über diesen Zeitraum bezeichnet Percy als verloren – und wird hier zum Erzähler: „Un voile impénétrable l'a constamment dérobée à mes recherches & à ma curiosité“. Erst 200 Jahre n. Chr. finden Scheren in ihrer späteren Form Erwähnung als Werkzeug in der Chirurgie. Auf diesem Feld war ihre Bedeutung wechselhaft. Die Schere war oft eher das Instrument von Laien als von Fachleuten, welche vielmehr die Präzision des Skalpells schätzten. Hippokrates, schreibt

---

6 Percy: *Mémoire sur les ciseaux à incision.*

7 Ebd., S. 45.

8 Brambilla: *Instrumentarium chirurgicum Viennesse.* In einem Schreiben von 1785 gratulierte Brambilla Percy zu seiner gelungenen Abhandlung über die Schere, vgl. Laurent (membre de l'Académie de médecine): *Histoire de la vie et des ouvrages de P. F. Percy, composée sur les manuscrits originaux, par C. Laurent.*

9 Percy: *Mémoire sur les ciseaux à incision*, S. 5.

10 Haedecke: *Die Geschichte der Schere.*

Percy, sage nichts über Scheren in der Medizin, sondern betrachtet sie als Haushaltsgegenstände. Erst in der medizinischen Enzyklopädie des Aulus Cornelius Celsus tauche die Schere zu Beginn der christlichen Zeitrechnung (wieder publiziert und zu Bekanntheit gelangt 1478) in ihrer Rolle für die Medizin formal beschrieben auf. Ab diesem Zeitpunkt finde sie Erwähnung in allen Standardwerken der Medizin, bleibe aber nur oberflächlich erforscht: „Mais malheureusement ceux-ci, qui sont très-rares jusqu'au premier siècle de notre ère, ne jettent pas un seul trait de lumière sur cet objet, dont, au reste, l'éclaircissement seroit beaucoup plus satisfaiant qu'avantageux."[11]

Meist sei der Einsatz der Schere dort aber zu undifferenziert, falsch oder schlecht beschrieben. Besonders wenn sie in anderen Nachschlagewerken (bei Brambilla) als Notbehelf zur Bändigung widerspenstiger Patienten empfohlen wird, zum Beispiel bei Kindern, die nicht stillhalten, verweist Percy auf die Notwendigkeit des sachgemäßen Gebrauchs (47 ff.).

Darüber hinaus unternimmt Percy eine Analyse des Schneidevorgangs selbst. Er entwickelt nicht nur eine Typologie unterschiedlicher Instrumente, die für die Auswahl von Operationswerkzeug nützlich ist, sondern auch eine Theorie des Schneidens im Allgemeinen. Percys Betrachtungen zerlegen die Fähigkeit unterschiedlicher Werkzeuge, „die Einheit der Kontinuität der Partien zu teilen" in kleinstmögliche Schritte und blicken wie durch ein imaginiertes Mikroskop auf das Zerteiltwerden des Stoffs, der im Fall der Chirurgenschere das menschliche Gewebe ist. Er stellt fest, dass es unter den Schneideinstrumenten zwei grundsätzlich verschiedene physikalische Arten gibt, auf das Material einzuwirken: „L'effet des instruments tranchans est de forcer la ductilité des parties, & de détruire leur continuité" (33), also „die Einheit der Kontinuität der Partien zu zerstören". Diese Zerstörung vollzieht sich auf zwei unterschiedliche Arten, die sich erst dem mikroskopierenden Blick auf den Schnitt enthüllen. Einerseits gebe es jene Werkzeuge „qu'ils coupent en pressant", die durch Zusammendrücken schneiden. Solche Instrumente, wie die Zange, drücken von zwei Seiten auf das Gewebe und quetschen es dort, bis es punktuell, von außen nach innen, nachgibt und sich trennt. Andererseits jene, wie das Skalpell, die „en passant & repassant sur les parties qu'òn veut inciser, engagent les petites dents dont ils sont hérissés, entre les éléments des fibres de ces parties, désunissent ces éléments, séparent ces fibres" (34). Die Vergrößerung ist hier so stark, dass in der glatten Klinge des Skalpells die mit Zähnen besetze Schneide einer Säge sichtbar wird. Solche Werkzeuge seien jene, die sägend schneiden „& on dit d'eux qu'ils coupent en sciant" (34).

11 Percy: *Mémoire sur les ciseaux à incision*, S. 5. Weitere Nachweise mit Angabe der Seitenzahl direkt im Text.

Die Schere nimmt laut Percy eine Sonderrolle zwischen anderem scharfen Operationsbesteck ein. Sie sei ein Werkzeug, das auf beide Arten zugleich schneide. Percy nimmt die Stelle des Materials, an der geschnitten wird, geradezu wörtlich unter die Lupe und beschreibt den genauen Effekt der Scherenblätter auf das Gewebe. Die Stelle, die am stärksten komprimiert wird, genau am Punkt des Zusammentreffens der Klingen, wird durch Drücken wie bei einer Zange punktuell zerteilt. Der Schnittpunkt schreitet beim Zusammenführen der Halme weiter voran. Deren Klingen seien nichts anderes als eine Aneinanderreihung mikroskopischer Zähne, die, sägend, das Material zerteilten.

Es sei gerade sehr in Mode, auf die Fehler und Ungenauigkeiten des Instruments hinzuweisen und Beschwerden über seine Unzulänglichkeit seien aus allen Richtungen zu vernehmen: „Les ciseaux pincent [zwicken, Übers. M.M.], écrasent [zermanschen, Übers. M.M.] & meurtrissent [ermorden, Übers. M.M.] les parties“ (45), urteilen Percys Zeitgenossen. Sie (die Scheren) täten dies aber weniger, argumentiert er, wenn sie von guter Qualität und richtig eingesetzt wären.

Percy verweist darauf, dass die Vor- und Nachteile der unterschiedlichen Qualitäten von Schere und Messer, in ihrer Handhabung wie auch in ihrer Wirkung auf das Gewebe, häufig übergangen würden (47). Eine Naht lässt sich leichter mit einer spitzen Schere aufschneiden als mit einem Skalpell, das vielleicht zu Verletzungen führt. Grob, uneben verletztes Gewebe lässt sich begradigen (50). Der Schnitt der Schere führt durch die Art, wie sie mit unzähligen kleinen Zähnen reißt und quetscht, leicht zu unebenen, entzündeten Wundrändern, was für das schnelle Verheilen der Narbe förderlich sein könne (48). Die Schere lasse dem Operierenden eine freie Hand, weil kein Zug auf das Gewebe ausgeübt werden müsse.

Ein großer Teil der Arbeit besteht in einer genauen Auflistung von konkreten Anwendungsgebieten und Beispielen des erfolgreichen Einsatzes von Scheren in der Behandlung von Abszessen, Geschwüren, Pilzen. Das führt weit fort von der Papierschere. Die anderen Versuche zur Rehabilitation der Schere als Arbeitswerkzeug zeigen aber, worauf sich die Betrachtung des Umgangs mit ihr konzentrieren kann: Auf die Gesten, die sie ermöglicht und bedingt, die Ränder, die sie dem Material verschafft, die Spezialfälle, in denen gerade sie präzise operieren kann.

III Materialität der Schreibinstrumente zwischen Mikroskop und Schreibmaschine

Überlegungen zur Materialität des Schreibens beziehen sich nicht nur auf die Stofflichkeit des Textträgers. Sie umfassen auch die historischen, kulturellen

Rahmenbedingungen und Gegebenheiten des Schreibens und seiner Werkzeuge und Materialien, die sozialen Strukturen, die Schreiben ermöglichen, anstoßen und begrenzen, die Poetologie, Inszenierung und Selbstreflexivität des Schreibens. Die „Schreibwerkzeuge und ihre Materialität" beeinflussen die Textproduktion, was sich im Text, auf dem Textträger und in poetologischer Hinsicht niederschlägt und den „unkontrollierbaren Eigenwillen" oder die kollaborative „Willigkeit"[12] der Schreibgeräte hervortreten lässt.

Benn als jemand, der „mit Worten und Sprache an den Bruchkanten und Ambivalenzen der Moderne"[13] arbeitete, thematisierte selbst auch die biographische Gespaltenheit seines Schaffens. Als Antwort auf die Frage „Schreiben Sie am Schreibtisch?" der Welt am Sonntag vom 21.12.1952 schildert Benn seine Arbeitsumgebung aufs Genaueste: „Ich verfüge nur über ein Zimmer für meine ärztliche Praxis und meine Schriftstellerei".[14] Die Maße der Tischplatte in Zentimetern, die genaue Anzahl von Kugelschreibern (drei) und Accessoires wie Aschenbechern (zwei) werden ebenso vermerkt wie der Ausblick aus dem Fenster oder die Tatsache, dass sich die Schreibmaschine ihren Platz mit dem Mikroskop teilt und so sinnbildlich wird für die Dualität des Arbeitsplatzes. Eine Schere kommt in dieser Beschreibung nicht vor.

Die Absenz der Schere in Benns Beschreibung verwundert, ist sie doch so auffällig beiden Arbeitswelten zugehörig. Nicht nur war der Schnitt lange verbindende Geste zwischen Leser und Text, nämlich im Moment des Aufschneidens der Seiten des noch ungelesenen Buches.[15] In einem medizinischen Lehrbuch von 1922 wird der Vergleich von Papier- und Chirurgenschere fruchtbar gemacht, indem der zu sezierende Leichnam als ein Buch beschrieben wird, das es zur Lektüre, also zum Informationsgewinn, aufzuschneiden gilt.[16] Auch die Avantgarden der Jahrhundertwende hatten die Schere für ihre Zwecke als produktiv rehabilitiert.[17]

---

12 Stingelin: *„Mir ekelt vor diesem tintenklecksenden Säkulum". Schreibszenen im Zeitalter der Manuskripte*, S. 9.

13 Ries: *‚Materialität'? Notizen aus dem Grenzgebiet zwischen editorischer Praxis, Texttheorie und Lektüre*.

14 Benn: „‚Schreiben Sie am Schreibtisch?'", S. 95.

15 Vgl. Derrida: *Dissemination*, darin besonders „3. Der Schnitt", S. 337 ff.

16 Vgl. Hoffmann: „Schneiden und Schreiben. Das Sektionsprotokoll in der Pathologie um 1900", S. 153.

17 Vgl. Vogel: „Anti-Greffologie. Schneiden und Kleben in der Avantgarde", S. 159–172.

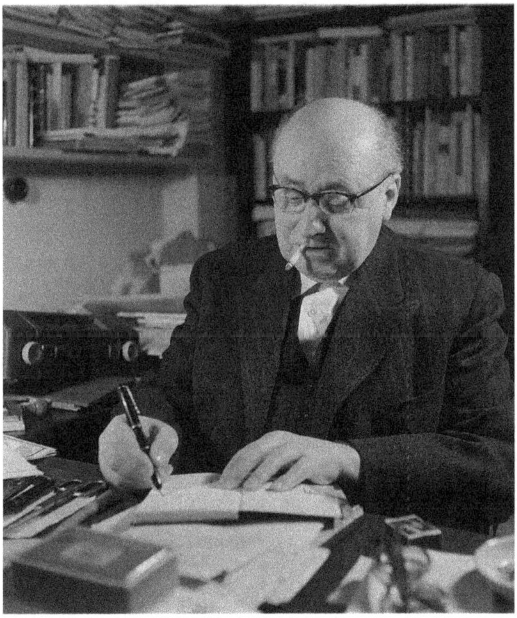

Abb. 1: Benn am Schriftsteller-Schreibtisch.

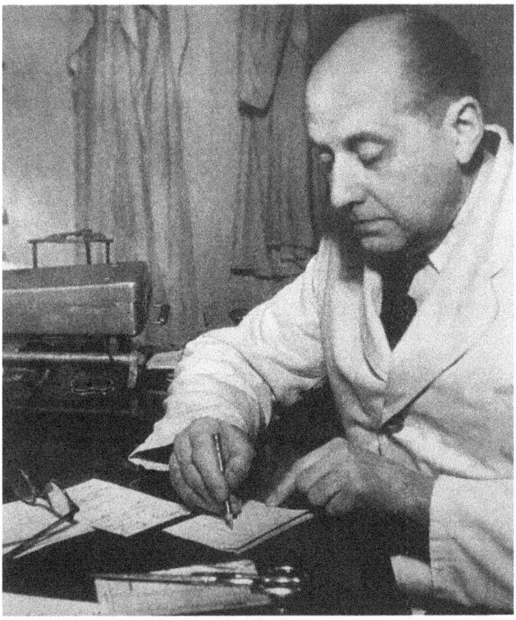

Abb. 2: Benn am Sprechzimmer-Schreibtisch.

Wenn sie auch nicht Teil der Selbstbeschreibung ist, so ist sie zusätzlich zu ihren Auftritten in Texten zum chirurgischen Arbeiten aber auch Teil der Inszenierung des Schreib- und Arbeitsumfelds: Sie ist sowohl zu sehen, wenn Benn als Schriftsteller an seinem Arbeitstisch sitzt, wie eine Bildserie von 1956 zeigt (vgl. Abb. 1 und 2), als auch gleich neben den schreibenden Händen des Arztes Benn, der sich im weißen Kittel vor medizinischem Gerät abbilden lässt und mit Bleistift Notizen macht. Oft ist sie auch nur einen Griff in die Brusttasche entfernt, wie sich aus einer Anekdote schließen lässt: In der Bar des Hotel Adlon, wo er einen Patienten besucht hatte, trifft er auf den Komponisten Eduard Künneke, der laut nach einer Schere ruft. Benn bietet seine Hilfe an mit den Worten „Ich bin Arzt kann ich Ihnen helfen?" und zieht eine Verbandsschere aus der Brusttasche, woraufhin er lachend feststellt, dass er zu einer Operation am Text gerufen worden ist. Künneke hatte sich auf seiner Manschette Noten aufgeschrieben, die er sich nun von Benn abschneiden lässt, um sie als spielbare Partitur vor sich auf das Klavier legen zu können.[18] Ausgerechnet in seiner Rolle als Arzt nimmt Benn mit der Schere eine Operation am Kunstwerk vor.

IV „Alles Prothesenträger": Benns Poetik des Fragmentarischen

Die Schere ist ein hybrides Werkzeug. Sie kommt immer schon aus anderen Disziplinen und ist überall, wo sie eingesetzt wird, nicht zu Hause. Percys Exkurse in die Geschichte des Instruments zeigen das. Sie steht stets unter dem Verdacht des Fremdseins. Dass sie als die Schere der Parzen zum Symbol für die Schwellenüberschreitung schlechthin geworden ist, verwundert wenig. Die Schere ist durch ihre Art der Funktion *in actu* immer zwischen den Dingen. Sogar die Art, wie sie das Material zerteilt, scheint sich bestehenden Kategorien zu entziehen und nach einem Dazwischen zu verlangen, indem die Funktionsweisen der Zange und der Säge verschmolzen werden.

In ihrem chirurgischen Kontext nimmt Benn diese ambivalenten, störungsanfälligen Eigenschaften der Schere motivisch auf. Als Schreibinstrument ist die Schere zwar praktisch unabdingbar, aber nicht Teil der Inszenierung zwischen Mikroskop und Schreibmaschine. Sie ist eine Prothese – Anstatt-Gesetztes im Wortsinn – und deshalb als Werkzeug des Schreibens unsichtbar.

18 Raddatz: *Gottfried Benn. Leben – niederer Wahn. Eine Biographie*, S. 71f.

Benn arbeitet an der Neuzusammensetzung des fragmentierten zeitgenössischen Ichs in der Lyrik. Er verfolgte ab den 40er Jahren eine Poetik des Montierten:

> Ich nenne es für mich: Phase II (nämlich des nachantiken Menschen), liegt in der Richtung von Montage-Mensch, Roboterstil; den Menschen giebt [sic!] es gar nicht mehr, wird zusammengesetzt aus Redensarten, verbrauchten Floskeln, ausgewetztem Sprachschatz, alles steht gewissermaßen in Anführungsstrichen – und das Seltsame ist: es wirkt auf Sie gewissermaßen echt.[19]

Benn zeigt sich als ein „homme aux ciseaux“,[20] der sich seines Schreibens in Anführungszeichen, also (im übertragenen oder wörtlichen Sinn) mit der Schere bewusst ist. Literarisches Schreiben ist der ständige Umgang mit schon Geschriebenem. Zitieren heißt, Vorhandenes zu mobilisieren und in Bewegung zu setzen, wie sich auch „der Bennsche ‚Ton‘ durch die Sprache der montierten Versatzstücke bewegt, wie er sich an ihr entzündet“.[21] Er bezeichnet den „modernen Menschen“ als Prothesenträger, was wie eine Vorausdeutung auf die Bedingungen elektronischen Schreibens und *portable media*[22] wirkt, aber auch zeigt, wie sehr deren Merkmale schon in der Fragmentarisierung moderner Textpraktiken angelegt sind. Benn diagnostiziert nicht nur den Zustand seiner Zeitgenossen, sondern denkt auch über die Zukunft unter den Bedingungen des absehbaren technologischen Fortschritts nach, in dem sich bereits die denkenden (und schreibenden) Maschinen abzeichnen: „Der Stil der Zukunft wird der Roboterstil sein, Montagekunst. Der bisherige Mensch ist zu Ende, Biologie, Soziologie, Familie, Theologie, alles verfallen und ausgelaugt, alles Prothesenträger.“[23] Der Dichtung kommt in diesem Gefüge eine veränderte Position zu; Benn bezeichnet sie in diesem Zusammenhang als Artistik:

> Artistik ist der Versuch der Kunst, innerhalb des allgemeinen Verfalls der Inhalte sich selber als Inhalt zu erleben und aus diesem Erlebnis einen neuen Stil zu bilden, es ist der Versuch gegen den allgemeinen Nihilismus der Werte eine neue Transzendenz zu setzen: die Transzendenz der schöpferischen Lust.[24]

19 Brief vom 10. Juli 1949 an Oelze, in: Benn: *Briefe an F.W. Oelze*, S. 225.
20 Compagnon: *La seconde main: ou le travail de la citation*, S. 27.
21 Hof: *Montagekunst und Sprachmagie*, S. 248.
22 Vgl. Stingelin (Hg.): *Portable media. Schreibszenen in Bewegung zwischen Peripatetik und Mobiltelefon.*
23 Benn: *Doppelleben*, S. 168.
24 Benn: „Probleme der Lyrik“, S. 14.

Weg von Stoffen, Themen und Motiven, aber auch jenseits von Reim und Stimmung, hin zum Wort, zum Klang, zum Sprachmaterial. Das so Montierte soll als solches sichtbar sein, während Benn gleichzeitig auf eine übergeordneten Kontinuität der Form beharrt: „mein Streben nach Einheit beschränkt sich auf das jeweilig in meinen Händen zur Bearbeitung befindliche Blatt".[25] Auch das Schriftbild ermöglicht in seiner maschinengeschriebenen Uniformität andere Bearbeitungsmöglichkeiten als die Handschrift: „Nur das maschinell Geschriebene ist dem Urteil zugänglich" – nicht nur weil die eigene Handschrift (wie Benn wiederholt bemerkt) schwer bis kaum entzifferbar ist, sondern auch weil die Einförmigkeit und Kontraststärke des getippten die Fragmente klarer hervortreten lassen und sie so erst als schon fertige, zuhandene Bausteine zugänglich machen.

Anders als mit den Gedichten aus der *Morgue*, wie *Blinddarm* von 1912, wandte sich Benn später gegen erzählende Lyrik, hin zur Ästhetik des Sprachmaterials. Er wendet sich gerade den „Narben" und „Risse[n]" zu, beschreibt das Denken (und die Lyrik) als aus „inneren Konvoluten" hervorgehend.[26] *1886* gesteht Benn nur den Rang eines „sogenannten"[27] Gedichts zu, es ist zu dokumentarisch, eine Sammlung, nicht eine Bearbeitung, das Material stammt nicht aus dem Sprachfundus des Dichters, sondern von außen. Als „sogenannte" Gedichte bezeichnet Benn dann 1950 aber den gesamten Inhalt der Sammlung *Fragmente*, wie er an Oelze schreibt. Die „Objektivität des Materials", nicht die poetische „Imagination"[28] ist es, die die literarische Produktion antreibt.

V Narben, Risse, Fremdkörper: Collage bei Benn

Der Doppelcharakter der eigenen Biographie, um den es Benn in *Doppelleben* geht, beschränkt sich nicht nur auf die pragmatische Trennung der zwei Berufsfelder, die mangels räumlicher Möglichkeiten oft verschwimmt. Sie wird auch realisiert in verschiedenen literarischen Alter Egos (Rönne, dessen Name auf das Manuskript gesetzt wird, die Figuren des Ptolemäers und des Radardenkers, die ästhetische Konzepte vertreten und formulieren). Der „Papierarbeiter"[29] Benn verwendet für sein Schreiben ein Ensemble von Medien und Geräten, die ihm verschiedene Stufen der Textarbeit ermöglichen. Von der Notiz im Taschenkalen-

25 Benn: *Doppelleben*, S. 144.

26 Benn: „Fragmente", S. 234.

27 Brief an den Verleger der *Doppelleben* Max Niedermayer vom 21. Januar 1950, vgl. Ries: *Verwandlung als anthropologisches Motiv in der Lyrik Gottfried Benns*, S. 574.

28 Hof: *Montagekunst und Sprachmagie*, S. 237.

29 Ries: *Verwandlung als anthropologisches Motiv in der Lyrik Gottfried Benns*, S. 262.

der mit Bleistift zum Entwurfstext mit Bleistift, Feder oder Kugelschreiber, „nicht selten mit Schere und Klebstoff“.[30] Besonders sichtbar wird diese Praxis im Manuskript zu *Doppelleben*: Der Text ist aus schon Gedrucktem collagiert, vermischt mit handschriftlich Hinzugefügtem und Maschinengeschriebenem verschiedener Provenienz.[31]

Zwei Gedichte sind in der Art der Montage von *Doppelleben* collagiert. Benn schreibt ab dem 3. Dezember 1944 an den Gedichten *1886* und *St. Petersburg*. *1886* besteht aus Zitaten und Paraphrasen aus Zeitungsartikeln aus dem Jahr 1886 und wirft so Schlaglichter auf gravierende und profane Ereignisse, vom Wetter bis zur Weltpolitik. Die Manuskripte dieser Gedichte und den zugehörigen Notizen sind durch Thorsten Ries in einer besonders auf die Materialität der Dokumente eingehenden Edition zugänglich gemacht worden.[32] Die Faksimilierung und Transkription machen die montierenden Texteingriffe sichtbar. Am 25. Dezember 1944 schickt Benn ein erstes Typoskript an seinen langjährigen Briefpartner Friedrich Oelze. Das entsprechende Typoskript ist erhalten. Im Januar 1945 nimmt er den Text erneut vor und montiert ihn mit Hilfe von Schere und Klebstoff. Am 22. Januar wird das Manuskript zusammen mit den *Statischen Gedichten* an den Verleger Henssel geschickt, der aber aufgrund der Papierknappheit in den Kriegsjahren nur einen Privatdruck herstellen kann. *1886* wird vor diesem Druck im Jahr 1946 und dem Erscheinen als Teil von *Doppelleben* 1950 nochmal gekürzt und bearbeitet. Es erscheint nicht in den *Statischen Gedichten* im Züricher Arche-Verlag („Konzessionen an die Stimmung der Eidgenossen“[33]), auch nicht in den *Gesammelten Gedichten* von 1956.

Am 24. Januar 1949 erbittet Benn vom Verleger des *Doppellebens* statt einer Fußnote, die den Titel als sein Geburtsjahr ausweist, den Zusatz in Klammern unter dem Titel „mein Geburtsjahr – was schrieben damals die Zeitungen, wie sah es aus?“. Diese Formulierung betont den dokumentarischen Charakter des Texts, der ein Panorama der Zeit zeichnet.

Das Gedicht fügt sich in *Doppelleben* auch formal ein. Wie der Text der autobiographischen Schrift ist auch *1886* zerschnitten und zusammengeklebt. Dabei lassen sich verschiedene Vorgänge des Montierens feststellen: Einmal wird ein Teil entfernt. Oberhalb der 5. Strophe (bezogen auf die in *Doppelleben* abgedruckte Textversion), beginnend mit den Zeilen „Die Registertonne wird einheitlich / auf 2,8 cbm Raumgehalt festgesetzt“, setzt Benn die Schere an. Ein bo-

30 Bürger: *Benns Doppelleben oder Wie man sich selbst zusammensetzt*, S. 30.

31 Ebd.

32 Vgl. Ries: *‚Materialität‘? Notizen aus dem Grenzgebiet zwischen editorischer Praxis, Texttheorie und Lektüre*, woher auch die folgenden Daten zur Publikationsgeschichte stammen.

33 Brief vom 22. Januar 1948 an Oelze, in: Benn: *Briefe an F.W. Oelze*, S. 112.

genförmiger Schnitt teilt das Blatt in zwei Stücke. Dabei wird das letzte Wort der ersten Zeile horizontal angeschnitten, „*tlich*“ (der Rest von „einheitlich“) bleibt über dem Schnitt relativ gut lesbar. Es lässt sich auch erkennen, dass diese nur noch teilweise sichtbare Zeile zunächst durchgestrichen worden war. Der untere Teil wird so auf den oberen geklebt, dass die fünfte Strophe in der Überlappung ganz verschwindet.

Ein zweites Blatt entsteht aus drei Versatzstücken: Oben ein Stück der späteren zehnten Strophe (beginnend mit „Es tauchen auf:“, hier nun Strophe sechs), auf dessen unterem Rand ein breiter Streifen mit den Strophen acht und neun geklebt ist. Auf diesem obenliegenden Teil ist am oberen Rand angeschnitten ein Teil eines handschriftlichen Zusatzes lesbar: „*nachgesta*“ lässt sich ausmachen. Es ist ein Teil von „nachgestammelt“, dem letzten Wort der späteren siebten Strophe, die in Doppelleben mit „es werden entdeckt“ beginnt. Die ganze Strophe ist aus der montierten Version entfernt. Nur die ihr strukturell ähnliche zehnte Strophe, in der Austauschendes und Aussterbendes wie hier Entdecktes und Beobachtetes nebeneinandergestellt werden, bleibt. Dieser breite mittlere Streifen klebt an seiner unteren Seite wiederum auf dem letzten Stück mit den beiden letzten kurzen Strophen. Der Übergang ist besonders unsauber und zwischen den Abschnitten ist Klebstoff hervorgequollen. Die beiden übereinandergelegten Blätter haben sich offenbar verklebt, so dass das y von „Asmodey“ auf dem ersten Blatt herausgerissen und auf das zweite transferiert wurde. Da steht es nun als Fremdkörper gleich unterhalb der „Fremdkörperentfernung“.

Die Montage des Entwurfs ist keine chirurgisch-sorgfältige Operation. Die Schnitte sind schräg, Notiertes wird zerteilt. Die Praxis des Schneidens und Klebens ist weniger geordnet als die des Schreibens mit der Schreibmaschine, sie ist genussvolle „geste archaïque“, die an das kindliche Spiel mit dem Papier erinnert.[34] Erhalten bleiben in Benns Collage-Typoskript aber die Form des Blattes und die gerade Ausrichtung des getippten Satzspiegels.

Dem Gedicht fehlen im Druck die Markierungen des Beweglichen und Bewegten, weil Zitierten: Es gibt keine Anführungszeichen, keine Quellen für die Herkunft des Rohmaterials. Die Vorbemerkung „was schrieben damals die Zeitungen, wie sah es aus?“ übernimmt diese Aufgabe zum Teil. Der Akt des Aufnehmens von Fremdem wird ausgewiesen, das sprachliche Material aber nicht aus dem Text hervorgehoben, etwa durch Anführungszeichen. Es bleibt die Substanz des Gedichts. Die Komposition von *1886* entspricht auch physisch genau dem von Benn beschriebenen Vorgehen bei der Arbeit an einem Gedicht:

---

34 Compagnon: *La seconde main: ou le travail de la citation*, S. 17.

> Immer wieder fühlen Sie an ihm herum, am einzelnen Wort, am einzelnen Vers, Sie nehmen die zweite Strophe gesondert heraus, betrachten sie, bei der dritten Strophe fragen Sie sich, ob sie das missing link zwischen der zweiten und vierten Strophe ist [...].[35]

Das Material, sowohl das sprachliche wie auch die Stoffe und Werkzeuge des Schreibens, spielt für Benns poetisches und poetologisches Konzept eine große Rolle, ganz besonders in seiner späteren Schaffensphase. Die Schere zeigt sich dabei als wichtiges Instrument, das den Schreibtisch auf beiden Seiten des Doppellebens teilt. Ihre Rolle als Prothese wird aber nicht expliziert. Das entspricht der randständigen Position, die die Schere überall hat, besonders in der Medizin. Ganz entziehen kann sich Benn der Faszination des willensstarken Objekts aber nicht; es tritt in seiner Dichtung wie auch in Prosatexten auf, wo es dem Messer in seinem unberechenbaren Doppelcharakter, mit seiner unreinen Herkunft aus anderen Disziplinen, ein Gegenspieler sein kann.

Im Unterschied zum Messer ist die Schere ein Werkzeug, das sich auch akustisch bemerkbar macht. Ihre auffällige Hörbarkeit eignet sich als Ansatzpunkt der poetischen Bearbeitung. Dass die Schere hörbar ist, macht sich Benn in *Querschnitt* zu Nutze: Bei einer Beschneidung durchdringen die hörbaren Reize der medizinischen Prozedur so genau im Moment des Schnitts die Gedankenwelt des Chirurgen: „... Scherenschlag!!“[36] Zwei Ausrufungszeichen betonen die plötzliche Hörbarkeit des Werkzeugs, spiegeln typographisch aber auch sowohl das Instrument mit seinen zwei Klingen als auch die Zweiteilung, die es verursacht. Die Operation gelingt nicht gleich; dass die Schere gespannte Haut benötigt, hatte Percy schon festgestellt, und in *Querschnitt* führt eine Hautfalte zu Komplikationen. Es muss überarbeitet, genäht werden, das Instrument hat sein Störungspotential unter Beweis gestellt. Die Schere in der Chirurgie ist weder die „gefräßige“, literarisch „unproduktive“ Handarbeitsschere im literarischen Kosmos des 18. und 19. Jahrhunderts noch die produktive der Dadaisten.[37] Sie ist ein Werkzeug, das benötigt wird, den Leib und den Text zu öffnen, dabei aber Wunden, Narben, Risse und Störungen hinterlässt – woran sich wiederum poetische Produktivität entzünden kann.

---

35 Benn: „Probleme der Lyrik“, S 20.

36 Benn: „Querschnitt“, S. 84.

37 Vgl. Vogel: „Kampfplatz spitzer Gegenstände“, bes. S. 70f.

Literatur

Benn, Gottfried: *Briefe an F.W. Oelze 1945–1949*, hg. v. Harald Steinhagen, Frankfurt a. M. 1982.
Benn, Gottfried: „Blinddarm“, in: ders.: *Sämtliche Werke*, hg. v. Gerhard Schuster/Holger Hof, Stuttgart 1987–2001, Bd. 2, S. 12–13.
Benn, Gottfried: „Fragmente“, in: ders.: *Sämtliche Werke*, hg. v. Ilse Benn/Gerhard Schuster/ Holger Hof, Stuttgart 1987–2001, Bd. 1, S. 234–235.
Benn, Gottfried: „Querschnitt“, in: ders.: *Sämtliche Werke*, hg. v. Ilse Benn/Gerhard Schuster/ Holger Hof, Stuttgart 1987–2001, Bd. 3, S. 82–92.
Benn, Gottfried: „Doppelleben“, in: ders.: *Sämtliche Werke*, hg. v. Ilse Benn/Gerhard Schuster/ Holger Hof, Stuttgart 1987–2001, Bd. 5, S. 83–176.
Benn, Gottfried: „Arzt, Gesellschaft und menschliches Leben“, in: ders.: *Sämtliche Werke*, hg. v. Ilse Benn/Gerhard Schuster/Holger Hof, Stuttgart 1987–2001, Bd. 5, S. 180–188.
Benn, Gottfried: „‚Schreiben Sie am Schreibtisch?‘“, in: ders.: *Sämtliche Werke*, hg. v. Ilse Benn/ Gerhard Schuster/Holger Hof, Stuttgart 1987–2001, Bd. 6, S. 95–96.
Benn, Gottfried: „Probleme der Lyrik“, in: ders.: *Sämtliche Werke*, hg. v. Ilse Benn/Gerhard Schuster/Holger Hof, Stuttgart 1987–2001, Bd. 6, S. 9–44.
Bürger, Jan: *Benns Doppelleben oder Wie man sich selbst zusammensetzt. [zur Ausstellung „Benns Doppelleben“, Literaturmuseum der Moderne, Marbach am Neckar, 7. Juli bis 27. August 2006]*, Marbach am Neckar 2006.
Brambilla, Giovanni Alessandro: *Instrumentarium chirurgicum Viennesse*, Wien 1781.
Compagnon, Antoine: *La seconde main: ou le travail de la citation*, Paris 1979.
Derrida, Jacques: *Dissemination*, hg. v. Peter Engelmann, übers. v. Hans-Dieter Gondek, Wien 1995 (1972).
Haedecke, Hanns-Ulrich: *Die Geschichte der Schere*, hg. v. Jochem Putsch, Essen 2011.
Hof, Holger: *Montagekunst und Sprachmagie.* Zur Zitiertechnik in der essayistischen Prosa Gottfried Benns, Aachen 1997.
Hoffmann, Christoph: „Schneiden und Schreiben. Das Sektionsprotokoll in der Pathologie um 1900“, in: ders.: *Daten sichern. Schreiben und Zeichnen als Verfahren der Aufzeichnung*, Zürich u. a. 2008, S. 153–196.
Laurent, Charles-Nicolas (membre de l'Académie de médecine): *Histoire de la vie et des ouvrages de P. F. Percy, composée sur les manuscrits originaux, par C. Laurent*, Versailles 1827.
Percy, Pierre-François: *Mémoire sur les ciseaux à incision, par M. Percy*, Paris 1785.
Raddatz, Fritz J.: *Gottfried Benn. Leben – niederer Wahn. Eine Biographie*, Berlin u. a. 2001.
Ries, Thorsten: *Verwandlung als anthropologisches Motiv in der Lyrik Gottfried Benns. Textgenetische Edition ausgewählter Gedichte aus den Jahren 1935 bis 1953*, Berlin u. a. 2014.
Ries, Thorsten: *‚Materialität‘? Notizen aus dem Grenzgebiet zwischen editorischer Praxis, Texttheorie und Lektüre. Mit einigen Beispielen aus Gottfried Benns ‚Arbeitsheften‘*, Berlin u. a. 2010.
Stingelin, Martin (Hg.): *Portable media. Schreibszenen in Bewegung zwischen Peripatetik und Mobiltelefon*, München 2010.
Stingelin, Martin: *„Mir ekelt vor diesem tintenklecksenden Säkulum“. Schreibszenen im Zeitalter der Manuskripte*, München 2004.
Vogel, Juliane: „Anti-Greffologie. Schneiden und Kleben in der Avantgarde“, in: *Impfen, Pfropfen, Transplantieren*, hg. v. Uwe Wirth, Berlin 2011, S. 159–172.

Vogel, Juliane. „Kampfplatz spitzer Gegenstände. Schneiden und Schreiben Nach 1900“, in: *Konstellationen. Versuchsanordnungen des Schreibens*, hg. v. Helmuth Lethen, Wien 2013, S. 67–82.

Abbildungen

Abb. 1: Benn am Schriftsteller-Schreibtisch (SLUB / Deutsche Fotothek /Foto: Fritz Eschen).
Abb. 2: Benn am Sprechzimmer-Schreibtisch (Rechteinhaber konnte nicht ermittelt werden).

Yvette Sánchez

Cut and paste: Künstlerische Transplantate an Körper und Corpus

I Einschnitte

Das Verfahren des Kopierens bzw. Ausschneidens und Einfügens ist in ganz verschiedenen Bereichen ein sehr selbstverständlicher Bestandteil unseres Alltags geworden. Die Schreibkultur hat sich drastisch verändert. Das Copy-Paste-Syndrom mit mehr oder weniger wahllos zusammenkopierten Inhalten kann schnell zu Netzplagiaten führen.[1]

Ganz ähnlichen Verfahren unterliegt die Körpergestaltung. Die plastische oder kosmetische Chirurgie[2] trägt einerseits zur Auflösung des binären Gegensatzpaares Kultur und Natur bzw. Mensch und Maschine bei, andererseits als Technologie zur sozialen Inklusion durch die Manipulationen am Körper – z. B. Korrektur von Nase, Hautfarbe, Brustumfang, Augen usw. Paula-Irene Villa hat soziologische Auswirkungen dieser nicht klar formalisierten medizinischen Subdisziplin untersucht. In Deutschland unterziehen sich jährlich 400.000–700.000 Personen einer plastischen Operation, in den USA waren es ungleich mehr, geschätzte 11,8 Mio. Eingriffe im Jahr 2007, womit die USA zusammen mit Brasilien den Spitzenplatz weltweit belegen.[3]

Gemäß Villa ist seit ihren Anfängen im 16. Jahrhundert und vor allem seit ihrer Popularisierung im 20. Jahrhundert, die plastische Chirurgie eine von mehreren möglichen Techniken, „den Körper an die viel versprechenden somatischen Codes der Mehrheitsgesellschaften (Teilhabe, Erfolg, ökonomischer Aufstieg, soziale Reputation)“[4] anzupassen.

Laut einer Zeitungsmeldung sollen Wissenschaftler bald gar fähig sein, in eine tiefere Dimension einzudringen, wobei Teile der DNA ausgeschnitten und einge-

---

1 Vgl. Wikipedia, s.v. *Kopieren & Einfügen*. Deshalb werden auch ganz neue Anforderungen an wissenschaftliches Arbeiten gestellt, etwa ein minutiöses Zitieren. Uwe Wirth sprach an der Tagung, die diesem Band vorausging, von der „Pfropf-Bricolage“.

2 Vgl. Weber: *Das Google-Copy-Paste-Syndrom*, o.S.

3 Vgl. Statista: „Statistiken zu Schönheitsoperationen“, o. S. Die Zahlen sind auch aufgeführt in der Einleitung eines Bandes von Paula-Irene Villa: *Schön normal*, S. 9.

4 Ebd.

https://doi.org/10.1515/9783110619348-012

fügt würden, um Krankheiten zu heilen oder das perfekte Designer-Baby zu entwerfen.[5]

II Körper/Zeichen

Dass die Künste Transplantationsmechanismen längst verinnerlicht haben, wird im Folgenden zu zeigen sein; zuerst anhand von ein paar Ausformungen der Bildenden und Performance-Kunst, danach stoßen wir zur Literatur mit ihren Cut-and-Paste-Prinzipien vor. Collagen und Assemblagen beispielsweise haben als fragmentarisierende und dekontextualisierende Techniken seit der Avantgarde die Kunst des 20. Jahrhunderts bestimmt.

In der Musik, insbesondere im Hip-Hop, ist das Prinzip des Samples ebenfalls längst etabliert: „Populäre Musik ist eine Kultur des Ausschneidens und Wiederverwertens, des Übertrags bekannter Muster in immer neue Kontexte, die sich ebenfalls wieder zerlegen und neu kombinieren lassen."[6] Dies gilt demnach auch für den klassischen Popsong. Im Editorial ihres Bandes machen Dietrich Helms und Thomas Phleps für das Musik-Sampling den Bezug zum medizinischen Transplantieren von *Gewebe* deutlich:

> Ganz gegenständlich fing es an: populäre Musik ist eine Konsequenz der Erfindung des Tonbandgeräts mit seinen unendlichen Möglichkeiten der Montage, die die Wirklichkeit zerteilen und immer wieder neu – und für den Hörer ebenso wirklich – zusammensetzen. [...] Doch was man heraustrennte und als Ornament in das eigene musikalische Gewebe einsetzte, war lediglich das geistige Eigentum eines anderen.[7]

Die Analogie funktioniert auch mit dem Gewebe, das in die Bildende Kunst verpflanzt wird. Transplantate bestehen hier nicht nur aus anorganischem, sondern auch organischem Rohmaterial (z.B. aus Zellen, Gewebe, Organen oder Organsystemen). In der Medizin können diese Transplantate in ihrer postmortalen Variante von einem Spender nach dessen Hirntot stammen; gesunde Spender ermöglichen dagegen die Lebend-Organtransplantation (etwa bei Stammzellen- oder Nierentransplantationen).[8] Als dritte Variante werden künstliche (alloplastische) Implantate, etwa Prothesen, in den Körper eingebaut.

Physisch wie psychisch belastende Reaktionen können von beiden Seiten der Symbiose ausgehen, dem Empfängerorganismus, dessen Antikörper das fremde

5 Vgl. Lewis: „Scientists may soon be able to ‚cut and paste' DNA", o. S.
6 Helms/Phleps (Hg.): „Cut and paste. Schnittmuster populärer Musik der Gegenwart", o. S.
7 Ebd., S. 7.
8 Vgl. Schlich: *Transplantation*, o. S.

Organ abstoßen, wie umgekehrt dem Transplantat, dessen Immunreaktion von Zellen gegen den Wirtskörper erfolgt.[9]

Jean-Luc Nancy, selbst herztransplantiert, d. h. mit dekonstruiertem Körper, hat sich in seinem Werk *Corpus* den Gemeinsamkeiten von literarischen und medizinischen Codes angenommen, von Körper und Textkörper bzw. Schreiben.[10] Prozesse des Transplantierens hat er direkt in die Erzählstrategie und Typographie seines Buchs integriert. Die Organverpflanzung begünstigt Denkfiguren der Vernetzung sowie der Dekonstruktion von Identität bzw. Ganzheit, von bipolaren Systemen (z. B. Mensch und Maschine) und geschlossenen Weltbildern. Er repräsentiert so einerseits gesellschaftspolitische Entwicklungen der Gegenwart, andererseits vollführt er eine literarische Übertragung – „von der semiotischen auf die chirurgische Sphäre"[11] oder eine Verschränkung von Körper und Zeichen.

Sekundiert wird Nancy durch seinen Lehrmeister Jacques Derrida und dessen bekanntes Diktum „toute thèse est une prothèse",[12] welches jede Wissensform und den Logozentrismus zur Krücke, vielleicht auch zum Baudrillard'schen Simulakrum degradiert.[13]

Irmela Krüger-Fürhoff fokussiert sich in ihrer „Poetik der Transplantation" auf die Intertextualität sowie auf diskursive Brüche[14] und Fragmentarisierungen: Eine gebrochene Chronologie oder das nicht weniger einschlägige multiperspektivische Erzählen, Spiegelungen, Leerzeilen, „zahlreiche Einschübe", Unterbrechungen am Textkorpus; aber in erster Linie beinhaltet eine solche Poetik intertextuelle Verweise, das Transplantat als in den Text inkorporiertes Zitat. Auch mit dem (parasitären) Plagiat wurde die Aneignung eines Organs verglichen, die demnach als „widerrechtlich" betrachtet wird.[15]

---

9 Vgl. Schrem/Barg-Hock/Straßburg u. a.: *Nachsorge bei Organtransplantierten*, o. S. Falls die Rejektion akut innerhalb von Minuten eintritt und das Gewebe absterben lässt, ist dieser Vorgang immerhin behandelbar, im Gegensatz zur chronischen Abstoßung (nach Monaten bzw. Jahren). Die Organtransplantations-Psychiatrie (OTP) kümmert sich um die schweren psychischen Abwehrmechanismen gegen den Fremdkörper, die neben den somatischen auftreten können. Als Metaphern lassen sich diese Begriffe selbstverständlich auf den post-migratorischen Kulturkontakt übertragen.

10 Vgl. Nancy: *Corpus*, o. S.

11 Vgl. Krüger-Fürhoff: „Vernetzte Körper", S. 124. Die Autorin publizierte 2012 über die gleiche Thematik ihre Habilitationsschrift: *Verpflanzungsgebiete. Wissenskulturen und Poetik der Transplantation.*

12 Derrida: *Glas*, S. 189. *Glas* ist eine Art digitalisierter Hypertext *avant-la-lettre*, typographisch aufgebaut in einem Zwei-Kolumnen-Format, zweihändig geschrieben, eine Collage.

13 Für den Weg vom Körper zum Schriftkörper, zum Zeichen und zur literarischen Schreibweise prägte Aleida Assmann den Begriff der Exkarnation (Vgl. Assmann: „Exkarnation", S. 133–155).

14 Vgl. Krüger-Fürhoff: „Vernetzte Körper", S. 121f.

15 Vgl. ebd., S. 118 und 123f.

III Fleischeskunst und Transplantations-Narrative

Zwei Body-Art und Performance-Künstler, der Australier Stelarc (*1946) und die Französin ORLAN (*1947), arbeiten mit verpflanztem organischem Material und dem eigenen Fleisch und Blut. ORLAN suchte Frauenfiguren berühmter Maler der Kunstgeschichte aus (Mona Lisa oder die Venus von Milo), denen sie sich mittels plastischer Chirurgie nachempfinden ließ. Die Künstlerin betrachtet die Gestaltung ihres eigenen Körpers als Ausdruck von Autonomie bzw. subversiver Selbstermächtigung.

Auch die „Teufelshörner" in ihre Schläfen hat sie sich 2004 einpflanzen (nicht mit Botox spritzen) lassen – ganz entgegen den Schönheitsidealen der Plastischen Chirurgen. Diese Beulen schminkt sie zuweilen und verziert sie mit Pailletten, weil sie das Spiel „des Echten und des Falschen" oder der „Andersartigkeit" unterstreichen möchte.[16]

Die OPs als Performance gingen ohne Narkose vor Publikum über die Bühne, wurden gefilmt und via Satellit in Museen übertragen. Zudem las die Künstlerin Gedichte, während das Blut aus ihrem Körper spritzte. Mit diesen Grenzüberschreitungen skandalisierte sie einen Teil ihres Publikums. ORLAN möchte in sich (und auch in andere) hinein sehen: „Darling, I love your spleen, I love your liver, I adore your pancreas and the line of your femur excites me."[17]

Der australische Bodyart-Performer Stelarc propagiert seinerseits seit dreißig Jahren die Erweiterung des Körpers durch Technologie, z. B. mit einem dritten Ohr am Unterarm. Er erkundete per Endoskop und Expander in der Performance „Stomach Sculpture" den eigenen Magen und Darm, ließ sich auch schon eine Skulptur in den Magen implantieren.

Stelarc pendelt zwischen Mensch und Maschine sowie Virtualität und Lebenswelt; es schwebt ihm dabei ein Körper ohne Geist vor bzw. „eine Körpermaschine ohne Subjektivität".[18] Wie ORLAN arbeitet er mit einem Team von Medizinern und Technikern zusammen. Deformationen und Schmerzen sind Teil dieser Körperkunst. Prothesen sollen in spektakulären Kunstaktionen die physischen Funktionen verbessern, ergänzen oder auch außer Kraft setzen. Stelarc lässt sich Schmerz zufügen, sich an durch sein Fleisch gebohrte Haken durch die Luft ziehen. Schmerz ist für ihn eine „kulturspezifische Erfahrung" und ein „frühes Alarmsystem, das anzeigt, dass der Körper verletzt wird".[19]

16 Vgl. Meister: „Es gibt keine Schönheit", o. S.

17 Orlan: *Manifesto of carnal art*, S. 1. [„Chérie, ich liebe Deine Milz, ich liebe Deine Leber, Deine Bauchspeicheldrüse bete ich an, und die Linie Deines Schenkelknochens erregt mich".].

18 Merschmann: „Körperkünstler Stelarc. Großer Lauschangriff", o. S.

19 Ebd.

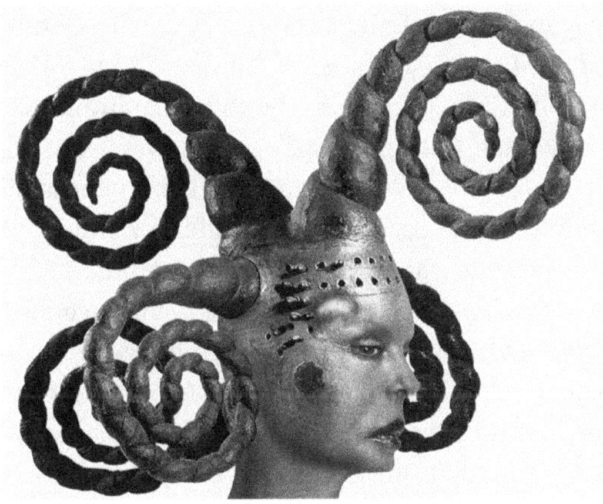

Abb. 1: Ausstellung vom 13. Juli 2012, 20th Century Masters: The human figure, in der Standard Bank Gallery, Johannesburg.

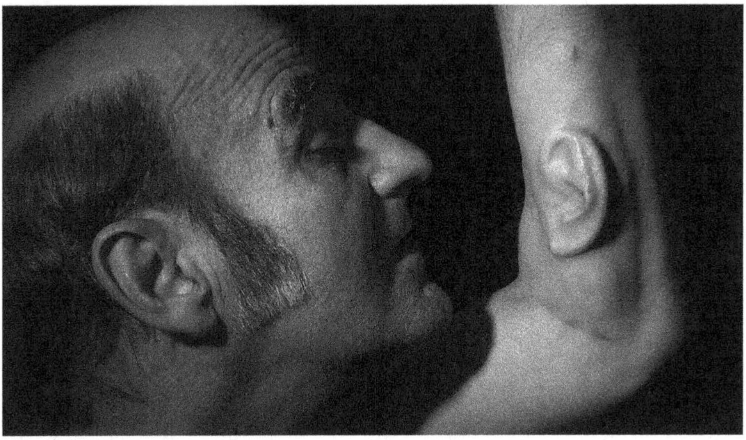

Abb. 2: The transhuman art of Stelarc.

Der Künstler hat sich ein drittes künstlich gezüchtetes, funktionstüchtiges Ohr an seinem Unterarm verpflanzen lassen, das sowohl hören wie auch Funksignale senden kann. Nach Zuchtversuchen mit menschlichen Spenderzellen, aus denen ein Ohrknorpel geformt wurde („teilweise aus plastischer Chirurgie und teilweise aus Zellwachstum entstanden“[20]) pflanzten ihm drei Ärzte in einer zweieinhalbstündigen Operation das Hörorgan ein.

20 Steiner: „Der Mann mit dem Ohr im Arm“, o. S.

Ein Mini-Mikrofon im Muschelgang ist über Bluetooth-Funk sowie GPS-Sender mit einem Hörgerät und drahtlos mit Internet verbunden. Internetnutzer sollten Stelarc damit überall hin folgen und zuhören können. Die totale Kontrolle und Überwachung geht soweit, dass es keinen An-Aus-Knopf geben sollte, damit das Ohr, wenn immer möglich, online sein kann.[21] Wegen einer Infektion musste die Bluetooth- und GPS-Apparatur, jedoch nicht das Ohr, wieder entfernt werden. Der Künstler experimentiert mit einem veränderbaren Körper, mit einer dauerhaften Prothese aus Fleisch und Blut. Er arbeitet auch mit Robotern. In einem Versuch hatte er sich einen dritten Roboterarm aufgepfropft und damit geschrieben.

Inzwischen wurde der Künstler Neil Harbisson offiziell von der britischen Regierung als Cyborg anerkannt, der sich von Geburt an mit Achromatopsie konfrontiert sah, also nur Schwarz-Weiß und Grauschattierungen erkennen konnte. Im Alter von 22 Jahren implantierte er sich ein sogenanntes *Eyeborg*, mit dem er Farben hören konnte. Nach seinem Musik- und Kunststudium entwickelte er zusammen mit einem Kybernetiker die an seinem Kopf installierte Antenne und den im Kopf implantierten Chip, mit denen er durch Musiknoten und Tonfrequenzen Farben wahrnehmen kann. Sonochromatismus[22] ist der Fachbegriff dieser Synästhesie. Neil Harbisson ist mit dem kleinen Eyeborg eins geworden, nimmt er es selbst beim Duschen und Schlafen nicht ab: „I am not using technology, I am not wearing technology, I am technology."[23]

Damit er auf einem Passfoto mit dem Gerät, das er als Teil seines Selbst betrachtet, abgelichtet werden konnte, musste und wollte er für seine Anerkennung als Cyborg (mit erweiterten Kapazitäten, unter Einsatz der Kybernetik) kämpfen, in seinem Fall mit einer digital-virtuellen Chip-Implantation. In trans- oder posthumaner Manier amtiert er auch als Präsident einer Stiftung, welche sich für die Anliegen von Cyborgs, von kybernetischen Organismen, einsetzt. Harbisson selbst bezeichnet sich als „Trans-Spezies" und möchte sein Sinnes-Repertoire gar noch weiter ausbauen.[24]

Selbst halb Mensch, halb Maschine gilt der Cyborg als technologisch veränderte Lebensform. Dazu definiert Donna Haraway in ihrem *Cyborg Manifesto* bündig: „Cyborgs sind kybernetische Organismen, Hybride aus Maschine und Organismus, ebenso Geschöpfe der gesellschaftlichen Wirklichkeit wie der Fiktion."[25]

---

21 Vgl. Agence France Press (AFP) publizierte die Nachricht, die von vielen Zeitungen abgedruckt wurde, z. B. von *Die Zeit*: „Australischer Künstler züchtet ‚Ohr' am Arm", o. S.

22 Vgl. Wormer: „Transhumane Metamorphosen", S. 5.

23 Camhaji: „We are all orange", S. 66.

24 Er möchte ein Bluetooth in seinen Zahn implantieren und ein Gerät in seinen Kopf einbauen lassen, das ihn Zeit über die Erdrotation wahrnehmen lässt. Vgl. ebd.

25 Haraway: „Ein Manifest für Cyborgs", S. 33.

Die Kunst als Katalysator eines organisch-technologischen Zusammenlebens, des willentlichen Kolonisieren-/Eindringen-Lassens in den Körper, in das persönlichste Innere führt drei unterschiedliche Ebenen zusammen: das künstlerische Verfahren der Verpflanzung, das künstliche, virtuelle Transplantat und die Lebenswelt. Harbisson meinte anlässlich des St. Galler Symposiums, dass es als Kunst begann und zu neuem Leben wurde.[26]

Die zentrale These dieses Aufsatzes betrifft die allmähliche Transformation des künstlerischen und literarischen Diskurses durch die uns selbstverständlich erscheinende Transplantation von Objekten und Texten.

Diese Meta-Ebene lässt sich im transplantierenden, intertextuellen Verfahren in literarischen Texten sowie als Chiffre der Fiktion ganz allgemein verstehen. Selbstverständlich darf auch das handfeste literarische Motiv der Transplantation am menschlichen Körper mit teilweise monströsen Ergebnissen nicht fehlen.

Der spanische Schriftsteller Javier Tomeo verlegt die Geschichte seines kurzen Romans von 120 Seiten, *Konstrukteure von Monstern* (2013), in das 19. Jahrhundert – eine zentrale Epoche für monströse Konstrukte und Transplantationen. Auch wenn das Motiv schon immer da war, von der Antike über Exponate von Monstern in Wunderkammern bis heute, erlebten zum Beispiel die Freakshows auf Jahrmärkten oder literarische Ausformungen, wie Mary Shelleys Frankenstein, im 19. Jahrhundert Hochkonjunktur. Der Frankenstein-Mythos übt bis heute seine Wirkkraft aus, gerade wenn es um ethische Implikationen der modernen Transplantationschirurgie geht.[27]

Javier Tomeos Text handelt von den minutiösen Vorbereitungen und Anleitungen zur Konstruktion eines Wesens, das aus den Bestandteilen von sechs Leichen, aus toter (postmortaler) Materie, zusammengebaut werden soll.[28] Wie mit Organen und Körperteilen soll auch mit dem Namen des Monsters, Karolus, verfahren werden, indem Buchstaben mit besonderen phonetischen und semantischen Eigenschaften transplantiert werden. Der Assistent Tadeusz von Rippstein möchte den Anfangsbuchstaben K durch das sanftere C von *caricia* (‚Liebkosung‘) und *caramelo* (‚Bonbon‘) ersetzt haben.[29]

Wie im *Scrabble* begleiten diskursive Einschnitte die Zusammensetzung eines lebendigen Wesens aus toter Materie mittels posthumer Organspende. Der Meister und Ich-Erzähler, Medizin-Professor Raimonius von Bernstein, Baron von Cucur-

26 Vgl. Camhaji: „We are all orange“, S. 68.

27 Vgl. Bishop: „The ‚makyng‘ and re-making of man“, S. 750.

28 Die beiden Konstrukteure lassen bei Tod durch Guillotine die Legende kursieren, wonach die Augen am abgetrennten Kopf noch fünf Minuten weiter blinzeln. Vgl. Tomeo: *Constructores de monstruos*, S. 53.

29 Vgl. ebd., S. 24. Sämtliche Übersetzungen stammen von der Autorin.

stein, und sein Assistent sind unsicher, ob sie das batteriebetriebene Herz an einem unüblichen, aber praktischen Ort platzieren sollen, abgesehen von der Schwierigkeit, es wieder in Gang zu bringen. Der Kehlkopf soll eine kräftige Stimme generieren. Nicht weniger als acht Gehirne und acht Augen sollen Karolus eingepflanzt werden, zwei Kiefer mit je 30 bis 45 Zähnen (als Vampir muss das Wesen zubeißen können), zwischen 3 (vgl. Stelarc) und 6 Ohren, ein Penis mit eingebauter Prothese, und Speichel. Vor allem ohne Speichel käme, so die Macher, ein „behindertes Monster“[30] heraus. Das Nervensystem bereitet beiden Konstrukteuren viel Kopfzerbrechen. Sollen ihm Gesichtsmuskeln überhaupt implantiert werden? Der toten Materie wird im Verfahren Leben eigehaucht.[31]

Das Medium der Schrift in Texten, wie den Tagebucheinträgen des Ich-Erzählers oder dem *Handbuch zur Konstruktion von Monstern*,[32] begleitet den Prozess. Das geplante Monster mit Vampir-Eigenschaften soll genau nach den Vorgaben des Handbuchs zusammengebaut werden.

Umgekehrt kann der ganze Prozess auf Motivebene als Chiffre für die Konstruktion eines Romans gelesen werden. Die Wiederholungen und Redundanzen scheinen nach dem Copy-und-Paste-Prinzip realisiert worden zu sein.[33] Sie bringen Unordnung, Kontamination in den Text und verwirren eine aufmerksame Leserschaft. Sogar die Redewendungen entsprechen der Kunst der Konstruktion eines Monsters, dessen Erstellung ‚keine einfache Sache‘ sein wird, im Spanischen: *no será cosa de coser y cantar. Coser* heißt zusammennähen, *cantar*, singen. Man könnte im weitesten Sinne sogar sagen, dass auch hier die literarische Kunst, das Singen, mit dem Akt der Transplantation, des Zusammennähens, verbunden wird.

Im Epilog gesteht sich der Ich-Erzähler das Scheitern des Experiments ein. Die zwei Meter groß geratene Kreatur, das Flickwerk, ist schwerfällig und mit missratenen Gesichtsmuskeln herausgekommen. In bester Manier von Ramón del Valle-Incláns Esperpento-Poetik (absurd, grotesk, exzentrisch, karnevalesk, transgressiv in der Deformation der Realität im Zerrspiegel und verkehrten Ordnung) sowie Francisco de Goyas Ästhetik des Abjekten, zelebriert diese Frankenstein-Parodie schwarzen Humor in einer einfachen, konzisen Sprache.

In teratologischen Narrativen kann sich eine textuelle Verdichtung der Transplantationen auf der Meta-Ebene einnisten. Der literarische Diskurs wird entstellt

---

30 Ebd., S. 48.

31 Vgl. ebd., S. 104.

32 Ebd., S. 20f.

33 Vgl. ebd., S. 99f.

in narrativer Inkongruenz, in erratischem Erzählen. Der Einfluss des Monströsen wird als paradigmatische Figur des Literarischen in der Schreibweise inkarniert.[34]

Die in seinem Gesamtwerk allgegenwärtigen Monster sind für Tomeo Metaphern – verbunden mit dem Gotischen, dem Mysteriösen, Surrealen, Phantastischen, dem Absurden, Verschrobenen, Sonderbaren, Skurrilen und Makabren. Diese Vorlieben teilte der Autor mit seinem Freund und Herausgeber des Buches, Enric Cucurella (Verlag Alpha Decay), dem er mit dem Namen des Protagonisten, Baron Cucurstein, eine kleine Hommage widmete.

IV Macht und groteske Transplantationsexperimente

Die von Menschenhand geschaffene Unförmigkeit in Frankenstein, im Golem oder in Moreau ist bedrohlich und ein auszumerzender Fehler im System. Transplantations-Narrative dienen ganz generell als *modus legendi* einer Gesellschaft und Kultur und sind meist an einen patriarchalen und misogynen Machtdiskurs gekoppelt.

Wir lesen aus den von uns geschaffenen Monstern auch politische Informationen heraus. Sie wirken als Seismographen der Macht, der Unterwerfung, der Ausrottung, aber auch der begehrten Einzigartigkeit, der Verkörperlichung des Paradoxen, der Ambiguität, des Außergewöhnlichen, Ausgeschlossenen, Unbelebten, Unkontrollierbaren, Maschinellen, Tierischen. Als entworfenes Konstrukt stehen sie für Exzess und Mangel, Bruch, Übertretung, aber auch Domestizierung und Klassifizierung, zwischen Künstlichkeit und Natur, Leben und Tod. Da der entsprechende Diskurs sich außerhalb der Norm bewegt, stützt er die literarische Produktivität.[35]

Politisch ist der Diskurs der monströsen Transplantation oft an totalitäre Systeme gekoppelt, an eine verzerrte Politik in Diktaturen, grotesk und karneva-

---

34 Vgl. die unverzichtbaren Dämonen im literarischen Schaffen bei Mario Vargas Llosa und Gabriel García Márquez.

35 Die heutige Werbung ist voller mediatisierter Monster im Spektakel, auch von Prothesen anormaler Körper.
Den in diesem Abschnitt beschriebenen Prozessen und gesellschaftspolitischen Implikationen literarischer Monster geht Adriana López Labourdette in ihrer noch unveröffentlichten Habilitationsschrift, *El retorno del monstruo: Figuraciones de lo monstruoso en la literatura hispánica contemporánea* [‚Die Rückkehr der Monster. Figurationen des Monströsen in der hispanischen Gegenwartsliteratur'], auf den Grund.

lesk. Politische Konflikte werden durchaus in der Figur des Monsters verkörpert.[36]

Die Figurationen des Monströsen durch allerlei Transplantationen waren schon immer omnipräsent in der Literatur, haben uns archetypisch in ihren Bann gezogen, und tun dies auch weiterhin, wie Pedro Cabiyas ebenfalls in Frankenstein-Manier geschriebene Science-Fiction-Novelle *La cabeza* [‚Der Kopf'] von 2008 zeigt. Darin werden Rumpf und Extremitäten einer schwer verunfallten Frau mit allerlei Überlebens-Mechaniken ausgestattet. In ständigen Transgressionen experimentiert der puertorikanische Autor dieser Novelle mit dem Phantastischen, mit Science Fiction, mit absurden, schockierenden Mitteln des Tremendismus und groteskem Splatter à la Tarantino.

Ein schwerer Autounfall verwandelt die Braut Gloria auf der Hochzeitsreise in einen Homunkulus, wegen ihres abgetrennten Körpers nur noch aus Torso und Kopf bestehend, an lebenserhaltende Maschinen angeschlossen sowie mit Beruhigungsmitteln gegen die Phantomschmerzen der fehlenden Körperhälfte und Antidepressiva vollgestopft. Geschaffen wurde das „Werk" vom Bruder des Bräutigams im obligaten geheimen Kellerlabor. Der wahnsinnige Frankenstein versah Glorias Diaphragma mit einem künstlichen Verdauungstrakt aus organischen Polymeren und mit zahlreichen Schläuchen. Er schuf ein monströses, versklavtes, gefälschtes und illusionistisches Dasein zu experimentellen Zwecken. Bereits in der Kindheit und Jugend führte er ähnlich extravagante Operationen durch: Er implantierte dem Pudel der Familie den Chip der Fernsteuerung eines Rennautos ins Hirn und konnte so dessen Bewegungen nach Belieben dirigieren. Mit seinem Roman mokiert sich der Autor Cabiya über den klinischen Transplantations-Horror, gepaart mit der gotischen Lust basierend auf Sex, Drogen und Verstümmelung.

V Produktive Störenfriede

Wir verlassen diese physischen Transplantationsexperimente auf Motivebene, die kontrastreich oft in einer unauffälligen, schlichten Sprache geschrieben werden, und konzentrieren uns zum Schluss auf die eigentlichen verpflanzten Fremdkörper im literarischen Diskurs als Folge einer Cut-and-Paste-Kultur.

Wie hält die digitale, virtuelle Welt, derer sich die erwähnten Kunstschaffenden bedient haben, in die Literatur Einzug? Der vielsagende Titel einer Aus-

36 Vgl. ebd. Die teratologische Debatte wird mehrheitlich in den postkolonialen, medialen und feministischen Studien Irigarays, Butlers, Braidottis, Cixous' und Haraways geführt.

stellung im Haus für Elektronische Künste in Basel lässt sich durchaus auch auf die Literaten anwenden: *Collect the WWWorld. The Artist as Archivist in the Internet Age*. Der Akt des Lesens durch Literaten lässt sich (wie bereits im lateinischen Wortstamm *colligere/legere* angelegt) mit demjenigen des Sammelns verbinden.[37]

Welche kultur- und literaturwissenschaftlichen Theoreme rund um das Themenfeld der Transplantation bzw. des Cut-and-Paste in den Feldern von Kunst, Medizingeschichte oder Medientheorie lassen sich auch in der Literatur ausmachen? Welche transplantierten Fremdkörper, welche Störenfriede, Parasiten, welche Prothesen, welche Ersatzteile tauchen im literarischen Diskurs, im literarischen Corpus auf und können neben dem *plaisir* die *irritation du texte*[38] auslösen? Literatur mit produktiven Störfaktoren. Unter den rhetorischen Figuren illustriert mit dem Bruch des Fiktionspaktes die Metalepse diesen Vorgang vorzüglich. Der Sprung zwischen zwei verschiedenen Fiktionalitätsebenen verweist auf denjenigen der verschiedenen Sinne – in der Synästhesie. Schon die Sprachbilder der Metapher oder Metonymie sind semantische Fremdkörper, „uneigentliche" Rede, die verpflanzt und assimiliert werden können.

Das Konstruktionsprinzip des Ausschneidens bzw. Sezierens und des Ersetzens sowie der Montage und Collage kennen wir von den zergliederten Körpern des Dadaismus und des Surrealismus. Auch die Prothese oder der Roboter dienen kaum dem ganzen Menschen, sondern nur einem bestimmten Fragment: das Hörgerät, der mikroelektronisch-neuronal gesteuerte Arm, die künstliche Niere, die Silikon-Brust, der implantierte Chip oder der Computer mit Körper-Interface.

Das virale Einnisten von fremden Texten in einem anderen Text erhält durch die Digitalisierung seinen markanten Aufschwung. Echtheit und Originalität, auch Urheberrecht verlieren an Terrain. Die Intertextualität, praktiziert durch den Literaten als Leser und Sammler, durch den Appropiationsschriftsteller, bekräftigt Roland Barthes' Verschwinden des („autoritären") Autors oder die ständige Erweiterung von Texten im Hypertext-Prozess (vgl. Blog- oder SMS-Fortsetzungsromane). Die Welt wird zur „*Compilation*",[39] zu einem Text ohne Schriftsteller. Das Streben nach Immunität ist zwecklos. Die Literatur kann sich nicht „immun" und „rein"[40] halten, sondern soll das Fremde als Teil ihrer Selbst begreifen, die ‚These' als ‚Prothese'. Leichte Veränderungen und Neukombinationen beleben

37 Vgl. Sánchez: *Coleccionismo y literatura*, o.S.

38 Júlia González de Canales Carcereny ging in ihrer Dissertation der ambivalenten Leserreaktion auf Enrique Vila-Matas' Texte zwischen Irritation und Genuss nach: *Releyendo a Enrique Vila-Matas: Placer e irritación.*

39 Ullrich: „Sind wir nicht alle ein bisschen COPY & Paste?", o.S.

40 Ebd.

vorhandenes Sprachmaterial in anderen Zusammenhängen und können nach dem Serendipity-Prinzip auch konstruktive Zufälle generieren.

Schließen möchte ich mit dem *Cadavre Exquis*, dessen Zusammensetzung aus Einzelteilen sehr direkt mit der literarischen Verlebendigung in der surrealistischen Poetik und Ästhetik gekoppelt war. Das (verbale oder zeichnerische) Kombinationsspiel funktionierte ebenfalls nach dem Zufallsprinzip und mit dem Wunsch nach freier Entfaltung schöpferischer Verkörperungen und metaphorischer Fähigkeiten. Das Scheitern kannte diese spielerische und künstlerische Kollektiv-Collage nicht oder war – im Gegensatz zur medizinischen Transplantation – zumindest gefeit vor allzu einschneidenden Folgen.

Literatur

Agence France Press (AFP): „Australischer Künstler züchtet ‚Ohr' am Arm", in: *Die Zeit Online*, 12. August 2015 [http://www.zeit.de/news/2015-08/12/australien-australischer-kuenstler-zuechtet-ohr-am-arm-12142803] (letzter Zugriff: 24. April 2017).

Assmann, Aleida: „Exkarnation. Gedanken zur Grenze zwischen Körper und Schrift", *Raum und Verfahren*, hg. v. Jörg Huber/Alois Martin Müller, Zürich 1993, S. 133–155.

Bishop, Michele G.: „The ‚makyng' and re-making of man: 1. Mary Shelley's Frankenstein, and transplant surgery", in: *Journal of the Royal Society of Medicine*, 87 (1994), S. 749–751.

Cabiyas, Pedro: *La cabeza*, San Juan u. a. 2008.

Camhaji, Elías: „We are all orange", in: *St. Gallen Symposium Magazine*, 47 (2017), S. 66–68.

Derrida, Jacques: *Glas*, Paris 1974.

González de Canales Carcereny, Júlia: *Releyendo a Enrique Vila-Matas: Placer e irritación*, Barcelona 2016.

Haraway, Donna: „Ein Manifest für Cyborgs. Feminismus im Streit mit den Technowissenschaften", übers. v. Fred Wolf, in: dies: *Die Neuerfindung der Natur. Primaten, Cyborgs und Frauen*, hg. v. Carmen Hammer/Immanuel Stieß, Frankfurt a. M. u. a. 1995, S. 33–72.

Helms, Dietrich/Thomas Phleps (Hg.). „Cut and paste. Schnittmuster populärer Musik der Gegenwart", Abstract online, [https://www.zvab.com/Cut-paste-Dietrich-Helms-Transcript-Verlag/13310169082/bd] (letzter Zugriff: 25. April 2017).

Krüger-Fürhoff, Irmela Marei: „Vernetzte Körper. Zur Poetik der Transplantation", in: *Netzwerke. Eine Kulturtechnik der Moderne*, hg. v. Jürgen Barkhoff/Hartmut Böhme/Jeanne Riou, Köln u. a. 2004, S. 107–126.

Lewis, Tanya: „Scientists may soon be able to ‚cut and paste' DNA to cure deadly diseases and design perfect babies", in: *Business insider: Science*, 19. November 2015, [http://www.businessinsider.com/how-crispr-will-revolutionize-biology-2015-10] (letzter Zugriff: 25. April 2017).

López Labourdette, Adriana: *El retorno del monstruo: Figuraciones de lo monstruoso en la literatura hispánica contemporánea*, Habilitationsschrift, Santiago de Chile 2019 (im Druck).

Meister, Martina: „Es gibt keine Schönheit", in: *Der Spiegel*, 20. August 2013, S. 79–81, [http://www.spiegel.de/spiegel/spiegelwissen/d-107233201.html] (letzter Zugriff: 25. April 2017).

Merschmann, Helmut: „Körperkünstler Stelarc. Großer Lauschangriff“, in: *Spiegel Online*, 02.02.2007, [http://www.spiegel.de/kultur/gesellschaft/koerperkuenstler-stelarc-grosser-lauschangriff-a-463971.html] (letzter Zugriff: 25. April 2017).
Nancy, Jean-Luc: *Corpus*, übers. v. Nils Hodyas/Timo Obergöker, Berlin 2003 (2000).
Orlan: „Manifesto of carnal art“, in: *Writings/Textes*, 1997, [http://www.orlan.eu/texts/] (letzter Zugriff: 25. April 2017).
Sánchez, Yvette: *Coleccionismo y literatura*, Madrid 1999.
Schlich, Thomas: *Transplantation. Geschichte, Medizin, Ethik der Organverpflanzung*, München 1998.
Schrem, Harald/Hannelore Barg-Hock/Christian P. Straßburg u. a.: „Nachsorge bei Organtransplantierten“, in: *Dtsch Arztebl Int.*, 106 (2009) Heft 9, S. 148–155.
Statista, Das Statistik-Portal: „Statistiken zu Schönheitsoperationen“, [https://de.statista.com/themen/1058/schoenheitsoperationen/] (letzter Zugriff: 14. Juli 2017).
Steiner, Pascal: „Der Mann mit dem Ohr im Arm“, in: *Tages-Anzeiger*, 18. August 2015, [http://www.tagesanzeiger.ch/kultur/kunst/Kuenstler-Stelarc–die-Menschine/story/15042582] (24. April 2017).
Tomeo, Javier: *Constructores de monstruos*, Barcelona 2013.
Ullrich, Denis: „Sind wir nicht alle ein bisschen COPY & Paste?“, in: *KUNO Kulturnotizen zu Kunst, Musik und Poesie*, 23. Dezember 2013, [http://www.editiondaslabor.de/blog/?p=18423] (letzter Zugriff: 24. April 2017).
Villa, Paula-Irene: „Wider die Rede vom Äußerlichen“, in: *Schön normal. Manipulationen am Körper als Technologien des Selbst*, hg. v. ders., Bielefeld 2008, S. 7–18.
Villa, Paula-Irene (Hg.): *Schön normal. Manipulationen am Körper als Technologien des Selbst*, Bielefeld 2008.
Weber, Stefan: *Das Google-Copy-Paste-Syndrom. Wie Netzplagiate Ausbildung und Wissen gefährden*, Hannover u. a. 2009 (2007).
Wormer, Eberhard J.: „Transhumane Metamorphosen“, in: ders.: *Working Paper*, Dezember 2015, S. 1–8, [https://www.researchgate.net/profile/Eberhard_Wormer/publication/288166164_Transhumane_Metamorphosen/links/567e8a6f08ae051f9ae64709/Transhumane-Metamorphosen.pdf] (letzter Zugriff: 14. Juli 2017).

Abbildungen

Abb. 1: 20th Century Masters: *The human figure*, kuratiert v. Sylvie Ramond, Standard Bank Gallery, Johannesburg (Ausstellung vom 13. Juli 2012), [http://www.orlan.eu/2012/07/] (letzter Zugriff: 24. April 2017).

Abb. 2: The transhuman art of Stelarc, in: *Arte al límite*, [https://www.arteallimite.com/en/2016/08/arte-transhumano-sterlac/] (letzter Zugriff: 24. April 2017).

Anja Lemke

„The rules of the game": Praktiken der Zirkulation bei Paul Auster und Sophie Calle

In seinem 1992 erschienenen Roman *Leviathan* hat Paul Auster die französische Konzeptkünstlerin Sophie Calle als Modell für den fiktiven Charakter Maria Turner zu Grunde gelegt, indem er ihr eine Reihe von Calles Arbeiten zuschreibt, gleichzeitig aber auch fiktive Kunstwerke hinzufügt. Damit beginnt ein komplexes Spiel zwischen Auster und Calle, in dem die Frage nach moderner oder postmoderner Kunst und Autorschaft und die damit verbundenen „rules of the game"[1] von Singularität und Wiederholung, Original und Kopie sowie Fakten und Fiktionen ihrerseits als Kunst inszeniert werden. Denn nicht nur Auster greift Momente der Konzeptkunst Calles auf und transformiert sie durch die Fiktion, sondern Sophie Calle ‚antwortet' in ihrem Künstlerbuch *Double Game*[2] sieben Jahre später auf diese Transformation, indem sie, „with the participation of Paul Auster", wie es im Untertitel heißt, am Werk Austers weiterschreibt und dabei gleichzeitig die jedem Übersetzungs- und Zitationsprozess zu Grunde liegenden Regeln sichtbar macht. Aus der Perspektive eines Denkens ‚nach der Hybridität' wirft ihr Verfahren die Frage auf, wie sich Transformationsprozesse methodisch fassen lassen, die das Verhältnis von ‚Quellmedium' und ‚Zielmedium' weder als einseitigen, zielgerichteten Übersetzungsprozess noch als Erzeugung eines ‚Dritten' inszenieren, sondern darauf ausgerichtet sind, Zirkulationsbewegungen in Gang zu setzen, die das gründende Verhältnis von Ausgangsmedium und Zielmedium in Frage stellen, indem sie Transformation als Prozess wechselseitiger Überschreibung, Aneignung, Nachahmung und Verschiebungen im Kunstwerk und zwischen Werken einerseits, aber auch zwischen dem Kunstwerk und seinem diskursiven, rechtlichen und ökonomischen Rahmen andererseits entfalten. Denn sowohl Paul Auster als auch Sophie Calle zeigen auf ganz unterschiedliche Weise, wie Fragen von Urheber-, Verwertungs- und Persönlichkeitsrechten mit Praktiken intermedialer Zitation und Transformation verbunden sind, wie rechtliche Rahmensetzungen diese zu begrenzen suchen, aber auch ihrerseits von ihnen affiziert werden.

In der Forschung wird bislang in der Regel entweder ein Sophie Calle und Paul Auster gemeinsames Interesse an postmodernen Fragen nach Autorschaft

1 So der Eingangstitel von Sophie Calle: *Double Game*.
2 Ebd.

https://doi.org/10.1515/9783110619348-013

unterstrichen, das sich in einer Art intermedialem Gespräch äußert, in dem die Grenzen von Fakten und Fiktionen, Leben und Werk problematisiert werden.[3] Oder aber es wird an die Figur des Künstlerparagone angeknüpft, um das Spannungsfeld zwischen der Textadaption und der künstlerischen Refiguration methodisch zu fassen.[4] Die folgenden Überlegungen gehen weder von einem ‚Mit-', noch von einem ‚Gegeneinander' aus, sondern von Prozessen der Zirkulation, deren entscheidendes Moment darin besteht, dass sie nicht einseitig verlaufen, sondern durch Richtungswechsel alle an der Bewegung partizipierenden Elemente wechselseitig zu affizieren in der Lage sind.[5]

I

In der Titelei seines Romans *Leviathan* hat Paul Auster folgenden Satz drucken lassen: „The Author extends special thanks to Sophie Calle for permission to mingle fact with fiction."[6] Die Danksagung wird von Auster nicht, wie meist üblich, auf einem Extrablatt oder unterhalb des Schmutztitels angebracht, sondern direkt auf der Impressumsseite in unmittelbarer Nachbarschaft zu dem performativen Akt, der in den USA die Urheberschaft des Textes sichern soll: „Paul Auster is hereby identified as author of this work in accordance with Section 77 of the Copyright Designs and Patents Act 1988."[7]

3 Vgl. in diesem Sinne etwa Khimasia: „Authorial turns". Zur Performanz von Autorschaft bei Auster und Calle vgl. Longolius: *Performing authorship strategies*. Logolius spricht von einer „authorial ping-pong collaboration" zwischen Auster und Calle (ebd., S. 235), Stefanie Rentsch von „Entsprechung", vgl. Umathum/Rentsch: „Vom Gehorchen", S. 12. Christina Ljungberg analysiert die trianguläre Struktur der Texte von Siri Hustvedt, Paul Auster und Sophie Calle und fragt „how these texts overlap and mirror each other", Ljungberg: „Triangular strategies", S. 113.

4 Vgl. Kittner: „Der Autorschaftsparagone". Kittner folgt am Beginn ihres Aufsatzes meinem Vortragsmanuskript: „Intermediale Palimpseste. Paul Auster und Sophie Calle" für den Workshop „Parodie, Pastiche, Palimpsest, Plagiat", 15.2.2008, Goethe-Universität Frankfurt a.M., auf dem auch die folgenden Ausführungen basieren.

5 In ähnlicher Weise, wenn auch mit psychoanalytischem Fokus, spricht Elisabeth Bronfen in ihrem instruktiven Text von „Aneignung und Refiguration". Vgl. Bronfen: „Gender curiosity", S. 283. Barbara Naumann, die die hier verhandelte zirkuläre Struktur für die Arbeiten Calles in Bezug auf das Verhältnis von Selbstbeobachtung, Inszenierung und Ritualisierung analysiert, spricht von „gegenseitige[r] Einflußnahme" und vom „In-Bezug-Setzen von romanhafter, fiktionaler Narration, künstlerischer Aktion, medialer Dokumentation und deren erneute Rückverwandlung in – autobiographische – Narration." Naumann: „IchIchIch.", S. 289.

6 Vgl. Auster: *Leviathan*. In der Paperback-Ausgabe von faber and faber 2001 fehlt die Danksagung.

7 Ebd.

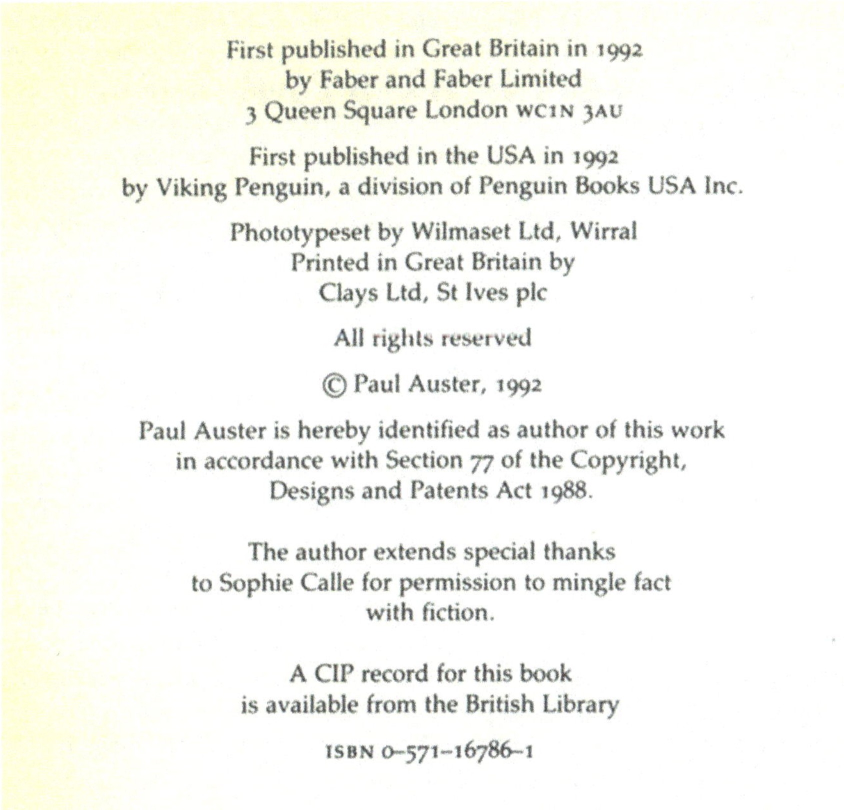

First published in Great Britain in 1992
by Faber and Faber Limited
3 Queen Square London WC1N 3AU

First published in the USA in 1992
by Viking Penguin, a division of Penguin Books USA Inc.

Phototypeset by Wilmaset Ltd, Wirral
Printed in Great Britain by
Clays Ltd, St Ives plc

All rights reserved

© Paul Auster, 1992

Paul Auster is hereby identified as author of this work
in accordance with Section 77 of the Copyright,
Designs and Patents Act 1988.

The author extends special thanks
to Sophie Calle for permission to mingle fact
with fiction.

A CIP record for this book
is available from the British Library

ISBN 0-571-16786-1

Abb. 1: Paul Auster, *Leviathan*, London 1992, Impressum.

Der identifizierte Autor beglaubigt sein Autorsein durch die Danksagung an Sophie Calle, „for permission to mingle fact with fiction“. Ein Sprechakt, der durch seine Positionierung auf der Impressumsseite zunächst vor allem die Funktion zu übernehmen scheint, den Autor urheberrechtlich abzusichern, indem er eine seiner außertextuellen Quellen offenlegt, was sich dem Leser im Verlauf des Romans allerdings nur erschließt, wenn er mit dem Werk der französischen Konzept-Künstlerin Sophie Calle vertraut ist. Auf Seite 60 führt der Ich-Erzähler, seinerseits Autor fiktiver Prosa, die Figur „Maria Turner“ ein. Eine junge Künstlerin, deren im Text beschriebene Arbeiten deutliche Ähnlichkeiten mit dem Werk Sophie Calles aufweisen.

Doch was heißt es, einer Künstlerin für die Erlaubnis zu danken, Fakten mit Fiktion vermischen zu dürfen? Von welcher Art sind diese Fakten? Die Geste der Offenlegung, der Verweis auf den faktischen Hintergrund der eigenen Fiktion, erweist sich bei genauerer Betrachtung als ironisches Spiel mit dem, wovon sie spricht, denn ein Blick auf die Beschaffenheit der ‚Fakten' zeigt, dass die „permission to mingle fact with fiction" wenig geeignet ist, die Grenze zwischen Wirklichkeit und Fiktion zu sichern, deren Existenz die Danksagung suggeriert. Zwar verwendet der Erzähler für die Figur Maria eine Reihe von Daten und Erlebnissen aus dem Leben von Sophie Calle, diese sind jedoch ihrerseits bereits Teil einer umfassenden Fiktionalisierung, denn Calles Kunst besteht überwiegend aus der Inszenierung und Dokumentation von Erlebnissen in Bild-Text-Zyklen, die dem Betrachter suggerieren, es handele sich um Begebenheiten aus ihrem eigenen Leben. Grenzziehungen, wie die zwischen ‚fact and fiction', privat und öffentlich, Eigenem und Fremden, Handlung und Kunst, werden in diesen Arbeiten ebenso fragwürdig wie die Annahme eines vorgängigen, inszenierungs- und kunstunabhängigen Autorsubjektes. ‚To mingle fact with fiction' beschreibt damit exakt das künstlerische Verfahren, das Sophie Calles eigene Arbeiten auszeichnet. Die Autorin Sophie Calle hat mit Sophie Calle eine Kunstfigur geschaffen, die in diesen Projekten die Frage nach Autorschaft und dem Verhältnis von Fiktion und Fakten immer wieder neu inszeniert.[8]

Interessant ist nun, dass Auster in seiner Schilderung der Romanfigur Maria den Werkaspekt von Calles Projekten zugunsten des lebensweltlichen Kontextes zurückdrängt,[9] was auf der einen Seite Authentizität und Singularität suggeriert, auf der anderen Seite den mit dem künstlerischen Werkaspekt verbundenen Anspruch auf Verallgemeinerung dieses Partikularen durchstreicht. Calles Bild-Text-Installationen werden im Roman nicht als solche vorgestellt, sondern in die Erzählung als Handlung integriert. Zwar spricht auch der Erzähler im *Leviathan* von Marias „projects",[10] doch er betont, dass sie nicht vorrangig auf das Ausgestellt- und Präsentiertwerden als Kunstwerke zielen. So wird etwa das Projekt *The Birthday Ceremony*, in dem Calle über Jahre exakt die Anzahl von Gästen einlädt, die ihrem jeweiligen Alter entsprechen, ihre Geschenke sammelt und anschließend in einer Serie von Glasvitrinen ausstellt, im Roman zu einem rein privaten Spleen: „[A]s time went on I understood that she was merely an eccentric, an unorthodox person who lived her life according to an elaborate set of bizarre, private rituals."[11] Und wenig später heißt es: „Living always came first, and a number of her most time-consuming projects were done strictly for herself and

8 Vgl. Camart: „Sophie Calle, 1978–1981". Zu Calles „Autobiographical Stories" vgl. Kittner: *Visuelle Autobiographien*, S. 56–78.
9 Vgl. Kittner: „Der Autorschaftsparagone", S. 274.
10 Auster: *Leviathan*, S. 60.
11 Ebd.

never shown to anyone."[12] Dagegen fällt der auf Öffentlichkeit zielende Inszenierungscharakter in Calles Arbeit *The Birthday Ceremony* unmittelbar ins Auge:

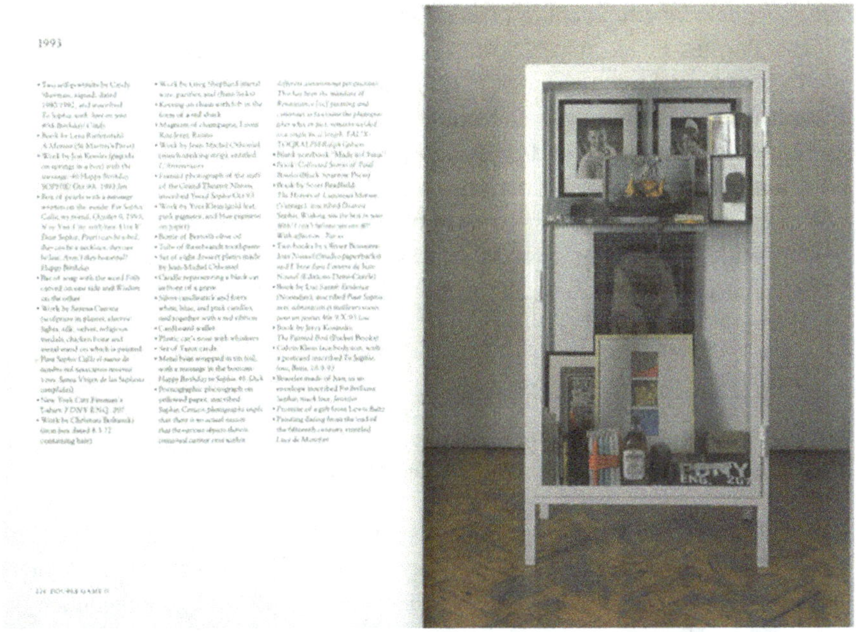

Abb. 2: Sophie Calle, *Birthday-Ceremony*.

Austers literarischer Text stellt also das, was er in der Danksagung formuliert, streng genommen erst her. Er unterstellt eine lebensgeschichtliche Wirklichkeit als vorgängige Basis für die Kunstprojekte Sophie Calles und macht diese Lebenswelt zum Ausgangspunkt seiner Erzählung. Calles Fiktionen, die in einer Reihe von Text-Photo-Projekten ihr eigenes Leben als Kunstwerk herstellen, indem sie es scheinbar zu dokumentieren vorgeben, werden von Auster zu Fakten im Rahmen der eigenen Fiktion.

Das Aufdecken des Rezeptionszusammenhangs im Dank an Sophie Calle „for the permission to mingle fact with fiction" ist so gleichzeitig das Zudecken einer intertextuellen bzw. intermedialen Zitationspraxis; es ist, radikaler formuliert, das Unterschlagen einer solchen intermedialen Konstellation, indem die Danksagung den eigentlichen Referenztext – Calles Arbeiten – zum Verschwinden bringt.

12 Ebd.

Ironischerweise verbirgt sich in Austers Danksagung ein Zitat, das vermutlich nicht als solches intendiert war, die Diskussion aber dorthin verschiebt, wo sie für unsere Fragestellung anzusiedeln ist: Weg vom Problem von ‚fact and fiction' hin zur Frage der Hypertextualität: „Das Mischen" ist nämlich jene letzte Macht, die Roland Barthes in *La mort de l'auteur* dem Autor noch zugesteht: „son seul pouvoir est de mêler les écritures".[13] Es ist das, was jenseits des Paradigmas von Ausdruck und Entzifferung noch bleibt und eine vielfältige Schrift produziert, bei der Entwirren an die Stelle der Entzifferung tritt: „Dans l'écriture multiple, en effet, tout est à *démêler*, mais rien n'est à *déchiffrer*."[14] Eine solche „Entwirrung", oder präziser, das Nachzeichnen der Knoten und der unterschiedlichen Richtungen der Fäden, unternimmt Sophie Calle sieben Jahre nach dem Erscheinen des *Leviathan* in *Double Game*. Der Klappentext verrät uns „The rules of the game":

> In his 1992 novel *Leviathan*, Paul Auster thanks me for having authorized him to mingle fact with fiction. And indeed, on page 60 to 67 of his book, he uses a number of episodes from my life to create a fictive character named Maria, who then leaves me to live out her own story. Intrigued by this double, I decided to turn Paul Auster's novel into a game and to make my own particular mixture of reality and fiction.[15]

Double Game enthält zwischen Seite 8 und 9 eingebunden einen Auszug von Austers *Leviathan* als Faksimile-Ausgabe, durch ein kleineres Format, anderes Papier und eine andere Schrifttype deutlich vom Rest des Textes abgehoben. Im selben Format findet sich auch das Impressum aus dem *Leviathan*, in dem Austers Danksagung jetzt mit Rotstift hervorgehoben ist. Dieses Impressum bildet in *Double Game* jedoch nicht die Seite 3 der Titelei der faksimilierten *Leviathan*-Ausgabe, sondern steht in der Titelei von *Double Game* selbst. Im gleichen *Leviathan*-Layout findet sich dort auch das Impressum von *Double Game*:

---

13 Barthes: „La mort de l'auteur", S. 65.

14 Ebd., S 66. In der deutschen Übersetzung lautet der Satz: „Die vielfältige Schrift kann nämlich nur *entwirrt*, nicht *entziffert* werden." Barthes: „Der Tod des Autors", S. 191.

15 Calle: *Double game*, S. 1.

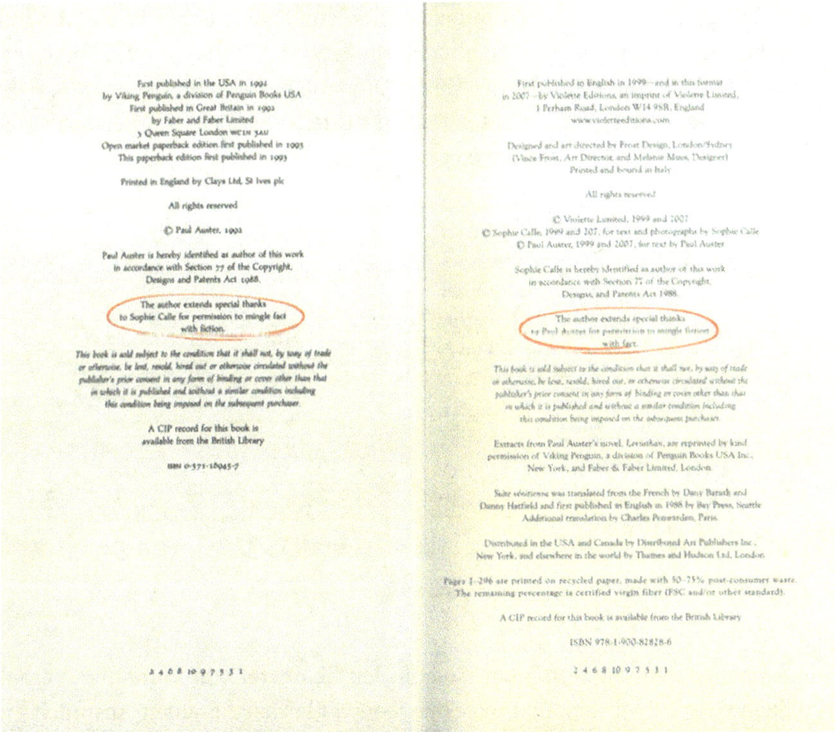

First published in the USA in 1992
by Viking Penguin, a division of Penguin Books USA
First published in Great Britain in 1992
by Faber and Faber Limited
3 Queen Square London WC1N 3AU
Open market paperback edition first published in 1993
This paperback edition first published in 1993

Printed in England by Clays Ltd, St Ives plc

All rights reserved

© Paul Auster, 1992

Paul Auster is hereby identified as author of this work
in accordance with Section 77 of the Copyright,
Designs and Patents Act 1988.

The author extends special thanks
to Sophie Calle for permission to mingle fact
with fiction.

This book is sold subject to the condition that it shall not, by way of trade or otherwise, be lent, resold, hired out or otherwise circulated without the publisher's prior consent in any form of binding or cover other than that in which it is published and without a similar condition including this condition being imposed on the subsequent purchaser.

A CIP record for this book is
available from the British Library

ISBN 0-571-16945-7

2 4 6 8 10 9 7 5 3 1

First published in English in 1999 – and in this format
in 2007 – by Violette Editions, an imprint of Violette Limited,
1 Perham Road, London W14 9SR, England
www.violetteeditions.com

Designed and art directed by Frost Design, London/Sydney
(Vince Frost, Art Director, and Melanie Mues, Designer)
Printed and bound in Italy

All rights reserved

© Violette Limited, 1999 and 2007
© Sophie Calle, 1999 and 2007, for text and photographs by Sophie Calle
© Paul Auster, 1999 and 2007, for text by Paul Auster

Sophie Calle is hereby identified as author of this work
in accordance with Section 77 of the Copyright,
Designs, and Patents Act 1988.

The author extends special thanks
to Paul Auster for permission to mingle fiction
with fact.

This book is sold subject to the condition that it shall not, by way of trade or otherwise, be lent, resold, hired out, or otherwise circulated without the publisher's prior consent in any form of binding or cover other than that in which it is published and without a similar condition including this condition being imposed on the subsequent purchaser.

Extracts from Paul Auster's novel, *Leviathan*, are reprinted by kind
permission of Viking Penguin, a division of Penguin Books USA Inc.,
New York, and Faber & Faber Limited, London.

Suite vénitienne was translated from the French by Dany Barash and
Danny Hatfield and first published in English in 1988 by Bay Press, Seattle.
Additional translation by Charles Penwarden, Paris.

Distributed in the USA and Canada by Distributed Art Publishers Inc.,
New York, and elsewhere in the world by Thames and Hudson Ltd, London.

Pages 1–296 are printed on recycled paper, made with 50–75% post-consumer waste.
The remaining percentage is certified virgin fiber (FSC and/or other standard).

A CIP record for this book is available from the British Library

ISBN 978-1-900-82828-6

2 4 6 8 10 9 7 5 3 1

Abb. 3: Sophie Calle, *Double Game*, Impressumsseiten 3 und 4.

Nicht nur der performative Akt, der die Urheberschaft beglaubigen soll, wird hier kopiert, Calle invertiert auch Austers Widmung, wenn es unterhalb der Identifizierung des Autors heißt: „The Author extends special thanks to Paul Auster for permission to mingle fiction with fact.“ Beide Impressumsseiten gehören als Seite 3 und 4 zur Titelei von *Double Game* und sind somit ein paratextuelles Element dieses Textes. Gleichzeitig sind beide Seiten durch ihr Layout auch Teil des faksimilierten Auszugs aus dem *Leviathan*. Was die jeweilige Urheberschaft garantieren soll, befindet sich also gleichzeitig im Text und außerhalb des Textes, es rahmt diesen und wird von ihm gerahmt und spielt ein eigenes ‚Doppelspiel‘ der urheberrechtlichen und textuellen Bezüge. Das doppelte ‚hereby‘ der Autoridentifikation wie das Demonstrativum „this book“ finden keinen eindeutigen Referenten mehr, sondern werden Teil einer parergonalen Rahmung, die gleichzeitig Innen und Außen ist. In dem gleichen Rot, das auch die beiden Danksagungen umkreist, wird im Faksimile-Auszug das Leben Marias korrigiert und kommentiert, was auf der einen Seite seinen Palimpsestcharakter deutlich macht, zum anderen die fiktive Figur „Maria“ in einen Dialog mit der Autor-Figur „Sophie

Calle“ bringt, der durch das Zusammentreffen von Druckbuchstaben und handschriftlichem Kommentar das Aufeinandertreffen von ‚Fiktion‘ und ‚Leben‘ suggeriert. Die erste Seite wird buchstäblich im Sinne eines Palimpsests mit „Hello maria“ überschrieben und der Leser verlässt Austers Text sieben Seiten später mit einem handschriftlichen „good bye maria.“

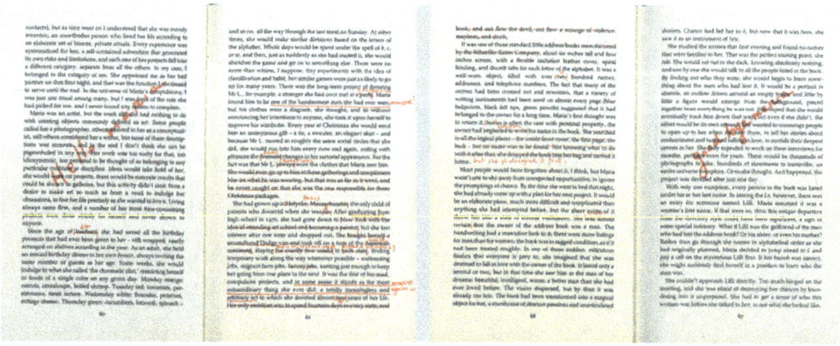

Abb. 4: Sophie Calle, *Double Game*, 60/61 und 66/67.

Die Anmerkungen, die durch den Rotstift den Charakter von Korrekturen erhalten, lagern sich über den Text, erheben jedoch gleichzeitig einen Anspruch auf Vorgängigkeit und Ursprünglichkeit, indem sie Daten und Fakten verbessern und Bewertungen der Situation aus der Sicht des Augenzeugen kommentieren, wobei weder der Name noch die dritte Person Singular verändert werden, so dass „Maria“ nicht umgeschrieben wird in „Sophie“, sondern eine neue Identität erhält, ohne ihre alte zu verlieren. Die nachträgliche Korrektur konstruiert das vermeintliche Vorbild, nach dem „Maria“ erschaffen wurde.

Der ‚Haupttext‘ von *Double Game* gliedert sich in drei Abteilungen, die auf Seite 2 und 3 kurz beschrieben werden und denen die oben zitierten „Rules of the Game“ vorangestellt sind. Teil I trägt den Titel: „The life of Maria and how it influenced the life of Sophie: In *Leviathan*“, so erläutert der anschließende Text, „Maria puts herself through the same rituals as I did. But Paul Auster has slipped some rules of his own inventing into his portrait of Maria. In order to put Maria and myself closer together, I decided to go by the book.“[16] Teil II dreht dieses Verhältnis um. Unter dem Titel: „The life of Sophie and how it influenced the live of Maria“ führt Calle die Projekte aus, die Auster sich von ihr für Maria ‚geliehen‘

---

16 Ebd., S. 2.

hat. Der III. Teil schließlich führt die Episode weiter und beschreibt „[o]ne of the many ways of mingeling fact with fiction, or how to try to become a character out of a novel.“[17]

Alle drei Teile machen unterschiedliche Aspekte am Verhältnis Hypotext und Hypertext deutlich,[18] wobei das Interessante insgesamt eine Verschiebung der Konzentration vom Hypertext zum Hypotext ist. Indem Sophie Calle das Ergebnis von Austers Adaption ihrer eigenen Arbeiten erneut ‚re-importiert', entsteht nicht nur ein weiteres Glied in der Kette der Hypertexte, nicht nur eine weitere Schicht fügt sich den Palimpsesten hinzu, das Textgebilde wächst auch nicht einfach organisch weiter, sondern ihre Reinszenierung fokussiert die Veränderungen, die der Ausgangstext durch die bloße Existenz eines zweiten Textes erfährt. Der Ausgangstext wird damit zum Zieltext, er ist nicht länger die Folie, die den Hintergrund für eine Analyse dessen abgibt, was der Hypertext verschiebt, erweitert, verändert etc., sondern gerät selbst in Bewegung. Der Zeitachse der Hypertextualität, die das Vorher des Hypotextes und das Nachher des Hypertextes nicht in Frage stellt, wird dadurch, dass hier der Ausgangstext erneut zum Hypertext wird, ein Element hinzugefügt, das das ganze Verfahren zirkulär werden lässt. Sichtbar wird so, dass das herausgebrochene Textstück, das Zitat, die Allusion, die, wie auch immer geartete Umschrift, nicht nur die neue Umgebung nachhaltig prägt und verändert, sondern den sogenannten Ausgangstext seinerseits affiziert. An die Stelle des Bildes der Schichtung, das Genettes Typologie des Palimpsests auf der Zeitachse bestimmt, tritt die Vorstellung einer Wechselbeziehung zwischen Vergangenheit und Gegenwart als Zirkulation. Dabei zeigt Calles Verfahren der erneuten Aufnahme und Umerzählung des Hypertextes diese Wechselbeziehung nicht im Sinne Austins als „Auszehrung (Etiolation)“[19] des Ausgangstextes, sondern eher, um hier dann doch eine biologische Metapher aufzugreifen, als eine Art ‚Wucherung'. Der Ausgangstext wird durch seine prinzipielle Zitier- und Iterierbarkeit nicht weniger, sondern wächst mit jedem neuen Hypertext in seiner unkontrollierbaren Bedeutungsfülle. Als Antwort auf Austers Palimpsest verleiben sich Calles Kunstwerke ihr eigenes Fremdes wieder ein und erweitern sich auf diese Weise, verändern aber auch das vormals Fremde. *Double Game* führt die unabschließbare Umordnung aller am intertextuellen Spiel beteiligten Elemente vor, ein unkontrollierbares Zirkulieren, das die Metaphorik der Schichtung und der linearen Verkettung sowie der Pfropfung, durch

17 Ebd., S. 3.

18 Vgl. zu dieser Terminologie Genette: *Palimpseste*, S. 14f.

19 Vgl. Austin: *Zur Theorie der Sprechakte (How to do things with words)*, S. 44.

Modelle des Kreislaufs, der Interaktionen und der Kopplung ersetzt.[20] Es ist weniger die Transformation eines bereits Vorhandenden, im Sinne der von Auster proklamierten Verwendung von Fakten aus dem Leben Sophie Calles zur Herstellung der Biographie seiner Kunstfigur, als vielmehr das wechselseitige Überschreiben zweier von vornherein durch die Verschränkung von Kunst und Leben markierten ‚Lebens-Formen'.

II

Im ersten Teil des *Double Game* führt Calle, „to be like Maria",[21] zwei Projekte durch, die nicht von ihr stammen, sondern die der Erzähler im *Leviathan* der Künstlerin Maria zuschreibt und die auf diese Weise Teil einer doppelten Fiktion werden. Anders als die ironische Danksagung am Anfang von *Double Game* proklamiert, überführt das Projekt Austers fiction nicht in facts, sondern in Kunst. Eines der Maria im Roman zugeschriebenen Projekte ist *The cromatic diet.* „Some weeks", so der Erzähler, „she would induldge in what she called ‚the cromatic diet', restricting herself to foods of a single color on any given day. Monday orange: carrots, cantaloupe, boiled shrimp. Tuesday red: tomatoes, persimmons, steak tartar, Wednesday white: flounder, potatoes, cottage cheese. Thursday green: cucumbers, broccoli, spinach – and so on, all the way through the last meal on Sunday."[22]

Calle reinszeniert die Chromatische Diät in einer Bild-Text-Installation: (siehe Abb. 5).

20 Vgl. zu Pfropfung als Kulturmodell u.a. die Beiträge in Wirth (Hg.): *Impfen, Pfropfen, Transplantieren*, insb. den einleitenden Beitrag von Wirth: „Kultur als Pfropfung. Pfropfung als Kulturmodell" sowie ders.: „Aufpfropfung als Figur des Wissens in der Kultur- und Mediengeschichte", zur Transplantation vgl. Krüger-Fürhoff: *Verpflanzungsgebiete. Wissenskulturen und Poetik der Transplantation.*

21 Calle: *Double Game*, S. 22.

22 Auster: *Leviathan*, S. 60f.

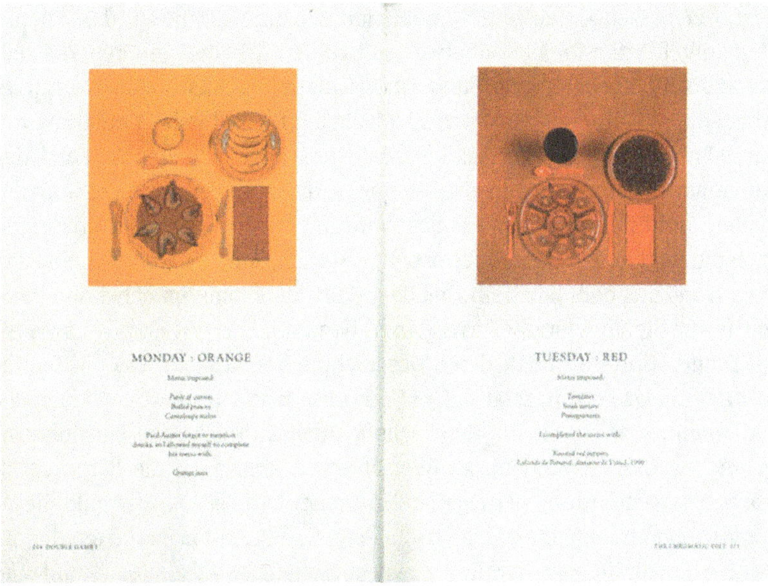

Abb. 5: Sophie Calle, *Double Game*, S. 14/15.

Ob die Künstlerin Sophie Calle sich der Chromatischen Diät wirklich unterzogen hat, bleibt dabei ebenso unentscheidbar wie unerheblich. Calles eigenes Projekt entsteht aus der Übertragung der Fiktion in Direktiven für Inszenierungen, die als Bild-Text-Kunst arrangiert werden. Wobei sie die fiktionalen Leerstellen des Textes dadurch füllt, dass weitere Details hinzugefügt und kommentiert werden: So heißt es im Menüplan für Montag „Paul Auster forgot to mention drinks, so I allowed myself to complete his menu with: *Orange juice.*“[23] Der Sonntag, den Austers Speisefolge offen lässt, wird von Calle dazu verwendet, die Fakt/Fiktion-Frage zu thematisieren, wenn es heißt: „As for Sunday, I decided to devote it to the full spectrum of colors, setting out for six guests the six menus tested over the week.“[24]

Der zweite Teil präsentiert die Arbeiten, die Auster von Calle für seinen Charakter ‚ausgeliehen‘ hat. Es handelt sich dabei ausnahmslos um Arbeiten, die Calle zuvor bereits ausgestellt hatte. Bis auf eine Ausnahme werden die Projekte jedoch nicht in der Reihenfolge ihrer ursprünglichen Entstehungs- und Publikationsgeschichte präsentiert, sondern so, wie sie der Erzähler im *Leviathan* aufzählt. Auch dies ist ein Moment der Re-Integration des Hypertextes in den Aus-

23 Calle: *Double game*, S. 14.
24 Ebd., S. 12f.

gangstext, der dessen Umgestaltung dokumentiert. Interessant ist, dass die im *Leviathan* aufgeführten Projekte überwiegend zu den Arbeiten gehören, die sich mit Verfolgungs-, Beobachtungs- und Observationsszenarien befassen. Immer wieder hat Sophie Calle die Frage nach der Macht der Blicke für das Verhältnis von Selbst- und Fremdkonstruktion fasziniert. Viele ihrer Projekte folgen der Logik des Detektiv-Romans, sie inszenieren ein Geheimnis, allerdings nicht um es aufzulösen, sondern um es auszustellen. ‚Leben' wird dabei häufig zu einer Größe, die erst durch die materiellen Spuren retrospektiv erschlossen werden kann. So etwa im Projekt *Hotel* aus dem Jahr 1981, bei dem Calle als Zimmermädchen in einem Hotel nicht nur die Zimmer der Gäste fotografiert, sondern aus dem, was sie an privaten Dingen dort vorfindet, deren Geschichten konstruiert. Was die Durchführung des Projekts betrifft, zeigt sich in *Hotel* exemplarisch ein weiterer Zug, der Calles Arbeiten auszeichnet: Die Bereitschaft, für das Projekt, die persönlichen und rechtlichen Grenzen anderer zu überschreiten, aber auch die Bereitschaft, teilweise bis zur Gefährdung der eigenen Unversehrtheit selbst außerhalb dieser Grenzen zu agieren, um die Frage nach dem Konstruktionscharakter der zu schützenden Persönlichkeit deutlich zu machen.[25] *Suite Vênitienne*[26] und *The Addressbook* sind zwei solcher grenzüberschreitenden Projekte mit juristischen Folgen – *Suite Vênitienne*, eine Arbeit bei der Calle einem fremden Mann nach Venedig folgt und dort alle seine Schritte in Text und Bild dokumentiert, konnte nach Intervention des Verfolgten zunächst nicht erscheinen und *The Addressbook* unterliegt bis heute einem teilweisen Veröffentlichungsverbot. Calle hält in dieser Arbeit fest, wie sie im Sommer 1983 ein Adressbuch findet, das sie, bevor sie es dem Eigentümer anonym zurücksendet, fotokopiert. In den folgenden Wochen nimmt sie Kontakt zu einer Reihe von Menschen aus dem Adressbuch auf und bittet sie, ein Bild des Besitzers zu entwerfen. In einer täglichen Kolumne in der Zeitung *Liberation* beschreibt sie diesen Entstehungsprozess eines Portraits durch fremde Erzählungen.

---

25 Yve-Alain Bois sieht hierin den entscheidenden Unterschied zwischen Calles „Originalen" und den Kunstwerken, die Auster für Maria erfindet, denn diese entbehrten jeglichen Risikos. Ein Umstand, auf den Calle, Bois zufolge dadurch reagiert hat, dass sie Marias Kunst in der Reinszenierung „glatter" ausfallen lässt als ihre eigenen Werke. Bois zeigt dies am Vergleich der ästhetischen Qualität der Fotografien der „Cromatique Diet" mit Calles eigenen Fotoarbeiten. Vgl. Bois: „The paper tigress", S. 35–36.

26 Vgl. zum Projekt „Suite Vênitienne" ausführlich Danko: „Die Fremdheit das Alltäglichen in der Kunst".

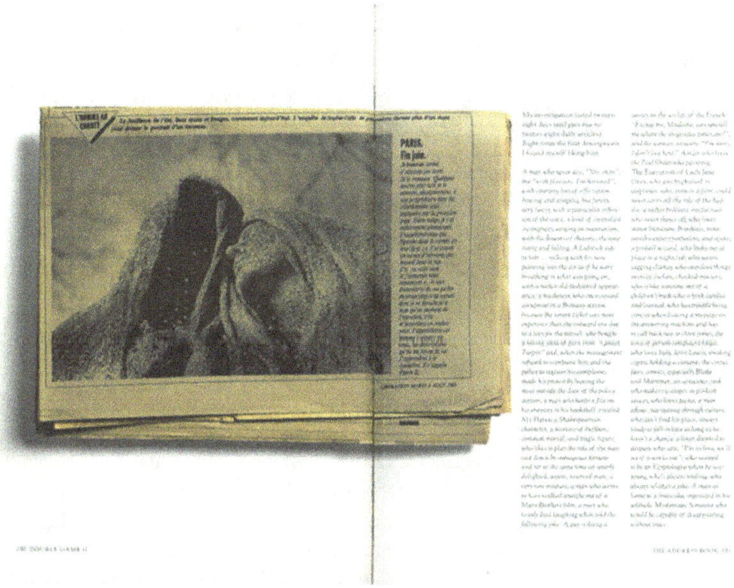

Abb. 6: Sophie Calle, *Double Game*, Doppelseite, 190–191.

Der Portraitierte, der erst von einer längeren Reise nach Paris zurückkehrt, als sein öffentliches Portrait bereits fertig ist, ist, entgegen der Vermutung seiner Freunde, ganz und gar nicht angetan von der Idee und erwirkt, dass die Zeitungsausschnitte im Rahmen von Calles Ausstellungen nicht mehr vollständig reproduziert werden dürfen. Dieses Verbot ist jetzt Teil der Arbeit, die mit folgenden Sätzen und einem Zitat aus Calles Vertrag mit ihrem Verlag schließt:

> I have never met him. My attempts got nowhere. He is still resentful, he has let me know. That is why, for legal reasons, and because „...the Author hereby warrents to the Publisher that the Work does not violate or infringe ... any duty to respect of privacy and is not defamatory or otherwise unlawful ... and shall indemnify the Publisher against all actions, suits, proceedings, claims, demands, loss of profits and costs ... directly occasioned to the Publisher in consequence of any breach of this warranty...“ that the full story of *The Address Book* is missing from this publication.[27]

Indem Calle die Folgen der Arbeit zu einem Teil der Arbeit selbst macht, wird deutlich, dass das Script, das den Projekten zugrunde liegt, nicht von ihr allein geschrieben und ausagiert wird. Autorschaft wird das Ergebnis einer Handlungskette, in die noch der Versuch ihrer Unterbindung integriert werden kann und auf

27 Calle: *Double game*, S. 192.

diese Weise die Verflechtung von rechtlichem und ästhetischem Diskurs ähnlich wie im Bereich der intermedialen Zitationspraxis als zirkulär ausstellt. Zwar verhindert die rechtliche Intervention des Geschädigten ebenso wie der mit dem Herausgeber von *Double Game* geschlossene Vertrag den Abdruck des ursprünglichen Projekts, nicht jedoch seine Neufassung, die die beiden Vertragswerke in das Kunstwerk integriert und sie damit zum Teil der Kunst macht, ohne ihre rechtliche Wirkung dadurch aufzuheben.

Dieses Verfahren wird auch in der dritten Variante von Calles intertextuellem Spiel mit Paul Austers Roman deutlich: Calles Projekt „to become a character out of a novel", aus dem das sogenannte *Gotham Handbook* hervorgegangen ist. „Since, in *Leviathan*", so leitet Calle diesen Teil ein,

> Auster has taken me as a subject, I imagined swapping roles and taking him as the author of my actions. I asked him to invent a fictive character which I would attempt to resemble. I was, in effect, inviting Paul Auster to do what he wanted with me, for a period of up to a year at most. Auster objected that he did not want to take responsibility for what might happen when I acted out the script he had created for me. Instead, he preferred to send me „Personal Instructions for SC on How to Improve Life in New York City (Because she asked...)". I followed his directives. This project is entitled *Gotham Handbook*.[28]

Mehr noch als das *Gotham Handbook* selbst soll hier seine Vorgeschichte interessieren. Lässt sich Calles Aufforderung, ihr das ‚Drehbuch' für ihr Leben zu schreiben doch als weitere zirkuläre Reaktion darauf verstehen, dass Paul Auster im *Leviathan* Calle als Person gegenüber der Kunstfigur Sophie Calle ausspielt, indem er ihr für die Fiktionalisierung des Faktischen dankt. Es handelt sich bei diesem Vorschlag um ein wahrhaft pygmalionisches Angebot, das nun neben den juridischen und den ökonomischen Diskursen auch ‚das Leben' in den Zirkulationsprozess einzuspeisen sucht. Indem Calle ‚sich selbst', ihren Körper und ihre Person als ‚Rohmaterial' zur künstlerischen Gestaltung anbietet, erfüllt sie die Danksagung Paul Austers „to mingle fact with fiction" und macht das Verschwinden ihrer Arbeit im intertextuellen Spiel des *Leviathan* sichtbar, indem sie Auster explizit auffordert, direkt auf die „facts" zuzugreifen. Wenn Auster im *Leviathan* Sophie Calles Kunstwerke dadurch unterschlägt, dass er sie zum Leben erweckt, indem er sie zu einem Aspekt des Alltags der Romanfigur Maria macht, lässt sich Calles Angebot als kongeniale Antwort auf diese Geste der Unterschlagung lesen, indem sie auch diese noch in den Prozess der Übertragung einspeist.

---

28 Ebd., S. 3.

Literatur

Auster, Paul: *Leviathan*, London 1992.

Austin, John L.: *Zur Theorie der Sprechakte (How to do things with words)*, übers. v. Eike von Savigny, Stuttgart 2002 (1962).

Barthes, Roland: „Der Tod des Autors", in: *Texte zur Theorie der Autorschaft*, hg. u. komm. v. Fotis Jannidis/Gerhard Lauer/Matias Martinez u. a., übers. v. Matías Martínez, Stuttgart 2000 (1967), S. 185–193.

Barthes, Roland: „La mort de l'auteur", in: *Essais critiques IV, Le bruissement de la langue*, Paris 1984, S. 61–67.

Bois, Yve-Alain: „The paper tigress", in: *Ausstellungskatalog: Sophie Calle: M'as tu vue*, München u. a. 2003, S. 35–36.

Bronfen, Elisabeth: „Gender curiosity: The double games of Siri Hustvedt, Paul Auster und Sophie Calle", in: *Bi-Textualität. Inszenierungen des Paares. Ein Buch für Ina Schabert*, hg. v. Annegret Heitmann/Sigrid Nieberle/Barbara Schaff u. a., Berlin 2001, S. 283–301.

Calle, Sophie: *Double game: With the participation of Paul Anster*, London 1999.

Camart, Cécile: „Sophie Calle, 1978–1981. Genèse d'une figure d'artiste", in: *Les cahiers du musée national d'art moderne*, 85 (2003), S. 50–77.

Danko, Dagmar: „Die Fremdheit das Alltäglichen in der Kunst", in: *ART-Dok. Publikationsplattform Kunstgeschichte*. Heidelberg 2006. [http://archiv.ub.uni-heidelberg.de/artdok/volltexte/2006/216] (letzter Zugriff: 04.06.2017), S. 1–9.

Genette, Gérard: *Palimpseste. Die Literatur auf zweiter Stufe*, aus dem Franz. v. Wolfram Bayer/Dieter Hornig, Frankfurt a. M. 1993 (1982).

Khimasia, Anna: „Authorial turns: Sophie Calle, Paul Auster and the quest for identity", in: *Image [&] narrative*, nicht paginiertes E-journal, 19 (2007) [http://www.imageandnarrative.be/inarchive/autofiction/khimasia.htm] (letzter Zugriff: 04.06.2017).

Kittner, Alma-Elisa: „Der Autorschaftsparagone. Zum Doppelspiel von Literatur und Bildender Kunst zwischen Sophie Calle und Paul Auster", in: *Gedächtnisparagone. Intermediale Konstellationen*, hg. v. Sabine Heiser/Christiane Holm, Göttingen 2010, S. 271–288.

Kittner, Alma-Elisa: *Visuelle Autobiographien. Sammeln als Selbstentwurf bei Hannah Höch, Sophie Calle und Annette Messager*, Bielefeld 2009.

Krüger-Fürhoff, Irmela Marei: *Verpflanzungsgebiete. Wissenskulturen und Poetik der Transplantation*, München 2012.

Ljungberg, Christina: „Triangular strategies: Cross-mapping the curious spaces of Siri Hustvedt, Paul Auster und Sophie Calle", in: *Mapping liminalities: Threshold in cultural and literary texts*, hg. v. Lucy Kay/Zoë Kinsley/Terry Phillips u. a., Berlin u. a. 2007, S. 111–136.

Longolius, Sonja: *Performing authorship strategies of ‚becoming an author' in the works of Paul Auster, Candice Breitz, Sophie Calle, and Jonathan Safran Foer*, Bielefeld 2016.

Naumann, Barbara: „IchIchIch. Spiele und Suiten bei Sophie Calle", in: *Mehr als Schein. Ästhetik der Oberfläche in Film, Kunst, Literatur und Theater*, hg. v. Hans-Georg von Arburg/Philipp Brunner/Christa M. Haeseli u. a., Berlin u. a. 2008, S. 283–300.

Umathum, Sandra/Stefanie Rentsch: „Vom Gehorchen. Über das Verhältnis von Handlungsanweisungen und ästhetischer Erfahrung", in: *Ästhetische Erfahrung. Gegenstände, Konzepte, Geschichtlichkeit*, hg. v. Sonderforschungsbereich 626, Berlin 2006.

Wirth, Uwe: „Kultur als Pfropfung. Pfropfung als Kulturmodell. Prolegomena zu einer Allgemeinen Greffologie (2.0)“, in: *Impfen, Pfropfen, Transplantieren*, hg. v. dems., Berlin 2011, S. 9–27.
Wirth, Uwe: „Aufpfropfung als Figur des Wissens in der Kultur- und Mediengeschichte“, in: *Kulturgeschichte als Mediengeschichte (oder vice versa?)*, hg. v. Lorenz Engel/Joseph Vogl/ Bernhard Siegert, Weimar 2006, S. 111–121.

Annette Simonis

‚Verpflanzungen' in der europäischen Aufklärung: Die Metaphorik des Kulturtransfers bei Voltaire, Goethe, Schiller und Herder

Nicht erst im heutigen Zeitalter der Globalisierung erleben Begriffe, die eine Transferbewegung indizieren, wie insbesondere die Bezeichnung ‚Transplantation', eine erstaunliche Hochkonjunktur; vielmehr zirkulieren solche Konzepte bereits in den Texten der europäischen Aufklärung und erweisen sich als impulsgebende Schlüsselbegriffe. Schon im 18. Jahrhundert werden ihre Bedeutungsdimensionen verhandelt, und zwar vielfach mit dem Ziel, das prekäre Verhältnis zwischen Eigenem und Fremden im vorgestellten Modell der Übertragung jeweils näher zu definieren. Als Akteure beteiligen sich namhafte europäische Gelehrte an dieser nationenübergreifenden Debatte. Die Attraktivität des Verpflanzungskonzepts hat offenbar verschiedene Ursachen. Nicht von ungefähr scheint die Metapher der Verpflanzung, seit sie aus dem ursprünglichen botanischen Kontext entlehnt und vielfältig adaptiert wurde, besonders geeignet, Prozesse der Übertragung sichtbar zu machen und dabei vor allem Transferbewegungen von Lebensformen und Praktiken aus einem gegebenen kulturellen Kontext in ein neues soziokulturelles Umfeld zu beschreiben.[1] Metaphorische bzw. bildhafte Ausdrucksweisen erweisen sich aufgrund ihrer hohen Anschaulichkeit und Plastizität als besonders beliebt, wenn es darum geht, pointierte Positionierungen in kontrovers geführte Debatten einzubringen. Zudem birgt die metaphorische Dimension häufig ein fruchtbares heuristisches Potenzial, wie Uwe Wirth am Beispiel des Konzepts der ‚Pfropfung' in Anlehnung an Jacques Derrida in medientheoretischen Zusammenhängen gezeigt hat.[2]

1 In der genannten Bedeutung im Kontext der Globalisierung finden sich aufschlussreiche Wortverwendungen von Transplantation beispielsweise in Weinreich: *Globalisierung und Wissensgesellschaft*, S. 49.

2 Vgl. Wirth: „Hypertextuelle Aufpfropfung als Übergangsform zwischen Intermedialität und Transmedialität", S. 19–38. Eine allgemeinere, kulturlogische Anwendung des Begriffs der Pfrop-

Anmerkung: Bei dem vorliegenden Beitrag handelt es sich um die modifizierte Fassung meines Aufsatzes „Zur Metaphorik des Kulturtransfers und Kulturaustauschs um 1800. ‚Verpflanzungen' bei Herder, Goethe, Schiller und Co".

https://doi.org/10.1515/9783110619348-014

Die heutige Begriffsverwendung des Worts ‚Verpflanzen' bzw. ‚Transplantieren' kann auf eine interessante frühneuzeitliche Vorgeschichte zurückblicken. Bereits im 18. Jahrhundert verzeichnete das Konzept der Transplantation (franz. „transplantation") eine neue Bedeutungsaufladung bzw. -differenzierung und hatte in den Schriften der damaligen, aufgeklärten Gelehrten Konjunktur. In meinem Beitrag möchte ich vor allem diesen interessanten Ausschnitt aus der neuzeitlichen Diskursgeschichte beleuchten und schauen, welche Vorstellungen Voltaire und Goethe in der zweiten Hälfte des 18. Jahrhunderts mit dem Begriff der ‚Transplantation' bzw. der ‚Verpflanzung' – so der damals im deutschsprachigen Raum geläufige Wortgebrauch – verbunden haben. Es wird sich dabei zeigen, dass das Konzept sehr bald, und zwar in unterschiedlichen Subtilitätsgraden, metaphorisch verwendet und als Bezeichnung für diverse Prozesse des Kulturtransfers und interkulturellen Austauschs eingesetzt wurde. Dabei möchte ich mich hier im Kern auf die historische Betrachtung beschränken, auch wenn diese letztlich geeignet wäre, eine Folie und einen kritischen Spiegel für die aktuelle Diskussion um solche Transferbewegungen im Zeichen der fortschreitenden Globalisierung bereitzustellen. Ohne den Anspruch zu erheben, alle historischen Bedeutungsnuancen des Worts und seines semantischen Felds aufzuzeigen, sei die etymologische Entwicklung desselben im Folgenden kurz angedeutet.[3] Aus dem spätlateinischen Verb ‚transplantare' (= verpflanzen, versetzen), das durch die Ergänzung des Präfixes ‚trans' aus lateinisch ‚plantare' (= pflanzen, setzen) hervorging, entwickelten sich in den verschiedenen europäischen Sprachen im späten Mittelalter entsprechende Verbformen, etwa im späten Mittelenglischen „transplant". Sehr bald schon erfolgte die Übertragung des bezeichneten Vorgangs von der Pflanze auf den Menschen. So wurde, wie der einschlägige Artikel im *Oxford English dictionary* in der Ausgabe von 1989 anhand aufschlussreicher literarischer Belegstellen nachweist, engl. ‚transplant' 1440 auf Pflanzen und bereits 1555 auf Menschen bezogen; 1786 fand das Wort in der Chirurgie Anwendung.[4] Das entsprechende französische Verb ‚transplanter' ist, wie die im *Grand Robert* angeführten Beispiele verdeutlichen, seit 1373 belegt, und zwar in der Bedeutung „von einem Ort zum anderen versetzen, verpflanzen", wobei es anfangs auch im alchemistisch-medizinischen Bereich im Sinne von „Substanzen

---

fung entfaltet Uwe Wirth in „Kultur als Pfropfung. Pfropfung als Kulturmodell. Prolegomena zu einer Allgemeinen Greffologie", S. 9–27.

3 Vgl. zum Folgenden auch Isolde Nortmeyer: *Die Präfixe inter- und trans-*, S. 363.

4 Vgl. die entsprechenden Einträge im *Oxford English Dictionary* aus dem Jahr 1989. Vgl. auch Legrand: „What legal transplants?", S. 55–69.

verwandeln“ verwendet wurde.[5] Etwas später fanden die korrespondierenden Substantive Eingang in den europäischen Sprachgebrauch. So wird das englische Substantiv ‚transplantation‘ 1601 auf Pflanzen und 1606 auf Menschen bezogen. Erst 1813 findet es sich als medizinischer Terminus im Kontext der Chirurgie.[6]

Im Verlauf des 18. Jahrhunderts begegnet man sodann einer Vermehrung und Intensivierung des bildhaft-metaphorischen Verwendungstyps des Verpflanzens, der im Folgenden anhand von Beispielen aus dem deutschsprachigen und französischen Raum genauer beobachtet und verdeutlicht werden soll. Das ausgehende 18. Jahrhundert, bekanntlich ein Zeitalter der fortschreitenden Aufklärung, ist geprägt durch ein unsicheres Schwanken zwischen Transplantationsängsten auf der einen und einer wahren Verpflanzungseuphorie auf der anderen Seite. Die Bezeichnung ist, wie sich zeigen wird, mit recht starken Konnotationen verknüpft und mit emotionalen Komponenten von großer Intensität besetzt. An sie knüpfen sich bei den damaligen Gelehrten hohe Erwartungen ebenso wie verunsichernde Befürchtungen bzw. kulturelle Ängste, etwa Misstrauen gegenüber dem Kulturfremden, gegenüber Alterität. Es ist also angebracht, bei dieser Metaphorik nicht nur die konzeptuellen Aspekte – die im engeren Sinne begriffliche Dimension – in den Blick zu nehmen, sondern auch die etwas diffuseren und assoziativeren emotionalen Besetzungen des Konzepts der Verpflanzung zu berücksichtigen. Außerdem lässt sich bei der Sichtung von epochentypischen Belegstellen der Eindruck gewinnen und erhärten, dass die übertragene Bedeutung von ‚verpflanzen‘ in den ausgewählten Quellen sogar weitaus häufiger vorkommt als die konkrete Wortbedeutung. Die auf den ersten Blick erstaunliche Ausdifferenzierung der Metaphorik wird dabei sicher vorbereitet durch ein sich anbahnendes neues Verständnis der biologischen Pflanze um 1800, wie es sich prägnant in Goethes Morphologie artikuliert. Die Suche nach der Urpflanze ist bei Goethe weniger durch das Streben nach einem quasi-platonischen Urbild geprägt, sondern verrät eine neue Dynamik des Konzepts der Pflanzengestalt, einen grenzüberschreitenden Umbildungsprozess, der hybride Formen begünstigt. Goethe notiert in diesem Sinne rückblickend 1817 in seiner Schrift „Der Verfasser teilt die Geschichte seiner botanischen Studien mit“:

> Das Wechselhafte der Pflanzengestalten, dem ich längst auf seinem eigentümlichen Gange gefolgt, erweckte nun bei mir immer mehr die Vorstellung: die uns umgebenden Pflanzenformen seien nicht ursprünglich determiniert und festgestellt, ihnen sei vielmehr, bei einer eigen-sinnigen generischen [...] Hartnäckigkeit, eine glückliche Mobilität und Biegsamkeit

---

5 Man vergleiche diesbezüglich die angeführten Belege zu „transplanter“ und „transplantation“ in *Le Grand Robert de la langue française*, Bd. 9.

6 Vgl. *Oxford English Dictionary*, S. 422.

> verliehen, um in so viele Bedingungen, die über den Erdkreis auf sie einwirken, sich zu fügen und darnach bilden und umbilden zu können.[7]

Goethes morphologisches Interesse richtet sich insgesamt weit weniger auf die Reinformen einer Spezies, als vielmehr gerade auf die skurrilen Abweichungen von der idealen Ausprägung und auf die sogenannten botanischen ‚Monstrositäten':

> Die Natur überschreitet die Grenze, die sie sich selbst gesetzt hat, aber sie erreicht dadurch eine andere Vollkommenheit, deswegen wir wohl tun, uns hier so spät als möglich negativer Ausdrücke zu bedienen. Die Alten sagten téras, prodigium, monstrum, ein Wunderzeichen, bedeutungsvoll, aller Aufmerksamkeit werth.[8]

Das ‚Monstrum', die abnorme oder hybride Gestalt, ist also für Goethe keineswegs das Unnatürliche oder Widernatürliche, sondern im Kern nur Ausdruck eines natureigenen Prinzips der Grenzüberschreitung, das der Pflanze selbst innewohnt und für den Autor durchaus positive Konnotationen trägt. Schon das Modell der Urpflanze, das Goethe im berühmten Brief aus Neapel an Herder vom 17. Mai 1787 umkreist, umfasste ja der Intention nach jene später nachdrücklicher formulierte, grenzüberschreitende Dimension der unendlichen Pflanzengenese: „Die Urpflanze wird das wunderlichste Geschöpf von der Welt, um welches mich selbst die Natur beneiden soll. Mit diesem Modell und dem Schlüssel dazu kann man alsdann noch Pflanzen ins Unendliche erfinden."[9] Mit diesem Zitat möchte ich die botanisch-morphologische Seite verlassen und mich den übertragenen Bedeutungsebenen zuwenden.

In den Gesprächen mit Eckermann bedient sich Goethe der Metapher der Verpflanzung, um sie auf die Person des Dichters in Gestalt des allseits bewunderten Vorbilds Shakespeare zu beziehen, was ihm zugleich zu einem merkwürdigen Gedankenexperiment Anlass gibt und die Idee inspiriert, den Montblanc ins Flachland zu versetzen: „Sie haben vollkommen recht. [...] Es ist mit Shakespeare wie mit den Gebirgen der Schweiz. Verpflanzen Sie den Montblanc unmittelbar in die große Ebene der Lüneburger Heide und Sie werden vor Erstaunen über seine Größe keine Worte finden."[10] Was sich hier beim späten Goethe spielerisch und nicht ohne einen Anflug von Ironie andeutet, ist die stimulierende Wirkung der Bildersprache und ihrer Implikationen auf die poetische und wissenschaftliche

---

7 Goethe: *Sämtliche Werke, Briefe Tagebücher und Gespräche*, Bd. 24 (Schriften zur Morphologie), S. 748.
8 Goethe: *Morphologie, Weimarer Ausgabe*, S. 174.
9 Goethe: *Hamburger Ausgabe*, Bd. 11, S. 324.
10 Eckermann: *Gespräche mit Goethe in den letzten Jahren seines Lebens*, S. 489.

Imagination. Die außergewöhnliche Vielschichtigkeit des metaphorischen Gebrauchs des Worts „Verpflanzung" bzw. „transplantation" lässt sich im Folgenden anhand der Aussagen bzw. Thesen verschiedener Autoren rekonstruieren, die in je unterschiedlicher Weise am Prozess der Aufklärung teilhatten.

Ein weiterer aufschlussreicher Gewährsmann ist Voltaire. Dieser schreibt im Alter von 61 Jahren am 20. September 1756 an den Comte d'Argental von seinem Anwesen am Rand der Stadtrepublik Genf aus, das er dort ein Jahr zuvor gekauft hatte, um es fortan als Wohnsitz und Refugium zu nutzen:

> Je n'ai pas un pouce de terre en France; j'ai fait des dépenses immenses à mes ermitages sur les bords de mon lac; je suis dans un âge et d'une santé à ne me plus transplanter. Je vous répète que je ne regrette que vous, mon cher respectable ami.[11]

Alter und Gesundheit erlaubten es ihm nicht, so die Argumentation des Briefschreibenden, sich nochmals zu verpflanzen. Mit dieser Vorstellung verbinden sich offenbar negative Konnotationen verschiedener Art, wie etwa die Anstrengungen des Reisens und der Verlust der vertrauten Umgebung etc. Die Argumentation aus Voltaires Korrespondenz verliert kaum ihre strategische Wirkung durch den Umstand, dass der Autor seine Meinung schon etwa ein Jahr später wieder änderte und sich, wie der moderne Leser weiß, einmal mehr auf Reisen begab, u. a. auch nach Schwetzingen, um seinen berühmten Roman *Candide* (1759) zu schreiben. Den Begriff ‚transplanter' hatte Voltaire bereits vier Jahre zuvor an exponierter Stelle verwendet, und zwar im „Préface" zu seinem Gedicht über die Naturgesetze, „Poème de la loi naturelle".[12] Darin versucht Voltaire, eine unautorisierte Pariser Edition eines in dieser Form gar nicht zur Veröffentlichung gedachten Manuskripts, eines gleichsam geheimen Textes, ins rechte Licht zu rücken und zugleich den Lesern den ursprünglichen Entstehungskontext des Werks darzustellen. Mit dieser Zielsetzung vor Augen erläutert er seinen Lesern die besonderen Entstehungsbedingungen des Werks:

> Il serait juste d'avoir plus d'indulgence pour un écrit secret, tiré de l'obscurité où son auteur l'avait condamné, que pour un ouvrage qu'un écrivain expose lui-même au grand jour. Il serait encore juste de ne pas juger le poème d'un laïque comme on jugerait une thèse de théologie. Ces deux poèmes sont les fruits d'un arbre transplanté: quelques-uns de ces fruits peuvent n'être pas du goût de quelques personnes; ils sont d'un climat étranger, mais il n'y en a aucun d'empoisonné, et plusieurs peuvent être salutaires.[13]

---

11 Voltaire: *Correspondance*, S. 854.
12 Voltaire: „Poème sur la loi naturelle", S. 433–464.
13 Ebd., S. 433.

Hier weist die spezifische Verwendungsweise des Bilds der Verpflanzung bereits über die Sphäre des Persönlich-Biografischen und der individuellen Erfahrung hinaus, insofern der „arbre transplanté", der verpflanzte Baum, als Metapher des Dichters fungiert, der sich aus der Fremde, von unterwegs, aus dem (selbstgewählten) Exil zu Wort meldet. Die Mobilität des künstlerischen Menschen ist nicht eindeutig positiv oder negativ konnotiert, sondern zwiespältig und schillernd. Das poetische Genie wird nach damaligem Verständnis ebenso durch den Prozess der Verpflanzung heimgesucht wie durch diese Erfahrung nachhaltig geprägt. Wer verpflanzt wird, läuft Gefahr, das Schicksal von Goethes Tasso zu teilen, über den es im klassischen Drama heißt:

> So lange hegst du schon Verdruß und Sorge
> Wie ein geliebtes Kind an deiner Brust
> Ich hab' es oft bedacht, und mag's bedenken
> Wie ich es will, auf diesem schönen Boden,
> Wohin das Glück dich zu verpflanzen schien,
> Gedeihst du nicht.[14]

Transplantationsprozesse bergen offenbar Risiken, insbesondere dann, wenn sie menschliche Individuen betreffen. Schien die Verpflanzung des italienischen Dichters an den Hof des Herzogs von Ferrara in das Lustschloss Belriguardo zunächst ein glücklicher Moment, so entpuppt sich eben diese räumliche Versetzung in das höfische Umfeld im Nachhinein als prekär und gefährlich für das künstlerische Individuum.

Es lohnt sich, nach diesem Seitenblick auf Goethes Tasso noch einen Moment bei Voltaire zu verweilen. Anlässlich seiner Tragödie *Oreste* (1750) verfasste der Autor einen poetologischen Paratext in Briefform, die „Epître à Mme la duchesse Du Maine". Dort findet sich eine aufschlussreiche Reflexion über das Verhältnis zwischen Antike und Moderne und über die Frage, inwiefern es sinnvoll ist, die griechischen Vorbilder zu imitieren: „J'avouerai encore qu'il y a des beautés propres non seulement à la langue grecque, mais aux mœurs, au climat, au temps, qu'il serait ridicule de vouloir transplanter parmi nous. Je n'ai point copié l'Électre de Sophocle."[15]Wie die zitierten Zeilen verdeutlichen, spielt die Metapher des Verpflanzens auch im Umkreis der ‚Querelle des anciens et des modernes' eine Schlüsselrolle. Die raum-zeitliche Verpflanzung der griechischen Tragödie in den ‚Garten' einer anderen Kultur wäre, so Voltaires Urteil, ein lächerliches Unterfangen und zum Scheitern prädestiniert. Dafür gibt der Autor drei entscheidende

14 Goethe: „Torquato Tasso", S. 136.
15 Voltaire: „Epître à S. A. S : Mme la duchesse du Maine", S. 338–342.

Gründe an: nämlich „les mœurs", die anderen Sitten und Gebräuche, „le climat", das unterschiedliche Klima, und „le temps", die andere Epoche. Voltaire lässt es bezeichnenderweise nicht bei dem Hinweis auf eine schablonenhafte Klimatheorie bewenden, die damals weit verbreitet war, sondern führt mit „le temps" und „les mœurs" gezielt zwei kulturbedingte Kriterien ein. Diese neue Sensibilität für soziokulturelle Faktoren lässt einen naiven Transferprozess ästhetischer Konventionen und Spielregeln aus dem antiken Griechenland ins moderne Frankreich aussichtslos und kurzsichtig erscheinen.

Ganz im Sinne der erwähnten Klimatheorie hatte Friedrich II. von Preußen im Mai 1739 an den befreundeten Philosophen im melancholischen Gestus geschrieben: „Plaignez-nous, mon cher Voltaire, Il paraît que les savants et les orangers sont de ces plantes qu'il faut transplanter dans ce pays, mais que notre terrain ingrat est incapable de reproduire lorsque les rayons arides du soleil, ou les gelées violentes des hivers, les ont une fois fait sécher."[16] Um zu erklären, warum es im heimischen Preußen an bedeutenden Gelehrten ebenso mangelt wie an Orangenbäumen, zieht Friedrich II. als probates Argument den Hinweis auf die naturgegebenen Klimadifferenzen heran und stützt diese weiter durch die Metaphorik einer Transplantation aus den südlichen Gefilden in den Norden, deren Scheitern zugleich vorweggenommen wird. Ob sich in der additiven Reihung des Heterogenen – der Philosophen und Orangen – zudem auch eine leise ironische oder selbstironische Perspektive bekundet, mag hier offenbleiben.

Trotz des überwiegenden Vorbehalts gegenüber solchen Kulturtransfers avanciert die Verpflanzungsmetapher um 1800 bei anderen Autoren auch zur Markierung einer Herausforderung und eines Desiderats im Zeichen interkulturellen Austauschs. Voltaire selbst nutzt die figurale Verwendung von ‚transplanter' des Weiteren auch, um historische Prozesse, etwa Bewegungen und Auswirkungen der Völkerwanderungen zu diagnostizieren. So notiert er im *Essai sur les mœurs et l'esprit des nations*: „Et qu'étaient Pharamond & Clovis, sinon des barbares transplantés, qui ne trouvèrent point de César? Malgré tant de désastres, Constantinople fut encore longtemps la ville chrétienne la plus opulente [...]."[17]

---

16 Voltaire: *Œuvres complètes*, S. 287. Auch Voltaires eigener Aufenthalt bei Friedrich II. auf Schloss Sanssouci verlief bekanntlich nicht zwanglos und spannungsfrei. Interessanterweise spielt der Vergleich zwischen Philosoph und Orange dabei ebenfalls eine Rolle, nämlich als Voltaire ein Satz zu Ohren kam, den der preußische König über ihn geäußert haben soll: „Ich habe ihn [Voltaire] jetzt noch nötig, aber später, wenn die Orange ausgesaugt ist, kann ich die Schale wegwerfen." / „J'aurai besoin de lui encore un an tout au plus; on presse l'orange et on jette l'écorce." (Vgl. Klettke/Wöbbeking: *Der maskierte Voltaire*, S. 70; vgl. auch Schirmacher: *Voltaire. Eine Biografie*, S. 312.).

17 Voltaire: *Essai sur les mœurs et l'esprit des nations*, S. 409.

(„Und wer waren Faramund und Chlodwig, wenn nicht verpflanzte Barbaren, die keinen Caesar mehr vorfanden? Trotz so vieler Katastrophen war Konstantinopel noch lange Zeit die wohlhabendste christliche Stadt [...].") Die ‚translatio imperii' von Rom auf die Vorfahren der Frankenherrscher erscheint hier als eine ‚transplantatio' mit umgekehrten Vorzeichen. Nebenbei rückt Voltaire die mythenumrankten Franken in Gestalt des legendären Faramund und seines vermeintlichen Nachfahren Chlodwig, die Gründungsväter seiner eigenen Nation, in ein ironisches Licht, indem er sie bewusst despektierlich als „verpflanzte Barbaren" bezeichnet, während Konstantinopel und das oströmische Reich als deren zivilisiertes Gegenstück figurieren. Schon in den wenigen ausgewählten Beispielen zeichnen sich also recht unterschiedliche Anwendungsbereiche der Transplantationsmetapher ab, die für die zweite Hälfte des 18. Jahrhunderts durchaus charakteristisch sind. Es sind vor allem drei verschiedene Ebenen zu unterscheiden:

1. die persönlich-biographische, das Reisen oder die Migration, die mit transkulturellen Implikationen verschränkt sein kann.
2. literarische und literaturgeschichtliche Vorgänge unterschiedlicher Reichweite, literarische Übersetzungen, Leistungen eines einzelnen Übersetzers, langfristige literaturgeschichtliche Entwicklungen, die sich über Epochen anbahnen bzw. fortsetzen können.
3. ideengeschichtliche Zusammenhänge, die Genese neuartiger politischer Ideen, etwa utopischen Gedankenguts oder geschichtsphilosophische Reflexionen.

Für die beiden in unserem Kontext produktiven, unter den Rubriken 2 und 3 angeführten Aspekte bieten die Schriften und Briefe Johann Gottfried Herders und Friedrich Schillers eine reiche Fundgrube. In den „Fragmenten zur deutschen Literatur" bemerkt Herder über den antiken Geschichtsschreiber Herodot: „Wie viel würde also dazu gehören, ihn, wie es seyn soll, in unsere Sprache zu verpflanzen, und nach seiner ungebundenen Einfalt unsere weitschweifige, zu gefesselte Schreibart zu zerstücken, ohne doch ihrer Bildung etwas zu vergeben."[18] Die ‚Transplantation' wird zum Ausdruck eines Desiderats und verstanden als eine spezifische Form des Kulturtransfers, die sich beispielhaft in der literarischen und poetischen Übersetzung manifestiert. Insbesondere Lyrik und Versdramen – so die Annahme – stellen hohe Anforderungen an die Übersetzungsarbeit und setzen eine Detailgenauigkeit im Umgang mit der Sprache und den mit ihr verbundenen idiomatischen und kulturellen Bedeutungshorizonten voraus. Herders Gedichtübertragungen aus verschiedenen europäischen Sprachen in der

18 Herder: „Fragmente zur deutschen Literatur", S. 180.

beliebten Sammlung „Stimmen der Völker in Liedern“ galten vielen Zeitgenossen als Pionierleistungen. In diesem Sinne lobt Johann Georg Jacobi das „seltene Talent [...], womit Herder jede unter einem entfernten Himmel sprossende Blume in den einheimischen Boden zu verpflanzen weiß [...].“[19] Auch Christian Gottfried Körner weiß die Übersetzungsübungen seines Freunds Friedrich Schiller offenbar zu schätzen, wenn er am 23. April 1803 aus Dresden an diesen schreibt:

> Was sind es denn für französische Lustspiele, die Du bearbeitet hast? Du schriebst mir die Titel nicht. Mich freut es, wenn Du Dich zur Erholung damit abgeben willst, etwas Gutes in dieser Art auf deutschen Boden zu verpflanzen. Vielleicht bekommst Du dadurch selbst einmal Lust, etwas im Komischen zu versuchen [...].[20]

Hier wird nicht allein die Übersetzungsleistung selbst positiv gewertet, sondern auch ihre potentielle Wirkung auf die Person des Übersetzers, da sie zur Entdeckung und Kultivierung eigener, bislang verborgener Talente führen könne. Das Verpflanzen als Metapher für literarische und kulturelle Übersetzungstätigkeit ist nach 1800 schließlich so verbreitet, dass es fast schon zu einem literaturgeschichtlichen Gemeinplatz geworden ist. „Herder verpflanzte das griechische Epigramm auf deutschen Boden“[21], schreibt der anonyme Kritiker der Neuen Leipziger Literaturzeitung. Und wenig später bemerkt Karl Gutzkow nicht ohne eine programmatisch-polemische Spitze gegen die französische Nachbarnation: „Die Franzosen haben bis zur Stunde nicht gewagt, die Tragödien Shakespeares auf ihre Bühne zu verpflanzen.“[22] Der Topos der Unübersetzbarkeit bedeutender literarischer Werke wird gern durch die Verpflanzungsmetapher besiegelt. So heißt es in den von Karoline Herder, geb. Flachsland, gesammelten und von Johann Georg Müller herausgegebenen *Erinnerungen aus dem Leben Johann Gottfrieds von Herder* aus dem Jahr 1820 vielsagend:

> Es konnte in späteren Jahren seinen Unwillen und Tadel erregen, wenn man französische Stücke mit der so eigenthümlich angenommenen Repräsentation des französischen Theaters auf die deutsche Schaubühne verpflanzen wollte, die bei uns, in unsern schwerfälligen Äußerungen, bei Nachahmung der französischen Gewandtheit und Repräsentationskunst kaum anders als eine lächerliche Karrikatur (sic) werden könnten [...].[23]

Die biologische Bildlichkeit leistet in kulturdiagnostischen Aussagen unter anderem vielfach nationalen Klischees Vorschub und dient durchaus der Zementie-

---

19 Jacobi: „Alemannische Gedichte“, S. 132.
20 Schiller: „Dresden, 23. April 1803“, S. 324.
21 Beygang: *Leipziger Literaturzeitung*, S. 73.
22 Gutzkow: *Kritische Schriften*, o. S.
23 Herder: *Erinnerungen aus dem Leben Johann Gottfried Herders*, S. 128f.

rung und Naturalisierung von tradierten Stereotypen wie zum Beispiel ‚deutsche Schwerfälligkeit' versus ‚französische Eleganz' und ‚Gewandtheit'. Ungeachtet dessen gelingt es Schiller dem Konzept durch seine differenziertere Begriffsverwendung in seinen Schriften eine philosophisch-systematische Dimension zu verleihen, die sich besonders prägnant in seiner Abhandlung über naive und sentimentalische Dichtkunst (1796) artikuliert. Dort spricht sich Schiller für die Eigenständigkeit und den ästhetischen Eigenwert der modernen Dichtungen aus, deren notwendige Verschiedenheit von den antiken Ausdrucksformen er nachdrücklich betont und auf die gewandelten kulturellen Entstehungs- und Rezeptionsbedingungen zurückführt:

> Das erste dürfte der Fall mit den vornehmsten sentimentalischen Dichtern in der alten römischen Welt und in neueren Zeiten seyn. In einem andern Weltalter gebohren, unter einen andern Himmel verpflanzt, würden sie, die uns jetzt durch Ideen rühren, durch individuelle Wahrheit und naive Schönheit verzaubert haben.[24]

Im Schiller'schen Gedankenexperiment, das mit der botanischen Metaphorik indiziert wird, werden die sogenannten sentimentalischen Dichter hypothetisch in andere Raum-Zeiten versetzt, sodass sich erwartungsgemäß ihre jeweiligen Ausdrucksformen und ästhetischen Wirkungen verändern. Die Relativität poetischer Normen und ästhetischer Ideale wird also mithilfe der Transplantationsmetapher eindringlich verdeutlicht. Die Einsicht in eine Relativität kulturspezifischer Ausdrucksformen hatte schon Montesquieu bewogen, das Bild der Transplantation in den einführenden Worten zu seinen *Lettres Persanes/Persischen Briefen* als selbstreflexive heuristische Metapher zu verwenden. In seinen erst nachträglich in der Ausgabe von 1751 publizierten Reflexionen über seine *Lettres Persanes* notiert Montesquieu in diesem Sinne: „Les Persans, qui doivent y jouer un si grand rôle, se trouvaient tout à coup transplantés en Europe, c'est-à-dire, dans un autre univers."[25]

Der Blick des europäischen Beobachters ist ein externer, der den Gegenstand unwillkürlich in den europäischen Bezugsrahmen versetzt und unbewusst an diesem misst. Hier signalisiert die Verpflanzungskonzeption keinen quasi-natürlichen Vorgang, sondern soll gerade dazu dienen, die Künstlichkeit und Willkür sowie die implizite Unangemessenheit der eurozentrischen Wahrnehmung (selbst)kritisch offenzulegen. Das Verpflanzen bezeichnet bei Schiller neben den bereits erwähnten Gesichtspunkten auch einen Vorgang der Projektion innerer Reflexion auf äußere empirische Zusammenhänge und Materialsammlungen,

---

24 Schiller: „Über naive und sentimentalische Dichtung", S. 717.
25 Montesquieu: *Lettres persanes*, S. 4.

und zwar vor allem im geschichtsphilosophischen Zusammenhang. Schiller projiziert eine genuin philosophische Perspektive in die Rolle und Aufgabe des Historiographen, wenn er in seiner berühmten Jenaer Antrittsvorlesung vom Mai 1789 mit dem Titel „Was heißt und zu welchem Ende studiert man Universalgeschichte?" festhält:

> Er [gemeint ist der philosophische Beobachter] nimmt also diese Harmonie aus sich selbst heraus und verpflanzt sie außer sich in die Ordnung der Dinge, d.h., er bringt einen vernünftigen Zweck in den Gang der Welt und ein teleologisches Prinzip in die Weltgeschichte. Mit diesem durchwandert er sie noch einmal, und hält es prüfend gegen jede Erscheinung, welche dieser große Schauplatz ihm darbietet.[26]

In den zitierten Zeilen ist es der ordnende Blick des Historikers, der eigene Sinnstiftungen wie etwa eine teleologische Deutung vornimmt, wobei diese Selbstprojektion zugleich als Verpflanzungsmoment aufgefasst bzw. umschrieben wird. Es ist interessant zu sehen, dass Schiller dabei jene Interpretation aus der Perspektive des philosophischen Beobachters nicht als „aufgesetzt" und daher abwegig betrachtet, sondern eine solche Zugangsweise dem Historiker ausdrücklich empfiehlt. Auch in seiner Schrift „Über das gegenwärtige deutsche Theater" (1782) spielt Schiller mit dem Gedanken eines einzigartigen Projektionsprozesses, der die leblosen Marionetten mit der subtilen Schauspielkunst eines Garrick beleben könnte, und subsumiert diesen ebenfalls unter die Vorstellung des Verpflanzens:

> Beinahe möchte man den Marionetten wieder das Wort reden und die Maschinisten ermuntern, die Garrickischen Künste in ihre hölzerne Helden zu verpflanzen, so würde doch die Aufmerksamkeit des Publikums, die sich gewöhnlichermaßen in den Inhalt, den Dichter und Spieler drittheilt, von dem letztern zurücktreten und sich auf den erstern konzentriren.[27]

Hier wird die organologische Metapher interessanterweise auf mechanische Prozesse übertragen. Die Marionetten sollen – auf welchem Wege auch immer – das schauspielerische Talent des im 18. Jahrhundert wohl berühmtesten Shakespeare-Darstellers David Garrick eingepflanzt bekommen, ohne ihren Puppencharakter zu verlieren, damit sie nicht vom Handlungsgeschehen durch das Interesse des Publikums an der Persönlichkeit des Menschen abgelenkt würden. Ein solcher individueller Projektionsprozess des genialen Individuums, eine Ideentransplantation, kann bei Schiller schließlich auch als genuin kulturstiften-

---

26 Schiller: „Was heißt und zu welchem Ende studiert man Universalgeschichte?", S. 764.
27 Schiller: „Über das gegenwärtige deutsche Theater", S. 813.

des Moment wirksam werden, wie dies beispielhaft in seinem unvollendet gebliebenen, späten Drama *Demetrius* vor Augen geführt wird. Das Dramenfragment widmet sich der historischen Figur des Demetrius, der um 1600 den Usurpator Boris Godunov mit polnischer und europäischer Unterstützung stürzen will und sich als legitimen Thronerben und Freiheitsbringer begreift, da er die Ideale der Französischen Revolution nach Russland importieren will. Der Held verkündet nicht zufällig den Vorsatz:

> Die schöne Freiheit, die ich hier gefunden,
> Will ich verpflanzen in mein Vaterland;
> Ich will aus Sklaven frohe Menschen machen;
> Ich will nicht herrschen über Sklavenseelen.[28]

Die einmal mehr als Bildspender herangezogene Gartenkunst des Verpflanzens nimmt hier eine heroische Kontur an: Denn die zunächst individuelle Intention des Protagonisten, die Freiheitsidee in seine Heimat zu versetzen, wird zu einer weiterreichenden Transferbewegung erweitert und zu einer allgemeineren Befreiungstat stilisiert. Das transkulturelle Experiment der Transplantation kann für Schiller sowohl zum utopischen Sehnsuchtsbild als auch zum Schreckensszenario avancieren. Mit jener der Gartenkunst entlehnten Bildlichkeit werden kulturelle Transferprozesse größeren Ausmaßes zu erfassen gesucht, darunter auch der Transfer kompletter sozialer, juridischer oder religiöser Institutionen. In seiner *Geschichte des Abfalls der Vereinigten Niederlande* (1788) behandelt Schiller ausführlich das Inquisitionsgericht, an dessen Etablierung und weiten Verbreitung in Europa der spanische Herrscher Philipp II. maßgeblich beteiligt war. In diesem Zusammenhang heißt es: „Aber sein Werk schien ihm kaum zur Hälfte vollendet, so lange er die spanische Inquisition nicht in ihrer ganzen Form in diese Länder verpflanzen konnte – ein Entwurf, woran schon der Kaiser gescheitert hatte.“[29] Die retrospektive Analyse des Historikers erlaubt es indessen, mit dem Hinweis auf das Scheitern der Regenten vor Philipp II. an dem genannten Transplantationsversuch Kritik zu üben und dem Leser die Grenzen desselben zu signalisieren, um dabei zugleich das Ende des spanischen goldenen Zeitalters wie auch der Inquisition zwischen den Zeilen vorwegzunehmen. Auch dort, wo es um positivere kulturelle Transfers geht als um die Einführung der Inquisition, lässt sich in der Diskurslandschaft um 1800 zumeist eine verhaltene Distanz der Gelehrten gegenüber den in Aussicht gestellten Übertragungsprozessen beobach-

---

28 Schiller: „Demetrius“, S. 9–103, hier 28–29. Vgl. dazu auch die aufschlussreiche Interpretation von Peter Szondi: „Der tragische Weg von Schillers Demetrius“, S. 25–43.

29 Schiller: „Geschichte des Abfalls der Vereinigten Niederlande von Spanien“, S. 80.

ten, wenn man von sprachlichen bzw. literarischen Übersetzungsleistungen einmal absieht. Die Vorsicht steht in einem engen Zusammenhang mit der Entdeckung des Eigenwerts und der Relativität kultureller Güter und Werte sowie der relativen Eigenständigkeit von Kulturgemeinschaften, die sich noch im Vorfeld der Etablierung des Nationenbegriffs (und dessen emphatischeren Akzentuierungen) bewegt.

Die Skepsis und die bleibenden Vorbehalte gegenüber poetischen und kulturellen Transferbewegungen sind groß. Im ausgehenden 18. Jahrhundert begegnet man entsprechend häufiger der Idee scheiternder Transplantationsprozesse als gelingender. Das Verpflanzen scheint häufig eng mit Verlustängsten verbunden, die sich selbst in poetischen Verwendungsweisen erahnen lassen. So lässt Herder in den „Blättern der Vorzeit" von 1787 den „freundlichen Cherub" sagen: „Das Paradies ist verblühet [...]. In einen höheren, unsterblichen Garten ist der Baum des Lebens verpflanzt und der Baum der Erkenntnis blühet unter allen Völkern der Erde."[30] Die einzigartige Verpflanzung des Paradiesbaumes markiert an der zitierten Stelle einen Entzug, das verlorene Paradies, das den Menschen unzugänglich geworden ist. Der genannte Entzug ist indes zugleich produktiv, denn er markiert den Beginn der Menschheitsgeschichte und setzt die Entwicklung derselben allererst in Gang. Die bei Herder zutage tretende Ambivalenz des Transplantationsprozesses ist bezeichnend für die Einschätzung von Verpflanzungen um 1800, die im Spannungsfeld zwischen Verlust und Chance oszillieren: zwischen dem Verlust der Sicherheit eines gegebenen kulturellen Rahmens und der Chance durch die Transferbewegung – sei sie nun freiwillig oder erzwungen – Neues zu entdecken. Insgesamt lässt sich im Rückblick auf die sondierten, recht unterschiedlichen Beispiele abschließend resümieren: Die Verpflanzungsmetaphorik hat im ausgehenden 18. Jahrhundert nicht nur Konjunktur, sie verleiht auch den zeitgenössischen Wünschen nach Kulturtransfer Ausdruck ebenso wie den mit diesen oft gleichzeitig assoziierten Beunruhigungen und kulturellen Ängsten. Ein Vorteil der Bildersprache des Verpflanzens besteht neben ihrer unmittelbaren Anschaulichkeit und Plastizität nicht zuletzt darin, dass sie sehr verschiedene Modellierungen und Binnendifferenzierungen erlaubt.

30 Herder: „Blätter der Vorzeit", S. 725–741.

Literatur

Albus, Vanessa: *Weltbild und Metapher. Untersuchungen zur Philosophie im 18. Jahrhundert*, Würzburg 2001.

Beygang, Johann Gottlob (Hg.): *Neue Leipziger Literaturzeitung*, Bd. 1, Leipzig 1806.

Eckermann, Johann Peter: „Gespräche mit Goethe in den letzten Jahren seines Lebens. Dritter Teil, 2. Januar 1824", in: *Goethe. Sämtliche Werke nach Epochen seines Schaffens*. Münchner Ausgabe, hg. v. Karl Richter, München 1985 ff., Bd. 19, S. 463–697.

Goethe, Johann Wolfgang: „Torquato Tasso", in: Goethe. *Hamburger Ausgabe in 14 Bänden, Dramatische Dichtungen III*, München 1998, Bd. 5, S. 73–167.

Goethe, Johann Wolfgang: *Sämtliche Werke, Briefe Tagebücher und Gespräche, Schriften zur Morphologie*, Frankfurt a. M. 1987, Bd. 24.

Goethe, Johann Wolfgang: *Hamburger Ausgabe*, hg. v. Erich Trunz, München 1974, Bd. 11.

Goethe, Johann Wolfgang: *Zur Morphologie, Weimarer Ausgabe*, 1887–1919, Abt II, Bd. 6.

Gutzkow, Karl: *Kritische Schriften. Berliner Ausgabe*, nicht-paginiertes E-Book, Altenmünster 2012.

Herder, Johann Gottfried: „Blätter der Vorzeit", in: *Werke in zehn Bänden*, hg. v. Ulrich Gaier, Frankfurt a. M. 1990, Bd. 3, S. 725–741.

Herder, Johann Gottfried: *Erinnerungen aus dem Leben Johann Gottfried Herders. Gesammelt und beschrieben von Maria Carolina von Herder*, hg. v. Johann Georg Müller, 2 Bde., Tübingen 1820.

Herder, Johann Gottfried: „Fragmente zur deutschen Literatur", in: ders.: *Zur schönen Literatur und Kunst*, hg. v. J. F. Heyne, Wien 1813, Bd. 1.

Jacobi, Johann Georg: „Alemannische Gedichte", in: *Iris. Ein Taschenbuch für 1804*, hg. v. dems., Zürich 1804, S. 128–149.

Klettke, Cornelia/Cordula Wöbbeking: *Der maskierte Voltaire. Verdeckte Schreibarten und Textstrategien des Aufklärers*, Berlin 2015.

Legrand, Pierre: „What legal transplants?", in: *Adapting legal cultures*, hg. v. David Nelken/ Johannes Feest, Oxford 2001, S. 55–69.

Montesquieu: *Lettres persanes*, hg. v. Paul Vernière, Paris 1960.

Murray, J. A. H./Henry Bradley/William Craigie u. a. (Hg.): *Oxford English dictionary*, Oxford 1989 (1884–1928).

Nortmeyer, Isolde: *Die Präfixe inter- und trans-. Beiträge zur Lehn-Wortbildung*, Tübingen 2000.

Rey, Alain (Hg.): *Le Grand Robert de la langue française: Dictionnaire alphabétique et analogique de la langue française en 9 volumes*, Paris 1985.

Schiller, Friedrich: „Demetrius", in: *Sämtliche Werke*, hg. v. Gerhard Fricke/Herbert G. Göpfert, München 1989, Bd. 3, S. 9–103.

Schiller, Friedrich: „Geschichte des Abfalls der Vereinigten Niederlande von Spanien", in: *Sämtliche Werke*, hg. v. Gerhard Fricke/Herbert G. Göpfert, München 1989, Bd. 4, S. 29–361.

Schiller, Friedrich: „Was heißt und zu welchem Ende studiert man Universalgeschichte?", in: *Sämtliche Werke*, hg. v. Gerhard Fricke/Herbert G. Göpfert, München 1989, Bd. 4, S. 749–767.

Schiller: „Über naive und sentimentalische Dichtung", in: *Sämtliche Werke*, hg. v. Gerhard Fricke/Herbert G. Göpfert, München 1989, Bd. 5, S. 694–780.

Schiller, Friedrich: „Über das gegenwärtige deutsche Theater", in: *Sämtliche Werke*, hg. v. Gerhard Fricke/Herbert G. Göpfert, München 1989, Bd. 5, S. 811–818.

Schiller, Friedrich: „Dresden, 23. April 1803", in: *Schillers Briefwechsel mit Körner. Von 1784 bis zum Tode Schillers*, 4. Teil. 1797–185, hg. v. Moritz Veit, Berlin 1847, S. 323–324.
Schirmacher, Käthe: *Voltaire. Eine Biografie*, Bremen u. a. 2014.
Simonis, Annette: „Zur Metaphorik des Kulturtransfers und Kulturaustauschs um 1800 ‚Verpflanzungen' bei Herder, Goethe, Schiller und Co", in: *Comparatio. Zeitschrift für vergleichende Literaturwissenschaft*, 7 (2015) Heft 2, S. 237–260.
Szondi, Peter: „Der tragische Weg von Schillers Demetrius", in: ders.: *Satz und Gegensatz. Sechs Essays*, Frankfurt a. M. 1964, S. 25–43.
Voltaire: *Essai sur les mœurs et l'esprit des nations*, hg. v. René Pomeau, Paris 1990.
Voltaire: *Correspondance*, hg. v. Theodore Besterman, Bd. 4, Paris 1964.
Voltaire: „Poème sur la loi naturelle", in: *Œuvres complètes de Voltaire*, hg. v. Louis Moland, Paris 1877–1885, Bd. 9, S. 433–464.
Voltaire: „Epître à S. A. S. Mme la duchesse du Maine", in: *Œuvres complètes de Voltaire*, hg. v. Louis Moland, Paris 1877–1885 (1747), Bd. 10, S. 338–342.
Weinreich, Jochen: *Globalisierung und Wissensgesellschaft: Historische und neurophysiologische Metaformate der Entwicklung von Neuerungen (Innovationen)*, Kassel 2009.
Wirth, Uwe: „Kultur als Pfropfung. Pfropfung als Kulturmodell. Prolegomena zu einer Allgemeinen Greffologie", in: *Impfen, Pfropfen, Transplantieren*, hg. v. dems., Berlin 2011, S. 9–27.
Wirth, Uwe: „Hypertextuelle Aufpfropfung als Übergangsform zwischen Intermedialität und Transmedialität", in: *Transmedialität. Zur Ästhetik paraliterarischer Verfahren*, hg. v. Urs Meyer/Roberto Simanowski/Christoph Zeller, Göttingen 2006, S. 19–38.

Dirk Wiemann

Grenzen der Transplantation: Die mobile Immobilität des *Ficus benghalensis*

In ihrem frühen, 1919 veröffentlichten experimentellen Kurzprosatext „Kew Gardens" skizziert Virginia Woolf die Atmosphäre eines heißen Sommernachmittags im Londoner botanischen Garten. Gesprächsfetzen vorübergehender Parkbesucher flattern wie Schmetterlinge durch die flirrende Luft; Schnecken und Käfer werden zu Fokalisierern der Erzählinstanz; gesprochene Worte erscheinen als Farbwerte: „yellow and black, pink and snow white";[1] und schließlich lösen sich die Körper der Besucher und Besucherinnen ebenso wie die der Bäume und Blumen im Fluidum der organischen ‚grünen Atmosphäre' von Kew Gardens gänzlich auf: „enveloped in layer after layer of green-blue vapour, in which at first their bodies had substance and a dash of colour, but later both substance and colour dissolved in the green atmosphere" (95). Es ist eine geschichtete Atmosphäre – ‚layer after layer' – in der diese Entsubstantialisierung naturwüchsig erfolgt und eine scheinbar unbegrenzte Auflösung aller Individualität und Geschichtlichkeit in der organischen Transindividualität einer *anima mundi* verspricht, einer „new assembly of elements in which the characters' minds are so inextricably entwined at deep levels that they have difficulty retaining any illusion of individuality or separateness".[2] Diese vom zeitgenössischen Unanimismus beeinflusste Vorstellung einer ‚Weltseele' steht quer zu den radikal solipsistischen Tendenzen dominanter hochmodernistischer Ästhetikprogramme,[3] denen sie eine ihrerseits zutiefst idealistische Alternative entgegensetzt, „in which strangers could be united in the experience of the moment".[4] Doch endet „Kew Gardens" bei aller Betonung organischer Fluidität mit einer überraschend mechanistischen Wende, denn der königliche botanische Garten ist selbst eingebettet – genauer: eingeschachtelt – in ein weit größeres Schichtenkonstrukt, eigentlich eine Maschine: „like a vast nest of Chinese boxes all of wrought steel turning ceaselessly one within another the city murmured" (95). Dieses in sich kreisende Boxen-System der Stadt dürfte wiederum nur ein Teil einer noch größeren Maschine sein. Schon der Vergleich mit *Chinese boxes* erweitert den Horizont der Stadt potenziell in eine Transnationalität, die sich jedoch der Darstellbarkeit

1 Woolf: „Kew Gardens", S. 95 (Weitere Nachweise mit Angabe der Seitenzahl direkt im Text.).
2 Hague: *Fiction, intuition and creativity*, S. 269.
3 Vgl. McLaurin: „Virginia Woolf and unanimism".
4 Whitworth: „Virginia Woolf and modernism", S. 160.

https://doi.org/10.1515/9783110619348-015

entzieht. Fredric Jameson hat diese unterdeterminierte Unendlichkeit als Signatur hochmoderner Globalitäts- und (im Fall Großbritanniens) Kolonialismuserfahrung in der Metropole identifiziert:

> the experience of the individual subject [...] becomes limited to a tiny corner of the world, a fixed-camera view of a certain section of London or the countryside or whatever. But the truth of that experience no longer coincides with the place in which it takes place. The truth of that limited daily experience of London lies, rather, in India or Jamaica or Hong Kong; it is bound up with the whole colonial system of the British empire [...]. Yet those structural coordinates are no longer accessible to immediate lived experience and are often not even conceptualizable for most people.[5]

In diesem Zusammenhang wird der Schauplatz von Woolfs Text bedeutsam. Schon in der Mitte des 18. Jahrhunderts wurden die königlichen Gärten von Kew im Südwesten Londons zur Sammlung exotischer überseeischer Pflanzen genutzt und systematisch ausgebaut. Seit 1841 sind die Gärten öffentlich zugänglich und beliebtes Ausflugsziel für Londoner wie auch Touristen. Mit seinem spektakulären Palmenhaus, dem Wintergarten, dem Orchideengarten und einer Vielzahl weiterer Sammlungen stellt Kew seit Mitte des 19. Jahrhunderts eine Art Gesamtschau kolonialer Flora dar, das Empire in Grün. Die Kew Gardens haben jedoch im 19. und frühen 20. Jahrhundert nicht nur die exotische Pflanzenwelt des Empire für Briten zur Schau gestellt. Sie haben nicht primär Wissen vermittelt (obwohl sie auch das taten), sondern vor allem Wissen *produziert*. Wie das British Museum, die Royal Society, die Royal Geographic Society und die Royal Asiatic Society waren die Royal Botanical Gardens von Kew eine zentrale Institution, die beteiligt war an der Herausbildung und Aufrechterhaltung jener kollektiven Fiktion, die Thomas Richards als das ‚imperiale Archiv' bezeichnet hat: ein epistemologischer Komplex zur Darstellung und Darstellbarmachung eines umfassenden, totalen imperialen Weltwissens. Zwar gelang es zu keiner Zeit, solches Total-Wissen zu produzieren, wohl aber die kollektive Vorstellung zu verfestigen von einer „not-too-distant future when all species would be identified, all languages translated, all books catalogued".[6] Zweifellos ist Kew Gardens in seiner Anlage unmittelbar in dieses utopische Projekt eingebunden, doch geht seine Funktion durchaus über die eines Beiträgers zum imperialen Wissensarchiv noch hinaus. Denn die königlichen botanischen Gärten hatten eine entscheidende Funktion nicht nur bei der Kartierung, Vermessung und systematischen Erfassung, sondern auch beim Management der Flora des britischen Empire: „Its effective commercial

5 Jameson: „Modernism and imperialism", S. 349.
6 Richards: *Imperial archive*, S. 39.

utilisation depended upon precise identification, and Kew with its extensive collections of the colonial flora led the way in their global botanical survey."[7] In der Zeit des Hochkolonialismus waren die Kew Gardens ein Epizentrum planvoller und höchst expansiver Transplantationspolitik. Sie waren ein Brennpunkt der Entwicklung globaler Planungsutopien, die sich hier im Wortsinn an die von Zygmunt Bauman vorgeschlagene Metapher der ‚Gärtnervision' anschließen lassen. Bauman bringt diese Metapher ins Spiel, um seine These zu stützen, wonach der Holocaust gerade kein Zivilisationsbruch, sondern vielmehr die Konsequenz einer techno-bürokratischen Moderne war, die Gesellschaft als einen geordneten bzw. zu ordnenden Garten betrachtet:

> Apart from the overall plan, the artificial *order* of the garden needs tools and raw materials. It also needs defence – against the unrelenting danger of what is, obviously, disorder. The order, first conceived of as a design, determines what is a tool, what is a raw material, what is useless, what is a weed or a pest. [...] All visions of society-as-garden define parts of the social habitat as human weeds.[8]

Als Teil der kolonial-imperialen Maschine trug Kew Gardens zu einer globalen Gärtnervision effektiv bei, im Wesentlichen durch die Propagierung wissenschaftsbasierter Szenarien zu groß angelegten Transplantationsprojekten. Im Folgenden möchte ich zunächst kurz die Gewaltförmigkeit der Transplantationsprojekte des britischen Kolonialismus skizzieren, sodann aber vor allem die inhärenten Grenzen dieser Projekte diskutieren, um abschließend über Möglichkeiten eines ‚Jenseits' der Transplantation zu spekulieren.

I Transplantation und Gewalt

Im Gegensatz zu anderen Metaphern kultureller Austauschprozesse (z. B. Synkretisierung, Hybridisierung, Kontaktzone) assoziiert der Begriff der Transplantation eine Form des Managements. Nur das, was nicht von sich aus ‚wandert', kann und muss transplantiert werden: Pflanzen und Pflanzenteile, Organe, (künstliche) Körperteile. Transplantiert wird das, was zunächst eingebettet ist und aus dieser Einbettung herausgelöst werden muss, um woanders wieder eingebettet zu werden. Mit ähnlichen Termini beschreibt Anthony Giddens die Transkulturationsvektoren der reflexiven Moderne als Prozesse des *disembedding*

7 Desmond: *History of the royal botanical gardens*, S. 202.
8 Bauman: *Modernity and the Holocaust*, S. 92.

wie auch das *reembedding.*[9] Giddens fasst diese Prozesse als Artikulationen zunehmender Abstraktion von Gesellschaft auf und misst ihnen ein zumindest prinzipiell progressives Potenzial bei, sofern sie dazu beitragen, Gesellschaften zunehmend reflexiv zu gestalten und somit dem eigenen Handeln die Abschätzung seiner erwartbaren Folgen voranzustellen. Mit einem weitaus wörtlicheren Verständnis von *disembedding* und *reembedding* verweisen postkoloniale Kritiken hingegen zumeist auf die invasive Gewaltsamkeit von Transplantationsprojekten, die in aller Regel auf verletzenden Akten basieren: dem Aufschneiden, Aufritzen, Aufhacken, Aufgraben zunächst der Oberfläche, in oder unter der das zu Transplantierende ‚steckt', sodann der Oberfläche desjenigen Körpers, in den es neu eingebettet werden soll. Zweitens erfolgt Transplantation nicht spontan, nicht als Praxis, sondern in aller Regel als zielgerichtete Handlung einer Agentur, die bestimmte, oftmals interessegeleitete Absichten verfolgt.

Dass diese Kritik auf die imperiale Botanik des 18. bis frühen 20. Jahrhunderts geradezu aufs Wort zutrifft, liegt nahe, diente doch die systematische ‚Umbettung' repräsentativer Exemplare tropischer Pflanzenarten aus überseeischen Kolonien –etwa in die botanischen Gärten von Kew – mindestens zwei Zwecken: einerseits der Demonstration imperialer Ausdehnung in der Metropole und für die Metropole, andererseits der Optimierung kolonisierter Räume als effiziente agrarische Produktionsstätten. In der ersten Hinsicht fungieren die Botanischen Gärten von Kew als eine jener neuen öffentlichen Institutionen, die den *exhibitionary complex* der imperialen Metropole des 19. Jahrhunderts bilden. Dieser Komplex „renders the forces and principles of order visible to the populace – transformed here into a people, a citizenry".[10] Analog etwa zum British Museum, das seit Mitte des 19. Jahrhunderts spektakuläre kulturelle Artefakte (primär, aber nicht nur) aus der Vielzahl britisch kolonisierter Weltgegenden der allgemeinen Öffentlichkeit präsentiert, geben die Kew Gardens mit ihrer Ansammlung exotischer Palmen, Farne, Seerosen, Orchideen, Kakteen usw. die Größe und Vielfältigkeit des Empire im Code der Botanik zu sehen. „Zu-Sehen-Geben" impliziert die machtbasierte Anordnung gesellschaftlich naturalisierter Visualität durch soziale und/ oder politische Institutionen; in diesem Verständnis ist Sehen nie spontan, naturwüchsig oder neutral, sondern stets vorstrukturiert von Institutionen des Zu-Sehen-Gebens, die das Visuelle mit vorgängigen Akten der „Interpretation und Bedeutungsproduktion"[11] belegen.

9 Giddens: *Consequences of modernity*, S. 53.

10 Bennett: *Birth of the museum*, S. 67.

11 Wenk/Schade: „Strategien", S. 147.

Neben dieser ideologischen Funktion einer Agentur des Zu-Sehen-Gebens waren die Gärten zweitens ein üppig ausgestattetes Forschungslabor, das vor allem jener Disziplin verpflichtet war, die man seit dem 19. Jahrhundert als *economic botany* bezeichnet. Die Expertenteams in Kew Gardens spielten eine Schlüsselrolle in der Herausbildung zahlreicher höchst profitabler pflanzenbasierter Industrien in den tropischen Kolonien. Diese Industrien organisierten die systematische Neuansiedlung ekdemischer Nutzpflanzen in geeigneten kolonialen Territorien[12] und bewirkten dabei „a rapid ecological transformation in many parts of the world".[13] Hierbei spielten nicht nur geologische und klimatische, sondern auch demographische Kriterien eine Rolle. So waren die Empfängergebiete solcher Transplantationen in der Regel dicht besiedelte Regionen, die billige Arbeitskräfte anboten: „the key plant transfers organized by Kew Gardens in the nineteenth century were from Latin America to Asia, that is, from regions of abundant land but scarce labor to regions of abundant labor".[14] Beispielsweise erfolgte die großflächige Ansiedlung des peruanischen Cinchona-Baums, aus dem Chinin gewonnen wurde, in den südindischen Nilgiri-Bergen, während die mexikanische *Agave sisalana* im großen Stil in den ostafrikanischen Kolonien, insbesondere dem heutigen Tanzania, zur Sisalgewinnung kultiviert wurde. Der Effekt dieser kolonialen Bio-Geopolitik groß angelegter Transplantationen besteht im exakten Gegenteil dessen, was landläufig unter dem Terminus der Transkulturation verstanden wird: In den Empfängerregionen werden ganze Landstriche ihrer endemischen Vegetationen beraubt und von oktroyierten Monokulturen überzogen. Das in Kews Laboren entwickelte Expertenwissen unterstützte und ermöglichte diese globalen Ströme pflanzlicher Energie, menschlicher Arbeitskraft und Kapital in einem bis dahin unerreichten Maßstab. Insofern basiert die frühe Phase der kapitalistischen Globalisierung, der Aufteilung der Welt in Zonen der Extraktion, der Produktion und der Akkumulation, zu einem hohen Anteil auf Transplantation im wörtlichen Sinn. Zugleich bietet sich in scharfem Gegensatz zu den Monokulturen in den tropischen Kolonien das imperiale Herbarium von Kew Gardens der britischen und europäischen Öffentlichkeit als eine maximale Pluralität dar: ein florales Multikulti-Potpourri repräsentativer Transplantate aus allen Teilen der Welt.

---

12 Vgl. Brockway: *Science and colonial expansion*, S. 119–121.

13 Grove: *Green imperialism*, S. 6.

14 Brockway: *Science and colonial expansion*, S. 14.

II Grenzen der Transplantation

Doch nicht alles lässt sich gleichermaßen transplantieren. Die Sammlungen von Kew Gardens bleiben, wie das imperiale Archiv insgesamt, bei aller Umfänglichkeit unvollkommen, denn manchem Transplantat sind die Grenzen der Transplantation gewissermaßen eingeschrieben. Dies gilt in besonderem Maß für den Ficus benghalensis, die in Südasien heimische Banyanfeige, deren Exemplar in Kew Gardens gleichsam als indexikalisches Zeichen nicht geglückter Verpflanzung lesbar wird: Es kann, anders als die üppigen Palmen und Farne in seiner Nachbarschaft, nur einen schwachen Abglanz von der Größe und Komplexität des Banyan in seinem natürlichen südasiatischen Habitat geben. Über den Banyan schreibt William Jackson Hooker, der von 1841 bis zu seinem Tod 1867 erster Direktor der Royal Botanical Gardens war, in seinem *Popular Guide to Kew Gardens* (1858):

> Among the numerous kinds of figs there will be found here, near the north entrance, a young plant oft he *Banyan* (*ficus bengahlensis*, fig. 25) one of the most celebrated trees in tropical India, for the immense stretch of its limbs and the singular mode provided by nature for their support:
> „Spreading so broad and long that in the ground
> The bended twigs take root and daughters grow
> About their mother-tree, a pillar'd shade
> High overarch'd and echoing walks between."
> These roots or props occupy such a space of ground in their native soil that

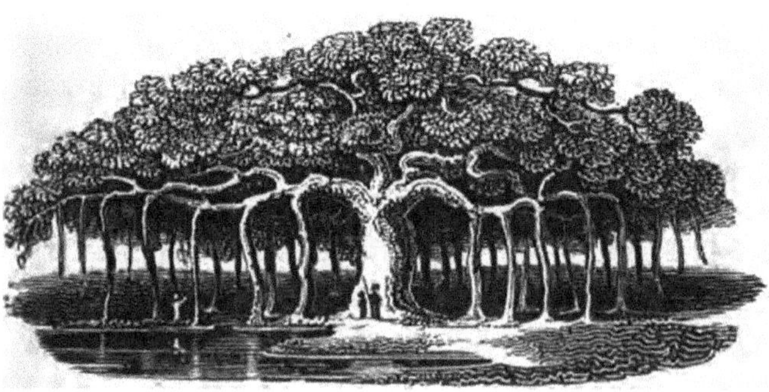

Abb. 1: Banyan Tree.

> one, growing on the banks of the Nerbuddah, covers an almost incredible area, of which the circumference now remaining (for much has been swept away by the floods oft hat river) is nearly 2000 feet. The overhanging branches, which have not yet thrown down their props or supports, stretch over a much larger space: 320 main trunks may be counted while the smaller ones exceed 3000, and each of these is continually sending forth branches and

> pendent roots to form other trunks and become the parents of future progeny. The whole has been known to shelter 7000 men in its wide-spread shade. Our young plant, though it has already sent down many stout roots or props from its spreading branches, can of course give little idea of this famous tree; indeed it is evident that a well-grown one would alone fill the entire Palm-Stove of the Garden.[15]

In seiner Beschreibung des Banyan gesteht Hooker, autorisierte Stimme der exhibitorischen Institution, die Grenzen sowohl des Zu-Sehen-Gebens wie auch der Transplantation ein. Ein ausgewachsener (*well-grown*) Banyan würde laut Hooker eine nahezu unmögliche Umgestaltung des gesamten Parks erforderlich machen, da der Baum das gesamte Palmenhaus – seit seiner Errichtung in den 1850er Jahren das Herzstück der ganzen Anlage – wenn nicht sprengen, so doch allein füllen würde. Ein einziger Baum würde damit genau das in und an Kew statuieren, was koloniale Transplantationspolitiken im Weltmaßstab durchsetzen: Monokultur. Er muss also klein gehalten werden um den Preis seiner nur unvollständigen Sichtbarkeit. Was realiter zu sehen ist – übrigens bis heute – ist eine Art Bonsai-Banyan, ein Banyan *en miniature*, der nur eine ‚kleine Vorstellung' (*little idea*) von dem vermitteln kann, wofür er einsteht. Insofern wiederholt dieser Banyan im Kleinen die Struktur des räumlichen Textes, in den er transplantiert wurde; denn schließlich sind die Gärten von Kew selbst ein Empire *en miniature*. Zwar ist er wie alle anderen Exponate in das Narrativ von Kew Gardens eingebettet, doch anders als die lebensgroßen ausgewachsenen Palmen, Farne und Schlingpflanzen verweigert er die phänomenologische Präsenz dieser Exemplare und verweist stattdessen auf seinen eigenen Stellvertretercharakter. Trotz seiner materiellen Präsenz ruft er wie jedes Zeichen etwas auf, das abwesend bleibt: der ‚wirkliche', nicht transplantierbare Banyan, der entsprechend im *Guide* ausführlich beschrieben und nicht zuletzt visuell repräsentiert werden muss.

Kaum eine andere koloniale Pflanzenspezies hat wohl in der englischen Imagination von der Renaissance bis in die zweite Hälfte des 20. Jahrhunderts mehr *mental space* besetzt als der Banyan, der als literarischer Topos ebenso wie als anthropologische Konzeptmetapher einen festen Platz im Zeichenhaushalt britischer Literatur innehat. So kann Hooker, um den Banyan zu beschreiben, mühelos auf Miltons *Paradise Lost* (1674) zurückgreifen, wo die spezifische Luftwurzel-Struktur des Baumes bereits präzise wiedergegeben scheint. Was Hooker hierbei mit Selbstverständlichkeit voraussetzen kann, ist die Ubiquität des Milton'schen Textes, der an keiner Stelle identifiziert werden muss, um sofort

15 Hooker: *Popular guide*, S. 29f.

erkannt zu werden – und in der Tat war *Paradise Lost* trotz der erheblichen Sperrigkeit dieses barocken Langgedichts im Viktorianismus einer der populärsten kanonischen Texte. Entsprechend ist Hooker auch keineswegs der erste, der Miltons Beschreibung des Banyan zu Zwecken der Verbreitung botanischen Wissens zitiert; schon 1824, also knapp zwanzig Jahre vor der Öffnung der Königlichen Gärten von Kew für die Öffentlichkeit, hatte der Philologe George Henry Noehden vor der Royal Asiatic Society einen Vortrag zum Banyan als Topos in der antiken griechischen und römischen Literatur gehalten, in dem er den Passus aus *Paradise Lost* mit gleicher Nonchalance ins Spiel bringt wie Hooker nach ihm. Für Noehden ist Milton allerdings eher marginal: Wie Umberto Ecos *Der Name der Rose* – ein Roman, dessen Titel Philologie und Botanik gleichermaßen aufruft – kreist auch Noehdens Aufsatz um eine verlorene Abhandlung Aristoteles', in diesem Fall nicht den legendären zweiten Band der *Poetik*, sondern die verschollene „Arbeit über die Pflanzen", in der, so Noehden, „the mention of such a production as the Banyan-tree could not have been omitted".[16] Noehdens Spekulation über Aristoteles' Banyan-Beschreibung basiert auf einer anachronistischen Identifikation antiker und zeitgenössischer Imperialismen. Denn für Noehden muss Aristoteles nachgerade zwangsläufig über den indischen Feigenbaum geschrieben haben, weil er als Lehrer Alexanders unmittelbaren Zugriff auf die systematisch erhobenen Datenpools gehabt haben muss, die dessen Eroberungszüge der griechischen Gelehrsamkeit zur Verfügung stellten. Offenbar imaginiert Noehden den mazedonischen Feldzug über den Indus als Vorwegnahme der napoleonischen Ägyptenexpeditionen mit ihren polydisziplinären Datenerhebungen, wenn er schreibt: „It is to be presumed that, by the orders of Alexander, not only specimens of natural productions were looked for, but that observations were also made, on the spot, by competent persons, on such objects as could not be removed." (119) Zu diesen nicht transportierbaren/transplantierbaren ‚objects as could not be removed' zählt in Noehdens Vortrag allem voran der Banyan, dessen ‚Beobachtung vor Ort durch kompetente Personen' dem daheim gebliebenen Philosophen als Rohstoff für seine verloren gegangene Banyan-Beschreibung gedient haben muss. Dieser hypothetische Text, autorisiert von der definitiven Autorität Aristoteles', wird zur notwendigen, wenn auch abwesenden Ursache einer intertextuellen Kaskade, in der Theophrastus das aristotelische ‚Original' weitgehend korrekt zitiert und somit ein luzides Porträt des Banyan herstellt, das jedoch seinerseits von Plinius, der sich auf Theophrastus stützt, verkürzt und verfälscht wird, so dass Strabo, der auf Plinius zurückgreift, zwangsläufig nur eine defizitäre Darstellung des *Ficus* produzieren kann. Wie der Banyan in Kew

16 Noehden: „Account of the banyan-tree", S. 120.

Gardens, für dessen Kümmerlichkeit sich Hooker in seinem *Popular Guide* entschuldigt, ist also auch der versprachlichte Banyan nur um den hohen Preis seiner Entstellung transplantierbar: die stille Post, die Noehden von Aristoteles' ‚kompetentem' Informanten bis Strabo (re)konstruiert, stutzt den Banyan zurecht, bis nichts mehr von ihm zu bleiben scheint.

Frühneuzeitliche Berichte europäischer Indienreisender „tended to identify the banyan with a promiscuous sexuality".[17] So kann ihn John Milton zu einer dämonischen Wucherung umdeuten, deren „proliferations and decentrations are an expanding assault on hierarchical order".[18] In *Paradise Lost* taucht der Banyan unmittelbar nach dem Sündenfall auf. Er ist also gewissermaßen die erste ‚gefallene' Pflanze: ein fruchtloser Feigenbaum, mit dessen Blättern Adam und Eva notdürftig ihre Scham bedecken. Da diesen Blättern kontrafaktisch die Größe und Form der ‚Schilde der Amazonen' zugeschrieben werden, kann Miltons Text nun *symbolisch* jenen Pflanzentransfer vollziehen, der realiter nicht machbar ist: Mit Hilfe der geographischen Assoziationen, die der Name der kriegerischen Amazonen erweckt, seit der größte Fluss Südamerikas zu Beginn des 17. Jahrhunderts nach ihnen benannt wurde, kann Milton auf den gleitenden Signifikanten den faktisch nicht transplantierbaren Banyan mühelos aus dem südasiatischen Subkontinent in die Neue Welt verpflanzen. Der zu Anfang der Passage aus *Paradise Lost* in ‚Malabar or Deccan' korrekt verortete Ficus wird nicht nur mit indischen Hirten assoziiert, sondern mit amerindischen ‚Wilden', denen Adam und Eva nach dem ‚Fall' gleichgesetzt werden:

> Those leaves
> They gathered broad as Amazonian targe
> And with what skill they had together sewed
> To gird their waist, vain covering if to hide
> Their guilt and dreaded shame. Oh how unlike
> To that first naked glory! Such of late
> Columbus found th' American so girt
> With feathered cincture, naked else and wild
> Among the trees on isles and woody shores.[19]

Der wild wuchernde Baum mit seiner dezentrierten Architektur verbindet so bei Milton ‚beide Indien'. Diese faktisch völlig distinkten Regionen und Bevölkerungen sind nun gleichermaßen Objekte europäischer Kolonisierung und (in Miltons

---

17 Kelley: *Clandestine marriage*, S. 177.
18 Rajan: *Under western eyes*, S. 61.
19 Milton: *Paradise lost*, S. 227.

Verständnis) Christianisierung: „This figurative India straddling worlds old and new becomes the composite and fallen other of civilized and Christian Europe.“[20] Im gleichen Register, doch in völliger Umwertung erscheint der Banyan den Romantikern: Bei Robert Southey bildet er eine natürliche Kathedrale „where a pious heart's first impulse would be prayer“,[21] so dass der Baum als natürliche Vorausdeutung einer immer schon im Heilsplan angelegten Konversion der Hindus zum Christentum fungiert. Bei Sydney Owenson erscheint der Banyan als „the most stupendous and the most beautiful of the vegetable world. [...] This tree which alone belongs to those mighty regions where God created man, and man beheld his Creator“[22] – also in direkter Replik auf Milton als letzte überlebende Spezies, die noch direkt aus dem Paradies abstammt. In beiden Fällen handelt es sich um Umwertungen des Banyan vom Dämonischen zum Sakralen, somit aber erneut um Eingemeindungen, um Transplantationen ins Eigene, die die Fiktion einer ‚Verfügbarkeit‘ des Banyan kontrafaktisch verfestigen. Dem gegenüber lässt sich jedoch eine Position ‚jenseits‘ solcher Zuschreibungen ausmachen, die den Banyan als Emblem nicht nur des kaum Transplantierbaren, sondern auch der Grenzen des Zu-Sehen-Gebens aufrufen.

III Jenseits der Transplantation

Die koloniale Botanik des 19. Jahrhunderts stellte eine Vielzahl von Metaphern bereit, um die Größe und Undurchschaubarkeit des ‚Orients‘ im Sprachbild des ‚Dschungels‘ zu fassen. Insbesondere der „banyan tree became a trope for racial difference and complexity, and a metaphor for the dark inscrutability of the tropical forest as a whole“.[23] Weil er simultan nach oben, nach außen und nach unten wächst, unterläuft er jedoch genau jene Linearität, die die stets auf nordeuropäische Baumarten rekurrierenden Metametaphern des imperialen Archivs (am prominentesten bei Darwins Vorstellung vom *tree of life*) herzustellen bedacht waren. Zwar wurde durchaus mit unverhohlener epistemologischer Frustration konzediert „that the ‚East‘ was indeed a place where simple dendritic symbols could not apply“;[24] doch bei aller Einsicht in die Nicht-Adäquatheit der eigenen konzeptuellen Armaturen und Modellbildungen scheinen die Kolonisatoren nicht in der Lage gewesen zu sein, den Banyan, der in dieser Hinsicht eine Art

20 Bannerjee: „Milton's India“, S. 159.
21 Southey: *Curse of Kehama*, S. 161.
22 Owenson: *The missionary*, S. 135.
23 Sampson: „Unmasking the colonial picturesque“, S. 96.
24 Pinney: „Underneath the banyan tree“, S. 172.

Vorläufer der Rhizom-Metapher gewesen wäre, als epistemisches Modell zu erkennen: „the British never seemed to think of using the most typical South Asian tree, the banyan",[25] als Bildspender für ihre Konzeptmetaphern. Gerade deshalb lassen sich die zahlreichen europäischen Banyan-Fotos der kolonialen Ära in diesem Sinn als skeptische Reflexionen des imperialen Blicks lesen: als Verweise darauf, dass der ‚Osten' als eine Region aufgefasst wurde, auf die simple Linearitäten nicht anwendbar waren; und als eine Formation, die sich in ihrer Gänze und Komplexität der Darstellbarkeit entzieht. Diese Skepsis ist etwa den Fotografien des britischen Kolonialoffiziers Sergeant William Wallace ablesbar, der in den 1890er Jahren als Hobby-Ethnograf an der naturalisierenden und rassifizierenden Kartierung indischer Kasten in das phrenologische System der viktorianischen Anthropologie beteiligt war. Besonderes Interesse galt dabei dem sog. ‚Nasenindex', den Herbert Risley aufgestellt hatte:

> If we take a series of castes and arrange them in order of the average nasal index, so that the caste with the finest nose shall be at the top and that with the coarsest at the bottom of the list, it will be found that this order substantially corresponds with the accepted order of social procedure.[26]

Im Geist dieser Übertragung europäischer pseudowissenschaftlicher Kriterien auf ein südasiatisches soziales Stratifizierungssystem fotografiert Wallace repräsentative Vertreterinnen und Vertreter insbesondere niederer Kasten und liefert somit zweifellos einen weiteren, wenn auch historisch späten Baustein zum imperialen Archiv. In seiner Analyse eines dieser Fotos, auf dem zwei Angehörige der Kaste der *chamars* (Schuster) abgebildet sind, hebt Christopher Pinney vor allem den Hintergrund hervor: Die beiden Personen stehen vor einem Banyan, dessen labyrinthisches Wurzel- und Astgewirr zum eigentlichen Bildsujet zu werden scheint. Da Wallaces Fotografien hochgradig elaboriert arrangiert sind, ist die Wahl dieses Hintergrunds signifikant. Pinney spekuliert über zwei entgegengesetzte Lesarten: In der ersten stehen die *chamars* vor dem verschlungenen und gewundenen Stamm des Banyan wie vor einem „web of alterity and irrationality",[27] in dem sie hoffnungslos verfangen bleiben; in der zweiten jedoch bietet der Banyan im Hintergrund, gerade weil er als das traditionelle Habitat der *chamars* erscheint, diesen eine mögliche Zuflucht an: Die Objekte der kolonialen Kamera könnten sich jederzeit in diese undurchschaubare Vegetation zurückziehen und so der „deathly illumination and scrutiny of Western science" (172) entgehen.

---

25 Cohn: *Colonialism and its forms of knowledge*, S. 55.
26 Risley zitiert in Pinney: *Camera Indica*, S. 63.
27 Pinney: „Underneath the banyan tree", S. 166.

Pinneys Schlussfolgerung, wonach der imperiale Blick in solchen Banyan-Fotos implizit seine Niederlage eingesteht, korrespondiert weitgehend mit der oben vorgeschlagenen Interpretation des apologetischen Banyan-Eintrags in Hookers *Popular Guide to Kew Gardens*, der in ähnlicher Weise die Grenzen der Transplantation konzediert. Der Banyan in seiner komplexen, verschlungenen, polyzentrischen Dynamik könnte insofern als eine Einladung verstanden werden, sich von der Gärtnervision, also von den geo-biopolitischen Planungsutopien imperialer Transplantationsprojekte ebenso zu emanzipieren wie vom schlechten Traum kolonialer pan/optischer Kontrolle, die den „Orient als Spektakel oder *tableau vivant*“[28] konstruiert, und sich stattdessen in die schattigen Gänge und Arkaden dieses merkwürdigen, nicht transplantierbaren Baums einzulassen. Eine solche Einladung geht von einer stereoskopischen Banyan-Fotomonatge aus, die die kanadische Firma Underwood and Underwood am Ende des 19. Jahrhunderts mit dem Titel „Among the aerial roots of a single banyan tree“ und der folgenden Erläuterung auf den Markt bringt: „Instead of showing the entire tree at a distance we have chosen to bring you among its wonderfully multiplied trunks.“[29] Statt einer Total- oder zumindest Frontalansicht bietet die Stereoskopie also eine optische Immersion in das Dickicht, das der Banyan in einer Art Selbst-Transplantation produziert. Um diesen Effekt zu erzielen, bedarf es offensichtlich eines stereoskopischen Blicks, der zwei Bilder gleichzeitig aufnimmt. In der Stereoskopie sieht man zweimal das *gleiche* Bild, das im „Tunnelblick extremer Nahsicht“[30] und oftmals durch die prothetische Apparatur eines ‚Stereoskops‘ verstärkt als *ein*, nun aber scheinbar dreidimensionales Bild erscheint. Das so entstehende Bild ist rein virtuell, eine optische Illusion, die aus der Doppelung des gleichzeitigen Betrachtens zweier Bilder erfolgt. Die hier erforderte ‚Doppelvision‘ basiert also auf der simultanen Wahrnehmung, die mit Stephen Greenblatt als ‚metaphorisch‘ bezeichnet werden könnte. Das grundlegende Potenzial des Metaphorischen liegt für Greenblatt exakt darin, „to sustain the simultaneous perception of two things at once; of likeness and difference, the very special perception we give to metaphor“.[31] Metaphorische ‚Doppelwahrnehmung‘ des Einen und des Anderen zugleich wäre eine Alternative zur Transplantation. Sie setzt voraus, das Andere weder als völlig different (also inkommensurabel) noch als völlig ähnlich (also als ‚Verlängerung meiner selbst‘) zu konstruieren, sondern in seinem Eigensinn, seiner Opazität und seiner nicht vom Selbst dialektisch

---

28 Said: *Orientalismus*, S. 181.

29 Underwood/Underwood zitiert in Pinney: „Underneath the banyan tree“, S. 172.

30 Klippel/Krautkrämer: „Wenn die Leinwand zurück schießt“, S. 45.

31 Greenblatt: *Learning to curse*, S. 31.

abgeleiteten Alterität anzuerkennen: „to credit an other with opacity" (32). Der Banyan hat eine solche metaphorische Sichtweise schon immer eingefordert.

Vielleicht – aber dies ist pure Spekulation – hat ihn Virginia Woolf in einem Akt nicht-possessiver Greenblatt'scher Über-Setzung am Ende doch noch in Kew Gardens versteckt. Denn wenn in der oben diskutierten gelehrten Abhandlung Noehdens am Ende der *Chinese whispers*, die die Antike durchziehen, Strabos ‚inakkurate' Banyan-Beschreibung steht, dann könnte gerade dieser Passus aus dem 15. Band der *Geographie* für Woolf besonders anregend gewesen sein,[32] nimmt er doch genau jene geschichtete Struktur („layer after layer") vorweg, die in Woolfs Text das Fluidum des botanischen Gartens bildet: Wenn, so Strabo, die Äste des Banyan den Erdboden erreicht haben, „they strike root, like layers [...] and form other layers, and again others".[33] In einer ähnlichen Schichten-Struktur spazieren oder ruhen bei Woolf die Besucher und ‚Bewohner' des Parks, um sich zunächst ganz in ihr aufzulösen, dann allerdings im Malstrom der stählernen *Chinese boxes*, die fraglos an Max Webers Bild vom ‚eisernen Käfig' der Moderne erinnern, wieder eingefangen zu werden. Dieser Maschinerie steht der Banyan, zur Struktur eines geschichteten „envelope" abstrahiert, im blitzhaften, unanimistischen Moment gegenüber. Ephemer wie er ist, weist ein solcher Moment umso strahlender über die Mechanik der Stahlbüchsen hinaus.

---

32 Zu Woolfs Strabo-Rezeption vgl. Dubino: „Evolution, history and *flush*", S. 145.
33 Strabo zitiert in Noehden: „Account", S. 129–130.

Literatur

Bannerjee, Pompa: „Milton's India and Paradise Lost", in: *Milton Studies*, 37 (1999), S. 142–165.
Bauman, Zygmunt: *Modernity and the Holocaust*, Ithaca u. a. 2000.
Bennett, Tony: *The birth of the museum: History, theory, practice*, London u. a. 1995.
Brockway, Lucile H.: *Science and colonial expansion: The role of the British royal botanical gardens*, New Haven u. a. 2002.
Cohn, Bernard S.: *Colonialism and its forms of knowledge: The British in India*, Cambridge 1996.
Desmond, Ray: *The history of the royal botanical gardens at Kew*, London 2007.
Dubino, Jeanne: „Evolution, history and *Flush*; or, The origin of spaniels", in: *Virginia Woolf and the natural world*, hg. v Kristin Czarneckie/Carrie Rohman, Clemson 2011, S. 143–151.
Giddens, Anthony: *The consequences of modernity*, Stanford 1991.
Greenblatt, Stephen: *Learning to curse: Essays in early modern culture*, New York u. a. 1991.
Grove, Richard H.: *Green imperialism: Colonial expansion, tropical island Edens, and the origins of environmentalism, 1600 – 1860*, Cambridge 1996.
Hague, Angela: *Fiction, intuition and creativity: Studies in Bronte, James, Woolf and Lessing*, Washington 2003.
Hooker, William Jackson: *Kew Gardens, or, A popular guide to the royal botanic gardens at Kew*, Cambridge 2013 (1858).
Jameson, Fredric: „Modernism and imperialism", in: *Nationalism, colonialism, and literature*, hg. v. Seamus Deane, Minneapolis 1990, S. 43–66.
Kelley, Theresa M.: *Clandestine marriage: Botany and romantic culture*, Baltimore 2012.
Klippel, Heike/Florian Krautkrämer: „Wenn die Leinwand zurück schießt. Zur Geschichte des 3D-Kinos", in: *Raumdeutung. Zur Rückkehr des 3D-Kinos*, hg. v. Jan Distelmeyer/Lisa Andergassen/Nora Johanna Werdich, Bielefeld 2012, S. 45–66.
McLaurin, Allen: „Virginia Woolf and unanimism", in: *Journal of modern literature* 9.1 (1981–1982), S. 115–122.
Milton, John: *Paradise lost*, hg. v. Gordon Teskey, New York 2005 (1674).
Noehden, George Henry: „Account of the banyan-tree, or ficus indica, as found in the ancient Greek and Roman authors", in: *Transactions of the royal Asiatic society of Great Britain and Ireland*, 1.1 (1824), S. 119–132.
Owenson, Sydney: *The misionary: An Indian tale*, hg. v. Julia Wright, London 2002 (1811).
Pinney, Christopher: *Camera Indica: The social life of Indian photographs*, London 2013.
Pinney, Christopher: „Underneath the banyan tree: William Crooke and photographic depictions of caste", in: *Anthropology and photography, 1860–1920*, hg. v. Elizabeth Edwards, New Haven u. a. 1992, S. 165–173.
Rajan, Balachandra: *Under western eyes: India from Milton to Macaulay*, Delhi u. a. 1999.
Richards, Thomas: *The imperial archive: Knowldge and the fantasy of empire*, London 1993.
Said, Edward: *Orientalismus*, übers. v. Liliane Weissberg, Hamburg 1981 (1978).
Sampson, Gary D.: „Unmasking the colonial picturesque: Samuel Bourne's photographs of Barrackpore Park", in: *Colonialist photography: Imag(in)ing race and place*, hg. v. Eleanor M. Hight/ Gary D. Sampson, London u. a. 2004, S. 84–106.
Southey, Robert: „The Curse of Kehama", in: *Poems of Robert Southey*, hg. v. Maurice Fitzgerald, London 1909 (1810), S. 117–207.
Wenk, Silke/Sigrid Schade: „Strategien des Zu-Sehen-Gebens. Geschlechterpositionen in Kunst und Kunstgeschichte", in: *Genus. Geschlechterforschung und Gender Studies in*

den Kultur- und Sozialwissenschaften, hg. v. Hadumod Bußmann/Renate Hof, Stuttgart 2005, S. 144–184.

Whitworth, Michael: „Virginia Woolf and modernism“, in: *The Cambridge companion to Virginia Woolf*, hg. v. Sue Roe/Susan Sellers, Cambridge 2000, S. 146–163.

Woolf, Virginia: „Kew Gardens“, in: *The complete shorter ficiton of Virginia Woolf*, hg. v. Susan Dick, Orlando 1989, S. 90–95.

Gesine Müller

Von *Creoles of color* über *créolité* zu *créolisation*: Kulturtheoretische Beispiele aus den Amerikas zwischen Transplantation und Transkulturation

Die folgenden Überlegungen nähern sich der Fragestellung nach den ‚Medien und Politiken der Transplantation' mit Blick auf kulturtheoretische Modelle, die einerseits voneinander losgelöst eine jeweils eigene Geschichte vorweisen, andererseits in einer Gesamtschau unter der Perspektive des Transplantationsbegriffs neue, bislang kaum beachtete Verbindungen erkennen lassen.[1] Es handelt sich um die Denkfiguren des ‚Kreolischen' im Louisiana des 19. Jahrhunderts, der Anthropophagie, der Transkulturation und der Kreolisierung. Dafür werde ich chronologisch vorgehen und mich in Etappen einer spezifischen Kulturgeschichte der Amerikas widmen.[2] Zunächst soll der Begriff des ‚Kreolen' in seiner historischen Dimension am Beispiel Louisianas beleuchtet werden, anschließend rücken drei Konzepte der Transplantation in den Fokus: (1) ‚Transplantation' in einem privilegierten kreolischen Kontext im 19. Jahrhundert: New Orleans; (2) Oswald de Andrades Einverleibungsmetapher als groteske Denkfigur der ‚Transplantation' zu Beginn des 20. Jahrhunderts in Brasilien; (3) das ‚Transkulturations-Theorem' des Kubaners Fernando Ortiz (1940) und sein Verhältnis zur ‚Transplantation'. Schließlich wende ich mich den seit den 1980er Jahren auf den französischen Antillen sich entwickelnden *créolité*- und *créolisation*-Konzepten und ihren Theoretisierungen zu.

1 Für wichtige Hinweise im Rahmen der folgenden Ausführungen danke ich Marion Schotsch und Sylvester Bubel. Vgl. zum Transplantationsbegriff Krüger-Fürhoff: „Übertragen, Pfropfen, Transplantieren". Die etymologische Geschichte des Begriffs ‚Transplantation' verortet Krüger-Fürhoff im Kontext der Frage: ‚medizinische vs. agrarwissenschaftliche Bedeutung'. Hierbei ist von Bedeutung, dass im vormodernen Verständnis das Konzept Transplantation vor allem mit der Übertragung von Krankheiten (vom Kranken auf externe Träger wie Pflanzen, Tiere, etc.) verbunden wird, ehe ab 1880 sich das heutige Verständnis ausbildet.

2 Vgl. hierzu Müller: „Die Karibik als privilegierter Ort für Theorie-Produktion". Sowohl dieser Beitrag als auch der Band, in dem er erscheint, bilden eine wichtige Grundlage für die folgenden Ausführungen. Vgl. Ette/Wirth: *Nach der Hybridität*.

https://doi.org/10.1515/9783110619348-016

I Kreolisches Louisiana im 19. Jahrhundert

Einleitend soll kurz der Kontext skizziert werden, in dem sich die beispielhafte Kreolkultur Louisianas im 19. Jahrhundert entwickelte: Nachdem es der französischen Kolonialmacht bis Mitte des 18. Jahrhunderts gelungen war, mit New Orleans eine funktionierende koloniale Siedlung im Mississippidelta aufzubauen, änderten sich die Verhältnisse 1763 mit dem Friedensvertrag von Paris, der den *French and Indian War* beendete und Frankreich seine nordamerikanischen Kolonialbesitzungen kostete.[3] Das Louisiana-Gebiet ging an Spanien; aber obwohl die Bevölkerung von New Orleans während der spanischen Herrschaft tatsächlich um das Dreifache wuchs, gelang eine Kolonialisierung nur bruchstückhaft.[4]

Zwischen der weißen Oberschicht, die sich aus ehemaligen französischen und neu hinzugekommenen spanischen Kolonialbeamten sowie aus zugewanderten weißen Plantagenbesitzern und Händlern von den westindischen Inseln zusammensetzte, und der stetig wachsenden Zahl an Sklaven etablierte sich in den letzten Jahrzehnten des 18. Jahrhunderts die Gruppe der freien Farbigen (*free people of color/gens de couleur libres*, später *Creoles of color*) – vor allem aufgrund zweier Faktoren: Mit der Zunahme interethnischer eheähnlicher Beziehungen (*plaçage*) ging die besondere Freilassungsgesetzgebung der spanischen Kolonialregierung einher (*coartación*). Letztere erlaubte Sklaven, ihre Freiheit mit Geld zu erwerben, das sie durch Extraarbeiten außerhalb des normalen Arbeitspensums erwirtschaften konnten.[5]

Bis zur US-amerikanischen Übernahme des Gebiets im Jahr 1803 (*Louisiana Purchase*) war in Louisiana so eine multiethnische Gesellschaft entstanden. Einflüsse aus der französischen und spanischen Herrschaft waren mit kulturellen Elementen der Sklavenbevölkerung eine Mischung eingegangen, Einwanderer aus Haiti und von den kanarischen Inseln lebten dicht neben Siedlern aus Deutschland und der Schweiz, und alle gemeinsam trugen sie bei zu einer kreolisierten Gesellschaft und Kultur, die sich in wesentlichen Dingen von der angelsächsischen Kultur der übrigen US-Bundesstaaten und Territorien unterschied. Trotz dieser multiethnischen Dimension der Bevölkerung lässt sich eine besondere Sogwirkung des im weitesten Sinne französischen Kulturkreises festmachen, die dazu führte, dass die kreolisierte Gesellschaft von außen als franzö-

3 Für die folgenden Ausführungen zur Entstehung der kreolischen Kultur in Louisiana/New Orleans beziehe ich mich auf Möllers: *Kreolische Identität*, S. 48–53. Vgl. auch Müller: *Die koloniale Karibik*, Müller: „Otra isla del Caribe“, Müller: „Writing In-Between“.

4 Vgl. Möllers: *Kreolische Identität*, S. 48.

5 Vgl. ebd., S. 48f.

sisch wahrgenommen wurde.[6] Die kulturelle Dominanz des Französischen führte dazu, dass viele *Creoles of color* in den 1830er Jahren von Louisiana nach Paris gingen.[7] Ein Parisaufenthalt war gerade im literarischen Milieu ein Muss: B. Valcour und Armand Lanusse waren wohl zum Studium dort, Victor Séjour, Pierre Dalcour, Louis und Camille Thierry lebten einen Großteil ihres Lebens in Frankreich. Alle waren sie weder entlaufene Sklaven noch Abolitionisten. Sie gehörten einer farbigen Elite an, die einen gewissen ökonomischen Status in New Orleans genoss.

II Transplantation als Beschreibungsmodell für die *Creoles of color* im New Orleans des 19. Jahrhunderts

Unternimmt man es, die kulturelle Genese der *gens de couleur libres* im New Orleans des 19. Jahrhunderts durch die Brille der organischen Metaphorik von Transplantation, Hybridisierung und Zirkulation zu betrachten, wird man recht schnell auf den zeitgenössischen Rassendiskurs zurückgeworfen, der von der europäischen Perspektive dominiert und stark biologistisch geprägt war. Während zunächst eine Systematik der Artenkreuzung, also der Hybridisierung im ursprünglichen biogenetischen Sinne, den Blick auf die Farbigen bestimmte (davon zeugen etwa der Begriff Mulatte, der auf das Maultier als Kreuzung von Pferd und Esel zurückgeht, sowie die ausgefeilte Kategorisierung je nach Anteil der indianisch-, afrikanisch- und europäischstämmigen Vorfahren), setzt sich im Laufe des 19. Jahrhunderts immer mehr eine Sichtweise durch, die den afrikanischen Erbteil als (minderwertigen) Fremdkörper in dem (edlen) weißen Wirtskörper begreift. Stichwort ist der berühmte Tropfen schwarzen Blutes (*one-drop-rule*), ein Bild, das den ‚Fremdanteil' organisch fassbar beschreibt und ihn durch den Blutkreislauf im ganzen Körper zirkulierend und diesen in seiner Gesamtheit affektierend imaginiert.[8]

Hier greift eine Logik der Transplantation oder Pfropfung unter umgekehrten Vorzeichen: Nicht das rettende Organ oder das veredelnde Reis wird dem Wirtskörper implantiert, sondern schädliches ‚schwarzes Blut'. Diese Vorstellung wur-

6 Vgl. ebd., S. 53.

7 Vgl. Fabre: *From Harlem to Paris*.

8 Für die folgenden Ausführungen stütze ich mich auf die in Arbeit befindliche Dissertation von Marion Schotsch: „New Orleans als Knotenpunkt karibischer Transferprozesse im 19. Jahrhundert".

de schließlich vom einzelnen Individuum metaphorisch auf die Gesellschaft als Ganzes übertragen und führte in den USA Ende des 19. Jahrhunderts bekanntlich zu einem zutiefst rassistischen Klima der Segregation – um im Bild zu bleiben: einer Abstoßungsreaktion gegenüber dem Transplantat – und schließlich zum gesetzlichen Verbot der Rassenmischung.

Wird nun die naturwissenschaftliche Terminologie auf den Bereich des Kulturellen übertragen, so schwingt dieser historische Subtext mit und mahnt zu besonderer Sorgfalt, insbesondere, wenn rassistische Biologismen für den Untersuchungsgegenstand eine solche Rolle spielen wie skizziert. Hier ist weniger die konkrete Herkunft der Begriffe aus dem Bereich der Biologie problematisch, als die Tatsache, dass ähnliche Konzepte der organischen Kreuzung und Mischung bereits mit verheerenden Folgen auf die individuelle, soziale und kulturelle Sphäre des Menschen angewandt wurden. Das historische Hintergrundrauschen wird dann so laut, dass es nicht mehr zu überhören ist. Vor dieser Folie gewinnen die dezidiert positiven Konnotationen von Transplantation und Pfropfung an Bedeutung, bei denen ein Organismus durch die Aufnahme fremden Gewebes aufgewertet, wenn nicht gar gerettet wird. Als analytische Kategorien ermöglichen sie es unter diesem Fokus, die rassistischen Diskurse gegen den Strich zu lesen, gerade den afrikanischen Anteil an der Entstehung der spezifischen Kultur als belebend und qualitativ bedeutend aufzufassen und das Ergebnis affirmativ als etwas Neues, Vitales und Positives zu betrachten.

In diesem dualistisch verwendeten Beschreibungsmodus bleibt dennoch weiterhin das Problem, dass mit dem Bild der Transplantation oder der Pfropfung die Kategorien des Eigenen und des Fremden zementiert werden, geht es doch von einem Wirtskörper, sprich einer ‚Leitkultur', aus, dem etwas Fremdes inkorporiert wird. Im Falle der *gens de couleur libres* und ihrer Kulturproduktion trifft diese Vorstellung jedoch nicht den Kern, da es in der ehemaligen kolonialen Plantagengesellschaft Louisianas keinen ursprünglich verwurzelten Part gibt, dem ein fremder aufgepfropft würde. Vielmehr handelt es sich um eine Serie von Verpflanzungen und Verschlingungen, also Transplantationen im ursprünglichen botanischen Sinne. Zunächst die Zirkulation der Menschen: in der Frühphase der Kolonie die europäischen, zumeist frankophonen Siedler und die zwangsverschleppten afrikanischen Sklaven, die mit den lokalen Indianerstämmen mal mehr mal weniger konfliktreich zusammenleben, dann in der zweiten Hälfte des 18. Jahrhunderts die spanische Kolonialbesatzung und die von den Briten vertriebenen Akadier, die Revolutionsflüchtlinge aus Frankreich und Saint-Domingue via Kuba sowie schließlich die Immigration aus Europa und dem Rest der Vereinigten Staaten. All diese Populationen treiben ihre Wurzeln in den amerikanischen Boden und wachsen in ihrem neuen Habitat zusammen. Ihre jeweiligen Kulturen befruchten sich gegenseitig und verschränken sich in je unterschiedlichen Anteilen zu dem unentwirrbaren Dickicht der kreolischen Kultur mit seinen zahlreichen Verästelungen und Ablegern.

Der Verpflanzung in die neue Umgebung und insbesondere auch in das spezifische Klima des Mississippideltas wird bereits Ende des 19. Jahrhunderts eine entscheidende Rolle für die Kreolisierungsprozesse eingeräumt, die zur Entstehung dieser besonderen kulturellen Ausprägung New Orleans' geführt haben.[9] Maßgeblich ist hier die Vorstellung, dass Kreolisierung zum großen Teil auch eine Anpassung an das Klima beinhaltet, sowohl bei den afrikanischen Sklaven als auch bei den Europäern: Der Orts- und Klimawechsel als Transplantation bedingt physiologische Veränderungen, die zugleich Temperamentveränderung bedeuten – eine Akklimatisierung, die zugleich Akkulturation ist. In Jamaika entwickelt sich sogar das Verb *to creolize* mit der Bedeutung ‚leger gekleidet und in eleganter Pose müßig und entspannt herumsitzen', ein Gebaren, das ebenfalls als klimabedingt gedeutet wird.[10] Diese enge Verbundenheit mit dem Klima und den Eigenheiten der Kolonie ist die Keimzelle eines Nationalgefühls, das später in antikolonialen Bewegungen und Unabhängigkeitsbestrebungen mündet[11] – es zeigt sich hier eine positive Konnotation von Transplantation, kommen die ‚Kreolisierten' doch deutlich besser mit den Klima- und Umweltbedingungen zurecht, was sie, evolutionistisch-biologistisch formuliert, widerstandsfähiger, ergo ‚stärker', erscheinen lässt.

III Oswald de Andrades Anthropophagie-Metapher als groteske Form der ‚Transplantation'

Das im Jahr 1928 erschienene *Anthropophagische Manifest* des brasilianischen Modernisten Oswald de Andrade (1890–1954) ist ein bemerkenswertes und frühes Zeugnis der kulturellen Selbst-Neudefinierung einer gesamtlateinamerikanischen Identität und gleichsam eine radikale Abgrenzung von oktroyierten europäischen Denkhaltungen und -systemen.[12] Es kann auch als wichtiges Zeugnis einer Kultur-

---

9 So führt z. B. George Washington Cable den Akzent der Kreolen auf das Klima zurück: „Its [des Sommers] languid airs have induced in the Creole's speech great softness of utterance. The relaxed energies of a luxurious climate find publication, as it were, when he turns final *k* into *g*; changes *th* and *t* when not initial, to *d*; final *p* to *b*, drops initial *h*, final *le* and *t* after *k*; often, also, the final *d* of past tenses; omits or distorts his *r*, and makes a languorous *z* of all *s*'s and soft *c*'s except initials." Cable: *The Creoles of Louisiana*, S. 317.

10 Allen: „Creole: The problem of definition", S. 52f.

11 Ebd., S. 53.

12 Vgl. für die Ausführungen zu de Andrade: Müller/Bubel: „Kommentar zu ‚I. Kontakte'", S. 111.

geschichte der Transplantationen gelesen werden, in dem auf groteske Art und Weise der Transplantationsprozess nun zweifach invertiert wird: Zum einen nimmt nicht mehr der ‚weiße Wirtskörper' fremdes Gewebe bzw. ein Transplantat auf, und zum anderen wird dieses Gewebe auch nicht biologistisch ‚eingepflanzt', sondern sich kannibalistisch als ‚Nahrung' einverleibt.

In seinem Manifest kritisiert de Andrade den Wahrheitsanspruch der ‚missionarischen Völker' scharf und formuliert ein Plädoyer für eine lateinamerikanische oder – wie er sie nennt – „karibische Revolution",[13] die Brasilien wieder in den arkadischen Hort der Glückseligkeit verwandeln soll, der es vor seiner Entdeckung durch die Portugiesen war. Für diesen Emanzipationsakt funktionalisiert de Andrade das topisch besetzte Sinnbild des (karibischen) Anthropophagen, der seine personifizierte mentale, psychologische und physische Fremdbestimmung – den Europäer – auffrisst.

Ich sehe diese Metapher als eine erweiterte Form der erwähnten Denkfigur einer organischen ‚Aufnahme von Gewebe'. Denn diese befremdlich anmutende Metaphorik des ‚Sich-Einverleibens' bzw. ‚Auffressens' beinhaltet einerseits (a) ein groteskes Moment: Der Leser erschrickt bei der Lektüre vor der Drastik des verstörenden Befreiungsbildes, gerade weil Kannibalismus in fast allen Kulturen (bis auf wenige Ausnahmen) als kulturelle Praxis verpönt und verboten ist.[14] Das Monströse birgt zugleich eine gewisse Komik: Dass sich Brasilien und Lateinamerika gerade durch den primitiven und archaischen Akt des Kannibalismus der Herrschaft des ‚zivilisierten' Europas entledigt, das diesen Primitivismus ja wiederum zivilisieren möchte, entbehrt nicht eines zutiefst komischen, ja sarkastischen Aspekts. (b) Daneben bezweckt de Andrade mit dem Aufgreifen der Anthropophagie paradoxerweise eine Rückbesinnung und Aufwertung des kulturellen, indigenen sowie afrikanischen Erbes Brasiliens. Indem er diese klar nicht-europäische, marginalisierte kulturelle Praxis zum Zentrum seines Manifestes erhebt, enthebt er sie ihrer negativen eurozentrischen Konnotationen sowie ihrer eingeschriebenen Semantisierungen und tradiert sie neu. Er nennt explizit das Volk der Tupí – das bis zur Ankunft der Portugiesen eine große Population in Brasilien darstellte und von den Konquistadoren fast ausgelöscht wurde – als kulturellen Anknüpfungspunkt seines Programmes („Tupy, or not tupy that is the question"[15]) und zollt, wenn auch implizit, jenen afrikanischen Kulten und Bräuchen Respekt, in denen Körperteile besiegter Feinde oder verstorbener Verwandter verzehrt wurden, um deren Geist und Stärke in sich aufzunehmen.

---

13 De Andrade: „Manifesto antropófago", S. 3.

14 Neu ist die Anthropophagie-Metaphorik in der Moderne allerdings nicht, arbeiten doch z. B. auch Autoren wie der Expressionist Georg Heym in *Der Krieg* (1911) mit dem Körperfresser-Motiv.

15 De Andrade: „Manifesto antropófago", S. 3.

Der emotive und appellative Charakter des *Anthropophagischen Manifests* ruft zur Formierung einer neuen pan-amerikanischen Gesellschaft auf. Formal folgt das Manifest keinem erkennbaren kausal-logischen Muster oder Narrativ; vielmehr zeichnet es sich durch die Montage von Aphorismen, rhetorischen Fragen, (intertextuellen) Anspielungen, alleinstehenden Teilsätzen und Worten aus. Auch der inhaltliche Gestus des Neubeginns und der Selbstbefreiung Lateinamerikas aus der geistigen Versklavung durch Europa, wie sie sich in der Einverleibung als groteske Transplantationsvariante zeigt, sind typisch für moderne – nicht nur lateinamerikanische – Literatur, die zu großen Teilen durch die Philosopheme und Theoreme Schopenhauers, Nietzsches, Freuds und Bergsons – um nur einige zu nennen – beeinflusst wurde.

Man erkennt bei de Andrade große geistige Verwandtschaft zu Nietzsches Forderung der ‚Umwertung aller Werte', die hier als Ablehnung der weißen Dominanz und ihrem westlichen, szientistisch-positivistischen Denken verstanden werden kann. Dagegen fordert de Andrade die ‚neue' lateinamerikanische Gesellschaft auf, in den Zustand der ‚prä-logischen Existenz' zurückzukehren, also sämtliche oktroyierten und präformierten (westlichen) Geistes-, Religions-, und Sinnstiftungsmodelle hinter sich zu lassen. Dieser Zustand der Tabula rasa mit anschließender kompletter Neuorientierung erinnert stark an das Bergson'sche ‚Élan vital'-Konzept sowie Nietzsches ‚Vitalismus'-Theorem, in dem ja auch – explizit und exemplarisch für sämtliche bestehenden Sinnstiftungsmodelle – der christliche Gott für tot erklärt und der ‚neue Mensch' ausgerufen wird.[16]

Dieser ‚neue Mensch' Lateinamerikas trägt Anteile indigener, afrikanischer und europäischer Kulturen in sich: Er ist eine hybride Konstruktion, der in einem Akt kannibalistischer Transplantation Gewebe des ‚europäischen Organismus' in sich aufnimmt. Deutlich ist die emanzipatorische Umgewichtung von ‚Spender' und ‚Empfänger' zu erkennen: Europäische Traditionen sind nunmehr schlicht Gewebematerial, das der lateinamerikanische Wirtskörper in sich aufnimmt und verarbeitet.

Im Vergleich zu den Transplantationsvorgängen, die zur Entstehung der kreolischen Gesellschaft New Orleans' führten, ist bei de Andrade eine weitere Verschiebung zu erkennen: Während zu Beginn des 19. Jahrhunderts die konkrete Zirkulation der Menschen, die in ein neues Habitat verpflanzt wurden, von Bedeutung war, treten zu Beginn des 20. Jahrhunderts vor allem kulturelle Transplantationsprozesse und ihre emanzipatorische Deutung in den Vordergrund.

16 Für diesen Hinweis danke ich Sylvester Bubel.

IV Kubas Kulturwerdung als Metapher der ‚Transplantation': Fernando Ortiz' Konzept einer ‚neuen Kreatur' in *Contrapunteo cubano del tabaco y el azucar* (1940)

Einen weiteren universell rezipierten Beschreibungsterminus für Kulturkontaktsituationen, der ebenso als ein wichtiger vorgedachter Meta-Diskurs der Transplantations- bzw. Pfropfungs-Systematik und -Metaphorik anzusehen ist, hat der kubanische Kulturtheoretiker und Jurist Fernando Ortiz (1881–1969) geprägt.[17] In den 1940er Jahren war er es, der das bahnbrechende Konzept der ‚Transkulturation' (*transculturación*) entwarf, das bis heute in den *Cultural Studies* als verbindlicher Referenzpunkt zur Beschreibung diverser Kulturaustauschprozesse fungiert. Allerdings werden in der angelsächsischen oder auch westeuropäischen Theoriebildung oft fälschlicherweise andere Theoretiker als Urheber des Begriffs ausgemacht; diese brachten ‚Transkulturation' erst Jahrzehnte nach Ortiz in die sowohl in den Sozialwissenschaften als auch in den Philologien geführte wissenschaftliche Debatte. Dabei ist grundsätzlich die Frage von großer Bedeutung, ob es sich bei dem Vorgang der ‚Transkulturation' um ein einheitliches, sich immer wieder nach demselben Muster wiederholendes Programm handelt oder um den Beschreibungsversuch eines vielgestaltigen und nur schwer fassbaren Phänomens.

Ortiz' Hauptwerk *Contrapunteo cubano del tabaco y del azúcar* aus dem Jahr 1940 nimmt zu Beginn des Kapitels „Del fenómeno social de la ‚transculturación' y de su importancia en Cuba" zunächst eine Unterscheidung zwischen dem einerseits aus dem Feld der zeitgenössischen Anthropologie stammenden Beschreibungsterminus ‚Akkulturation' (*aculturación*) und dem von ihm aus der damaligen Soziologie entlehnten Neologismus der ‚Transkulturation' vor. Demnach beschreibt ‚Akkulturation' lediglich den Übertragungs- und Übergangsprozess einer Kultur in eine andere sowie die damit verbundenen sozialen Auswirkungen und Implikationen und ist damit für seine Theorie unzureichend. ‚Transkulturation' dagegen verbindet Ortiz mit einem breiteren Sinngehalt. Er fasst mit dem Terminus die zahlreichen in Kuba entstandenen kulturellen Wandlungs-Phänomene („transmutaciones de culturas"[18]) zusammen, ohne die es unmöglich sei, die „Evolution"[19] – man beachte hier die biologistische Nomenklatur des Transplantations-

---

17 Vgl. für die Ausführungen zu de Andrade: Müller/Bubel: „Kommentar zu ‚I. Kontakte'", S. 112. Zum Begriff der Transkulturation vgl. auch: Ette: *TransArea*, S. 34.

18 Ortiz: *Contrapunteo cubano*, S. 93.

19 Ebd.

Diskurses – des kubanischen Volkes auf ökonomischer, institutioneller, juristischer, ethischer, religiöser, künstlerischer, sprachlicher und psychologischer Ebene zu erklären. Die wahre Geschichte Kubas, so Ortiz' Hauptthese, sei nun eben jene seiner Transkulturationen; diese teilt er in vier unterschiedliche Phasen ein:[20]

(1) Die (missglückte) Transkulturation des *indio* und sein Verschwinden durch das Unvermögen, sich an die neue spanische Kultur anzupassen.
(2) Als zweite historische Transkulturationsphase nennt Ortiz die problematischen Kulturkontaktsituationen der unterschiedlichen iberischen Völker und Volksgruppen untereinander auf Kuba sowie deren Konfrontation mit einer unbekannten Natur- und Lebenswelt, wodurch ganz neuartige Kultursynkretismen entstanden seien.
(3) Phase Nummer drei der Transkulturationsgeschichte Kubas spielte sich parallel zur zweiten Phase ab: Schwarzafrikanische Sklaven unterschiedlichster Ethnien und Kulturen (Senegal, Guinea, Kongo, Mozambique) wurden ihres Lebensmittelpunktes beraubt und in die neue, fremde Unterdrückungskultur Kubas eingeführt.
(4) Die vierte Phase der kubanischen ‚Transkulturation' ist bestimmt durch Einwanderungswellen diverser anderer Kulturen: Indigene vom amerikanischen Festland, Juden, Portugiesen, Angelsachsen, Franzosen, Nordamerikaner bis hin zu Asiaten aus Macau und China lassen sich in Kuba selbstbestimmt nieder oder werden als Sklaven verschleppt.

Für die Frage nach Transplantationsprozessen ist das Transkulturationskonzept von Ortiz auf drei Ebenen bedeutsam: Wie er lakonisch bemerkt, habe sich die gesamte, seit fast 4000 Jahren andauernde Kulturentwicklung Europas in Kuba dagegen in nur 400 Jahren vollzogen. Ganz unterschiedliche Ethnien und Kulturen aus völlig verschiedenen Lebens-, Sprach-, Herrschafts-, Glaubens-, Handels-, Wirtschafts- und Sozialsystemen wurden in kürzester Zeit in eine neue geographische wie soziale Umgebung ‚transplantiert'. Diese spatial-territorial gedachte Vorstellung der Verpflanzung von Individuen und Populationen entspricht den Transplantationsprozessen, die ich im Zusammenhang mit der Entstehung der kreolischen Kultur New Orleans' beschrieben habe.

Die zweite Ebene, auf der Ortiz' Transkulturationskonzept als Transplantationsvorgang aufgefasst werden kann, betrifft die Situation der afrikanischen Arbeitssklaven in dem ausbeuterischen kubanischen Feudalsystem der europäischen Einwanderer. Während Weiße und Indigene zumindest noch Sozialstrukturen mitbrachten, auf die sie zurückgreifen konnten, hatten die Schwarzen

20 Vgl. ebd.

nichts dergleichen, sie wurden wie Vieh eingesperrt und mussten über Jahre und Jahrhunderte in Angst und Unterdrückung der seelischen wie körperlichen Bedürfnisse existieren. Ortiz findet für diese Ausbeutung das Analogon des Zermahlens und Auspressens von Zuckerrohr in den Mühlsteinen der Zuckerpressen, das dann von der weißen, hispanischen Unterdrückungskultur genossen wird. Biologisch ausgedrückt: Die weiße Oberschicht führt ihrem Organismus den für alle organischen Prozesse so dringend notwendigen Rohrzucker zu. Es handelt sich um eine Metapher, in der Sklavenarbeit als ein tagtägliches Implantieren des lebenswichtigen Stoffes Zucker zur Selbsterhaltung und Stärkung der eigenen ‚Art' verstanden wird. In diesem Bild der konsumierenden Transplantation für die auf Sklaverei basierende Plantagenwirtschaft lässt sich unschwer die historische Folie erkennen, vor der de Andrade durch Umkehrung und Brechung sein Konzept des lateinamerikanischen Anthropophagen entwickelte.

Für Ortiz ist ein solches Klima der Gewalt und Gegengewalt jenseits jeglicher Rechtsprechung eine der typischen Auswirkungen von Transkulturationsprozessen. Denn wie er abschließend noch einmal definiert, bedeutet ‚Transkulturation' nicht einfach einen friedlich ablaufenden Übergangs- und Annahmeprozess einer Kultur in eine andere. Notwendigerweise impliziert ‚Transkulturation' in einer Kulturkontaktsituation auch immer den Verlust bzw. die Ausrottung einer bestehenden Kultur, ein Prozess, der jedoch wiederum produktiv sein kann. Denn – und hier kommt die dritte Ebene der Transplantationsmetaphorik zum Tragen – im Aufeinandertreffen zweier Kulturen entstünde, wie Ortiz im Vokabular der modernen Genetik schreibt, eine ‚neue Kreatur', die dezidiert anders ist als ihre Schöpfer, denn ihr wurden neue Gene ‚transplantiert'.

V *Créolité*, *créolisation* und ihre Theoretisierungen

Die vorgestellten Transplantationsmetaphern des 19. Jahrhunderts sowie von de Andrade und Ortiz aus der ersten Hälfte des 20. Jahrhunderts wurden im letzten Viertel des 20. Jahrhunderts in dem Ansatz der *créolité* weitergedacht, wie ihn zunächst die Kulturtheoretiker und Literaten Raphaël Confiant und Patrick Chamoiseau zusammen mit dem Sprachwissenschaftler Jean Bernabé in ihrem *Éloge de la Créolité* entwickelt haben.[21]

> Nous n'avons plus peur [...] d'habiter la langue française de manière créole; non pas de la décorer avec des petits mots créoles pour créer une espèce de français folklorique et régiona-

21 Vgl. für die Ausführungen zur *créolité* und Glissant Müller/Bubel: „Kommentar zu ‚I. Kontakte'", S. 115.

> liste, il ne s'agit pas du tout de cela. Il s'agit de récupérer toute la rhétorique de la langue créole et d'essayer de la greffer à travers un matériau linguistique français.[22]

So äußert sich der martinikanische Schriftsteller Raphaël Confiant im Interview mit Ralph Ludwig und Ottmar Ette. Ralph Ludwig hat anschaulich herausgearbeitet, dass damit der Akt der Auflehnung gegen die kulturelle Assimilation der Antillen, der ein wesentliches Stimulans für die literarische Debatte der Antillen darstellt, nicht an die Ebene der Semantik, sondern der Ästhetik gebunden ist.[23] Auf linguistischer Ebene ist aufschlussreich, dass der Erfolg der beschriebenen literarischen Sprache möglicherweise Konsequenzen für die Orientierung des Standardfranzösischen haben kann. Gerade insofern als literarische Texte in kreolisch-oral durchsetztem Französisch auf dem Weg der großen literarischen Preise in einen neu konturierten literarischen Kanon eingehen, der in seiner traditionellen Form immer Grundlage für das gute Schriftfranzösisch, den *bon usage*, war, erschüttert die mündlich beeinflusste frankophone Literatur auch die herkömmliche Prestigenorm.[24]

Patrick Chamoiseau äußert im selben Interview:

> Nous avons un imaginaire créole qui nous appartient, mais qui a été refoulé, et sans lequel nous ne pouvons pas exister. Ce travail de récupération de la culture créole se fait, entre autres, dans le roman. Cette récupération de la culture créole a nécessairement une coloration historique, et c'est pourquoi beaucoup de nos romans sont aussi des explorations historiques, parce qu'on ne peut pas tenter de réinvestir des temps, des moments culturels de notre vision du monde si on n'inclue pas des thématiques ayant des résonances profondes dans notre fond sensible, dans notre imaginaire.[25]

Die *créolité* gründet auf der Reflexion des historischen Vorgangs, der die Basis der Gesellschaft der Antillen ausmacht: des erzwungenen Kulturkontakts.[26] Hierin haben die Antillen eine Erfahrung vorgelegt, die heute die Welt in wachsendem Maße bestimmt: „Le monde va en état de créolité".[27]

---

22 Ette/Ludwig: „Points de vue sur l'évolution de la littérature antillaise", S. 14. Vgl. Ludwig: *Frankokaribische Literatur*, S. 146. Für die folgenden Passagen übernehme ich meine Ausführungen aus: Müller: „Avantgarden in Ozeanien".

23 Ludwig: *Frankokaribische Literatur*, S. 146.

24 Ebd.

25 Ette/Ludwig: „Points de vue sur l'évolution de la littérature antillaise", S. 14.

26 Für die folgenden Ausführungen orientiere ich mich an Ludwig: *Frankokaribische Literatur*, S. 148 ff.

27 Bernabé/Chamoiseau/Confiant: *Éloge de la Créolité*, S. 52. Vgl. Ludwig: *Frankokaribische Literatur*, S. 148.

Ludwig weist darauf hin, dass die *créolité* zunächst eine besondere *solidarité géopolitique* mit den Völkern der Karibik und eine *solidarité anthropologique* mit außerkaribischen Gesellschaften mit sich bringe, die durch ähnliche Kolonisations- bzw. Kreolisierungsbedingungen geprägt worden sind, so mit den Seychellen, Mauritius usw., darüber hinaus jedoch besitzt sie generell exemplarischen anthropologischen Wert, weil die *identité mosaïque*, welche in die *créolité* mündet, der adäquate Weg der (post-)modernen Selbstfindung ist.[28]

Das primäre Ziel der *créolité* richtet sich dennoch auf die antillanischen Kreolgesellschaften als solche und umfasst die Aufwertung und Bewahrung des mündlichen kollektiven Gedächtnisses. Dieser Akt ist nicht ausschließlich semantischer Art, sondern reicht bis in die Makro- und Mikrostruktur der literarischen Texte; nur auf diesem Weg lässt sich realisieren, was Confiant und Chamoiseau eine kreolische Rhetorik nennen.[29]

Als Orientierungspunkt greife ich noch einmal auf den Begriff des Kreolen im 19. Jahrhundert zurück: Die kreolische Gesellschaft in Louisiana und der gesamten Karibik steht für eine tiefe Ambivalenz zwischen eigen und fremd, zwischen einheimisch und zugewandert. So verweist der schillernde Begriff des Kreolen – neben seiner alle Varianten der Inklusion und der Exklusion umfassenden Bedeutungsvielfalt bezüglich der Hautfarbe – je nach Perspektive auf die europäischen bzw. afrikanischen, jedenfalls nicht-amerikanischen Vorfahren und das entsprechende kulturelle Erbe (in Abgrenzung zu amerikanischen Ureinwohnern und zum Teil auch zu angelsächsischen Amerikanern) oder aber gerade auf die amerikanische Herkunft (in Abgrenzung zu Immigranten jeder Art). Bezeichnend ist, dass die adjektivische Form des Begriffs *créole* vor allem für lokale Produkte und Lebewesen im Sinne von ‚einheimisch' verwendet wird. Der kreolische Mensch ‚nach der Transplantation' hat also die Konnotation nicht mehr nur des Neuen und Vitalen erlangt, sondern ist auch in den oralen Sprachgebrauch eingeflossen als ein Ausdruck des Bekannten, Eigenen und Eingemeindeten.

Das knüpft den Konnex zu Édouard Glissants Konzept der *créolisation*: Der aus Martinique stammende und lange Zeit in den USA lehrende Literat, Philosoph und Kulturtheoretiker, der 1928 in Bedauzin auf Martinique geboren wurde und 2011 in Paris verstarb, hatte mit seiner *Poétique du divers* sowie seiner *Poétique de la Relation* eine wichtige Basis für kulturwissenschaftliches Denken geliefert, das von den Antillen ausgeht, aber weltweit angewendet werden soll. Mit der *Poétique de la Relation* werden zunächst sprachhistorische Dimensionen angesprochen,

---

28 Vgl. Ludwig: *Frankokaribische Literatur*, S. 148.
29 Ebd., S. 149.

die sich dann aber zu allgemeinen kulturtheoretischen Leitgedanken weiten und universellen Anspruch haben.

Glissant setzt in seinen Theoremen den Fokus auf die französische Sprache und ganz allgemeine Überlegungen zu ihrer Verbreitung im Zuge der Kolonialisierungsperiode. Im 19. Jahrhundert habe es das Französische geschafft, sich weltweit, sogar in Südamerika und der Karibik, zu verbreiten, um nach Spanisch, Portugiesisch und (in kleineren Teilen) Englisch zu einer der meistgesprochenen Sprachen der Welt zu avancieren. Mit dieser Sprachpolitik ging natürlich auch implizit die Verbreitung der französischen Kultur einher: dieser Prozess kann als eine eigene Form der Transplantation gelesen werden. Glissant stellt dabei die These der ‚Kreolisierung' der Kulturen in der Welt auf:

> Die Kreolisierung, die in Neo-Amerika stattfindet und die auf die anderen Anteile Amerikas übergreift, wirkt auch überall auf der ganzen Welt. Ich behaupte also, *daß die Welt sich kreolisiert.* Schlagartig und dabei in vollem Bewußtsein, werden die Kulturen der Welt miteinander in Kontakt gebracht, verändern sich in ihrem Austausch, was häufig zu unabwendbaren Zusammenstößen, erbarmungslosen Kriegen führt, aber es sind auch Vorposten des Bewußtseins und der Hoffnung erkennbar. [...] Warum spreche ich von Kreolisierung und nicht von Vermischung? Weil die Kreolisierung unvorhersehbar ist, während man das Ergebnis einer Mischung absehen könnte.[30]

Das Element des Unvorhersehbaren unterscheidet auch die Betrachtung von ethnischen und kulturellen Mischverhältnissen durch Transplantationen zwischen Ortiz und Glissant. Der Prozess der ‚Transkulturation' betont das Neue, das dank des Mischungsprozesses entsteht, während der Prozess der *créolisation* im Rahmen des neu Entstandenen nochmals den nicht-planbaren Charakter herausstreicht.

Während de Andrade zunächst um Emanzipation gerungen hat und ‚das Andere' aufgewertet werden musste in seiner Denkfigur der Einverleibung, werden bei Ortiz erstmalig Mischungsverhältnisse als Ganzes positiv bejaht. Doch ein Nebeneinander der Kulturen ist für Glissant ein Stehenbleiben im rein Deskriptiven: Er schließt sich jeder Absage an emanzipatorische und essentialisierende Plädoyers an, doch verzichtet er dabei nicht auf ein neues Programm, welches er im dynamischen Kommunikationsbegriff des Unvorhersehbaren zu fassen sucht.

Anhand dieser chronologischen Begriffsgeschichte des semantischen Feldes von ‚kreolisch' vermittelt sich ein Stufenmodell, das sich dadurch auszeichnet, dass der essentialistische Charakter des spezifisch Kreolischen von Stufe zu Stufe vermindert wird. Die Fruchtbarkeit des Pfropfungsbegriffs kann nicht überschätzt

30 Glissant: *Kultur und Identität*, S. 11, 14.

werden, was Mischformen in Kombination mit Imitationsprozessen – gerade im 19. Jahrhundert – betrifft. Geht es aber darum, das spezifische Dazwischen auszuloten, vermittelt der Begriff der Kreolisierung neue Potentiale, die sich gegenseitig ergänzen können, um eine Annäherung an das bezeichnenderweise nichtfassbare Dazwischen zu gewährleisten.[31]

31 An dieser Stelle muss darauf hingewiesen werden, dass der von Uwe Wirth geprägte, paradigmatische kulturwissenschaftliche Begriff der Pfropfung durchaus auch ein „‚Dazwischen' konfiguriert"; dies im Sinne einer „konzeptionellen Verbindung": „Es werden geistige Energien mobilisiert, um neue Verbindungsmöglichkeiten zu imaginieren und diese als Gedankenexperiment, als *konzeptionelle bricolage*, zu erproben. In eben diesem Sinne erweist sich die symbolische Form der Pfropfung als *greffe conceptionelle*." Vgl. Wirth: „Kultur als Pfropfung. Pfropfung als Kulturmodell", S. 17. Zudem betont Wirth, dass Aufpfropfung damit zu einem kulturwissenschaftlichen Modell für die Darstellung von Gleichzeitigkeiten, Verschiedenartigkeiten, Brüchen und Schnittstellen werde. Vgl. ebd., S. 19.

Literatur

Allen, Carolyn: „Creole. The problem of definition", in: *Questioning Creole. Creolisation discourses in Caribbean culture*, hg. v. Verene A. Shepherd/Glen L. Richards, Kingston u. a. 2002, S. 47–63.
Bernabé, Jean/Patrick Chamoiseau/Raphaël Confiant: *Éloge de la créolité*, Paris 1989.
Cable, George Washington: *The Creoles of Louisiana*, London 1885.
De Andrade, Oswald: „Manifesto antropófago", in: *Revista de antropofagia*, 1 (1928) Heft 1, S. 3, 7 (Nachdruck in: *Nuevo exto Crítico XII* 23/24 (1999), S. 25–31. Online verfügbar unter: [http://muse.jhu.edu/article/494472/pdf] (letzter Zugriff: 04.09.2017)).
Ette, Ottmar: *TransArea. Eine literarische Globalisierungsgeschichte*, Berlin u. a. 2012.
Ette, Ottmar/Ralph Ludwig: „En guise d'introduction: ‚Points de vue sur l'évolution de la littérature antillaise'. Entretien avec les écrivains martiniquais Patrick Chamoiseau et Raphaël Confiant", in: *Lendemains XVII*, 67 (1992), S. 6–16.
Ette, Ottmar/Uwe Wirth (Hg.): *Nach der Hybridität. Zukünfte der Kulturtheorie*, Berlin 2014.
Fabre, Michel: *From Harlem to Paris: Black American Writers in France, 1840–1980*, Urbana u. a. 1991.
Glissant, Édouard: *Kultur und Identität. Ansätze zu einer Poetik der Vielheit*, übers. v. Beate Thill, Heidelberg 2005.
Glissant, Édouard: *Introduction à une poétique du divers*, Paris 1996 (1995).
Glissant, Édouard: *Poétique de la Relation (Poétique III)*, Paris 1990.
Krüger-Fürhoff, Irmela Marie: „Übertragen, Pfropfen, Transplantieren. Historische und aktuelle Transfers zwischen Gartenbau, Medizin und Kunst und deren poetologische Reflexion", in: dies.: *Verpflanzungsgebiete. Wissenskulturen und Poetik der Transplantation*, München 2012, S. 43–57.
Ludwig, Ralph: *Frankokaribische Literatur. Eine Einführung*, Tübingen 2008.
Möllers, Nina: *Kreolische Identität. Eine amerikanische „Rassengeschichte" zwischen Schwarz und Weiß. Die* Free People of Color *in New Orleans*, Bielefeld 2008.
Müller, Gesine: „Writing in-between: Transcultural positionings of the free people of color in nineteenth-century Louisiana", in: *New Orleans and the Global South: Caribbean, Creolization, Carnival*, hg. v. Ottmar Ette/Gesine Müller, Hildesheim 2017, S. 115–133.
Müller, Gesine: „Otra isla del Caribe: Nueva Orleans, centro de los procesos de circulación francófonos", in: *Paisajes sumergidos – Paisajes invisibles. Formas y normas de convivencia en las literaturas y culturas del Caribe*, hg. v. Ottmar Ette/Gesine Müller, Berlin 2015, S. 65–86.
Müller, Gesine: „J.-M.G. Le Clézio, Glissant, Epeli Hau'Ofa. Avantgarden in Ozeanien", in: *Avantgarde und Modernismus. Dezentrierung, Subversion und Transformation im literarisch-künstlerischen Feld*, hg. v. Wolfgang Asholt, Berlin 2014, S. 169–180.
Müller, Gesine: „Die Karibik als privilegierter Ort für Theorie-Produktion. Von der *antillanité* zum *tout-monde*", in: *Nach der Hybridität. Zukünfte der Kulturtheorie*, hg. v. Ottmar Ette/Uwe Wirth, Berlin 2014, S. 155–166.
Müller, Gesine: *Die koloniale Karibik. Transferprozesse in frankophonen und hispanophonen Literaturen*, Berlin 2012.
Müller, Gesine/Sylvester Bubel: „Kommentar zu ‚I. Kontakte'", in: *Lateinamerikanische Kulturtheorie. Grundlagentexte*, hg. v. Isabel Exner/Gudrun Rath, Konstanz 2015, S. 111–118.
Ortíz, Fernando: *Contrapunteo cubano del tabaco y del azúcar*, Caracas 1987.

Smith, Lynn/Vernon J. Parenton: „Acculturation among the Louisiana French", in: *American Journal of Sociology*, 44 (1938) Heft 3, S. 355–364.
Wirth, Uwe: „Kultur als Pfropfung. Pfropfung als Kulturmodell. Prolegomena zu einer Allgemeinen Greffologie (2.0)", in: *Impfen, Pfropfen, Transplantieren*, hg. v. dems., Berlin 2011, S. 9–27.

Jens Kugele

Von Verpflanzungen und Wurzelwerken: Imaginationen der Beheimatung im frühzionistischen Kontext

I Wiederanpflanzung

Als Theodor Herzl die Österreichisch-Israelitische Union an jenem 7. November 1896 adressiert, weiß er nur zu gut, dass seine Rede bei vielen seiner Zuhörer auf Skepsis stoßen würde:

> [Sie] werden von einer wunderlichen Idee gehört haben, die man den Zionismus nennt, und die auch eine recht kuriose Geschichte sein soll. Genaues weiß man darüber freilich noch nicht. Es heißt nur, daß alle Juden plötzlich ihr Ränzel schnüren, die Länder, in denen sie wohnen, verlassen und sich aufmachen sollen irgend wohin, nach einer neuen Gegend, um sich dort anzusiedeln.[1]

Was zu diesem frühen Zeitpunkt des Herzl'schen Migrations-Projekts vielen noch als utopisch erscheinen musste, sollte in den darauffolgenden Jahren tatsächlich zu einer äußerst vielfältigen kulturellen, diplomatischen, national- und finanzpolitischen Bewegung wachsen, die nicht nur zur Staatsgründung Israels im Jahre 1948 führte, sondern zudem sehr unterschiedliche Formen der Transformation des jüdischen Kollektivs zur Diskussion stellte und ebenso vielfältige Projekte zu dessen Realisierung inspirierte. Das von Herzl anvisierte kollektive Siedlungsprojekt mit dem Ziel der Gründung eines jüdischen Staates außerhalb Europas, zählt sicherlich zu den bekanntesten Projekten in diesem Kontext und hat einen entsprechend prominenten Platz in der Forschung. Wenig systematische Aufmerksamkeit erhielt dabei bislang der Umstand, dass Herzl seine Vision explizit als Projekt der „Verpflanzung“ der europäischen Juden vorstellt. So auch in jener Rede in der Österreichisch-Israelitischen Union, wo Herzl seine Zuhörer darauf aufmerksam macht, wie günstig die gegenwärtige Schwäche des Osmanischen Reichs sowie die starke Verankerung Palästinas im jüdischen kollektiven Gedächtnis zusammenwirken können. Angesichts dieser historischen Konstellation, so schlussfolgert Herzl, sei für die europäischen Juden tatsächlich in „dem Lande,

1 Herzl: „Rede in der Österreichisch-Israelitischen Union“, S. 117.

https://doi.org/10.1515/9783110619348-017

welches auf sie eine unwiderstehliche Anziehungskraft ausübt [...] durch einen merkwürdigen Zufall die Wiederanpflanzung möglich."[2]

Bei genauerer Lektüre von Theodor Herzls zahlreichen Schriften, Reden und Briefen fällt auf, dass die Vorstellung einer kollektiven „Verpflanzung" des jüdischen Volkes keineswegs nur beiläufige Erwähnung findet, sondern sich als Grundkonzept durch sein kultur- und nationalpolitisches Programm hindurchzieht. Im Folgenden soll ein explorativer Blick diesen Verpflanzungsvorstellungen als Teil der diskursiven „Verpflanzungsgebiete"[3] im Kontext des Frühzionismus nachspüren. Als Beitrag zur Diskussion von Figurationen der Transplantation in diesem Band werden hierbei frühzionistische Diskurse in den Blick genommen, die Translokationen und damit einhergehende Wissensformen, Erzählformen, kulturelle Praxis, Re-Lektüren und Fragen nach Herkunft und Zugehörigkeit neu zu verhandeln suchen. Konzeptionen der Verpflanzung lassen sich dabei im Begriffsumfeld von Exil, Diaspora, Migration und – wie wir sehen werden – insbesondere von Heimatkonstruktionen betrachten.

II Verpflanzte Alteritätskonstruktion

Das Bild der Verpflanzung verwendet Herzl unter anderem mit Blick auf die bislang nicht erfolgreichen „Kolonisierungsversuche wirklich wohlmeinender Männer", die „sich bisher nicht bewährt [haben], obwohl es interessante Versuche waren".[4] Interessant waren diese Versuche in den Augen Herzls „insofern, als sie im Kleinen die praktischen Vorläufer der Judenstaats-Idee vorstellten" (JS, S. 46). Im Hinblick auf Herzls Werben um die Glaubwürdigkeit eines orchestrierten Migrationsprojekts historischen Ausmaßes liegt der besondere Wert vergangener Projekte für ihn darin, dass sie über den Status theoretischer Utopien hinaus konkrete Schritte hin zur Umsetzung unternahmen. Von Interesse im Kontext unseres Bandes ist die Terminologie, welche Herzl bei seiner Analyse früherer gescheiterter Judenstaatsprojekte verwendet: „Freilich", so Herzl, „ist durch diese Versuche auch Schaden gestiftet worden. Die Verpflanzung des Antisemitismus nach neuen Gegenden, welche die notwendige Folge einer solchen künstlichen Infiltration ist, halte ich noch für den geringsten Nachteil." (Ebd.) „Verpflanzung" findet sich in Herzls Schriften nicht nur zur Beschreibung geo-

2 Ebd., S. 128.

3 Krüger-Führhoff: *Verpflanzungsgebiete*, S. 29.

4 Herzl: *Judenstaat*, S. 45 (Weitere Nachweise mit Angabe der Sigle „JS" sowie der Seitenzahl direkt im Text.).

graphischer Migration von Menschen, sondern auch zur geographischen Verbreitung kultureller Alteritätskonstruktionen gegen die jüdische Bevölkerung.

Diese kulturellen Alteritätskonstruktionen, insbesondere der wachsende Antisemitismus sowie die zeitgenössischen antijüdischen Pogrome, sind ein zentraler Motor für die Vordenker des territorialen Zionismus des 19. Jahrhunderts. Seit dem 17. Jahrhundert und verstärkt im Zusammenhang mit dem Nationaldenken des 19. Jahrhunderts wird im europäischen Judentum die Frage nach Herkunft, Zugehörigkeit und nationaler Identität auch hinsichtlich einer kollektiven Translokation aus Europa hinaus und hin zu einem neuen Territorium diskutiert. Oftmals eingebettet in kulturtheoretische Überlegungen werden unterschiedliche Szenarien eines solchen Projektes erörtert sowie das Verhältnis zur ostjüdischen Welt, zu den historischen Wurzeln der jüdischen Kultur und zu ihrem Sprach-Reservoir in Erzählungen von Authentizität und Verwurzelung verhandelt.

Die zionistischen Diskurse[5] knüpfen an einer Tradition des raum-zeitlichen Bezugs zum „Heiligen Land" Eretz Israel an, welcher im kulturellen Gedächtnis des Judentums durch die Erinnerungsmedien Liturgie, Ritual und Literatur über Jahrhunderte aufrechterhalten worden war.[6] Seit der Zerstörung des zweiten Tempels durch Titus und Vespasian im Jahre 70 n.u.Z. und der damit verbundenen Vertreibung haben Juden nie aufgehört, die lebendige Erinnerung an das Land „Eretz Israel", welches seit der römischen Herrschaft Palästina hieß,[7] sowie an die Zeit politischer Souveränität aufrecht zu erhalten.[8] Obwohl die Diaspora[9] immer mehr zur Grundform jüdischer Existenz werden sollte, blieb dennoch eine Bindung an das Land der Verheißung erhalten, welche sich bereits in Grundelementen der jüdischen Religion ausdrückt.[10] Immer wieder mündete die Idee einer Heimkehr oder Zuflucht für die Juden auch in konkrete innerweltliche Projekte in der unmittelbaren Vor- und Frühgeschichte des Zionismus.[11] Doch war, wie Aryei Fishman betont, in der politischen Dimension der zionistischen Bewegung von

5 Zur Begriffsdefinition vgl. Bein: „Zionssehnsucht", S. 39.

6 So auch Pyka: „Israel und Diaspora", S. 36. Vgl. zur Bedeutung von *eretz israel* die Ausführungen von Krämer: *Geschichte Palästinas*, S. 30–39.

7 Der Name Palästina wird seit dem Jahr 135 nachweislich verwendet. Vgl. Haumann: „Zionismus", S. 12.

8 Vgl. zum Aspekt der Landverheißung sowie der Bedeutung des Landes im jüdischen Denken Hertzberg: „Ein Land, das ich dir zeigen werde" sowie Rendtorff: „Das Land Israel im Wandel der alttestamentlichen Geschichte".

9 Im Unterschied zum Begriff „Galut" oder „Golus", welcher ein jüdisches Leben außerhalb Palästinas negativ konnotiert, bezeichnet der Begriff „Diaspora" neutral das Leben außerhalb Eretz Israel.

10 Vgl. Stemberger: *Jüdische Religion*, S. 11–22 sowie De Vries: *Jüdische Riten und Symbole*.

11 Für eine Übersicht siehe Gelber: *Zur Vorgeschichte des Zionismus*.

Beginn an ebenfalls eine Bewegung zur kulturellen Transformation mit angelegt.[12]

Topoi der Translokation, der nationalen Regeneration sowie der Heimatkonstruktion begegnen bereits in den frühzionistischen Schriften des späten 19. Jahrhunderts und stehen im Zentrum der zionistischen Heimkehr-Narrative, mit welchen sich auch Schriftsteller wie Franz Werfel, Franz Kafka und Joseph Roth intensiv auseinandersetzten.

III Forderung nach einer kollektiven Wurzelbehandlung

Einer der einflussreichsten Vertreter des Frühzionismus, Leo Pinsker, richtet etwa mit seiner Schrift „Autoemancipation!" vom September 1882 einen „Mahnruf an seine Stammesgenossen", in welchem er eine innere Krise des Judentums in der ambivalenten europäischen Heimat diagnostiziert. Die innere Problematik verstärke in Pinskers Augen zudem die äußere Bedrohung durch den Judenhass. Der öffentliche Appell an die europäischen Juden, die Initiative zu ergreifen und ihr passives Hoffen auf eine Gleichstellung in den europäischen Gesellschaften zugunsten einer *Auto*emanzipation abzulegen, stellt die Idee der Emanzipation in der gegenwärtigen Heimat radikal in Frage und markiert einen Bruch mit dem im Judentum seit 1789 vorherrschenden Denken.

Pinskers Analyse des Antisemitismus ist die eines Mediziners. Die „abgestorbene Nation" müsse sich ihrer „Zersetzung" entledigen, welcher sie seit der Zerstörung des zweiten Tempels anheimgefallen war.[13] Die von ihm beobachtete „Scheu vor dem Judengespenst" (AE, S. 10) lasse sich bis auf Jahrhunderte zurückverfolgen und sei letztlich von Generation zu Generation „vererbt" worden.[14] Wissenschaftlich versucht Pinsker dieses Phänomen mit dem Terminus „Judophobie" zu fassen, einer Psychose, welche er als eine Abart der „Dämonopathie" definiert. Pinskers Grundthese der Notwendigkeit einer eigenen territorialen Heimat kleidet er durchweg in pathologische Bilder der „auf der Erde zer-

---

12 Vgl. Fishman: „‚Torah and labor'", S. 256.

13 Pinsker: *Autoemanzipation*, S. 9 (Weitere Nachweise mit Angabe der Sigle „AE" sowie der Seitenzahl direkt im Text.).

14 Die Diagnose einer Krankheit als Bild für eine kulturelle Krisensituation ist am Ende des 19. Jahrhunderts keineswegs einzigartig. Innerhalb des Zionismus ist Max Nordau als zionistischer Denker des *fin de siècle* sicher das prominenteste Beispiel. In Bezug auf Theodor Lessing u. a. vgl. Hotam: „Culture as a mental disease".

streuten Gliedern des jüdischen Volksorganismus“ (AE, S. 18). Ein Volk, so Pinsker, „welches überall und nirgends zu Hause ist, [wird notwendigerweise] auch überall als fremder Körper von den Volksorganismen empfunden werden.“ (Ebd.) Zwar würden zu Beginn seiner Einschätzung nach erste Bestrebungen, eine neue Heimat zu finden, als „unbewußte Zuckungen eines schwer darniederliegenden Organismus“ (AE, S. 20) belächelt werden. Doch sei diese neue Heimat ohne Alternative, wie ein Blick auf den jüdischen kollektiven Organismus innerhalb des internationalen Organismus zeige: „Unter den gegebenen und nicht zu ändernden Umständen waren wir, sind wir und werden wir zu allen Zeiten die Parasiten sein, welche der herrschenden Bevölkerung zur Last fallen [...].“ (Ebd.) Anstatt „immer nur zur Palliative der Wohltätigkeit [zu] greifen“, sei das jüdische Volk nach Pinskers Ansicht vielmehr in der Pflicht, sein „Siechtum an seiner Wurzel zu fassen, um es radikal zu heilen“ (ebd.).

Im Zeitalter der nationalen Definition von Kollektiven sieht Pinsker also im Judentum ein störendes Element im sensiblen Gefüge der europäischen Völker. Ihm mangele es schlicht an allen Attributen, die eine gewisse Ebenbürtigkeit mit anderen Nationen ermöglichen würden. Weder eine gemeinsame Sprache, noch gemeinsame Sitten, räumliche Zugehörigkeit oder ein gemeinsames Vaterland könnten diese im Judentum erkennen.

Pinsker sieht einen besorgniserregenden Mangel an Bewusstsein für diese Zusammenhänge unter den Juden selbst, denn aufgrund der Diasporasituation existiere nicht nur keinerlei „Volkstümlichkeit“, sondern sei auch „jede Erinnerung an die einstige gemeinsame Heimat vernichtet“ (AE, S. 8).

Der einzige Weg, sowohl die innere wie auch die äußere Krise zu beantworten, bestehe in der Autoemanzipation, der Wiederherstellung eines jüdischen Volkes auf eigenem Grund und Boden. In dieser Selbstemanzipation liegt letztlich die geforderte Selbsttherapie auf europäischem Boden in Vorbereitung auf eine Translokation auf ein eigenes Territorium mit dem letztlichen Ziel der Schaffung einer neuen Heimat für das jüdische Volk.

Neben den Anleihen aus dem Bereich der Pathologie, der Biologie und des Gartenbaus fällt in den frühzionistischen Texten wie hier bei Pinsker und, wie im Folgenden zu zeigen sein wird, bei Herzl zudem die besonders häufige Verwendung der Heimatsemantik ins Auge. In der Reflexion von Fragen kultureller Zugehörigkeit, der Ursprungs- und Herkunftskonstruktionen sowie der kollektiven Verpflanzung bietet dieses semantische Feld ein reichhaltiges Reservoir, aus welchem nicht nur politisch mobilisierende und Kulturwandel propagierende Schriften schöpfen, sondern ebenso literarische Texte im engeren Sinne. Während Pinskers Diagnose einer pathologischen Situation des europäischen Judentums auf die von ihm geforderte Selbsttherapie und Selbstemanzipation als Vorstufe eines nationalen Beheimatungsprojekts abzielt, richtet Herzl, wie die folgenden

Ausführungen zeigen, den Schwerpunkt auf die konkrete Umsiedlung, die „Verpflanzung“ der jüdischen Bevölkerung nach Palästina, wo durch die konkrete Schaffung eines Judenstaats eine organisch wachsende Heimat entstehen werde.

IV Herzls Verpflanzungsprojekt

Einen inhaltlich wie strategisch entscheidenden Zusatz erfährt die Idee des Zionismus mit Theodor Herzls Publikationen sowie seinen Briefwechseln im Vorfeld des ersten Zionistenkongresses. Dabei erfüllte Herzl den Terminus „Zionismus“ zum ersten Mal mit dem Inhalt seines Programms einer territorialen Lösung der sogenannten Judenfrage in einem „Judenstaat“ sowie der nationalen Regeneration des jüdischen Volkes.[15]

Seine programmatische kurze Schrift „Der Judenstaat. Versuch einer modernen Lösung der Judenfrage“ (1895) stellt einen Aufruf zur Gründung eines Territorialstaats als neue Heimat der Diaspora-Juden dar. Neben einer Analyse des modernen Antisemitismus beinhaltet der Text eine Skizze einiger praktisch notwendiger Schritte zur Umsetzung des utopisch anmutenden Projekts. Gegen eine Subsumierung seiner Schrift unter die Gattung der Utopie wehrt sich Herzl allerdings mehrfach und ausdrücklich (vgl. JS, S. 7 und 9). Im Gegenteil versucht er den Leser von der Machbarkeit des Unternehmens zu überzeugen[16] und ein breites Publikum für das notwendige Projekt zu sensibilisieren.

Herzl charakterisiert den neu zu schaffenden Staat explizit als Musterstaat und „Versuchsland für die Menschheit“.[17] Ganz in der Tradition der europäischen nationalen Körpererziehung etwa eines Turnvater Jahnns oder eines Max Nordaus solle die degenerierte Physiognomie des blassen Ghettojuden zu einem neuen „Muskeljuden“[18] erzogen werden, denn „einst waren die Judenkinder bleich, schwach und scheu“,[19] was nach Herzls Auffassung zum Zwecke einer Transformation des Judentums radikal zu ändern sei.

Das für viele Zeitgenossen utopisch anmutende Projekt einer jüdischen Massenmigration aus Europa in das unwirtliche Palästina skizziert Herzl durch eine Vielzahl seiner unterschiedlichen Schriften und Reden hindurch konsequent als „Verpflanzungs“-Projekt. An zahlreichen Stellen finden sich ausführliche Pas-

---

15 Bein: „Zionssehnsucht“, S. 61.

16 Herzl: *Judenstaat*, S. 8 und 97 sowie Herzl: *Altneuland*, S. 52 und 56.

17 Herzl: *Altneuland*, S. 57.

18 Zu Nordaus Konzept des Muskeljuden siehe Rüthers: „Von der Ausgrenzung zum Nationalstolz“.

19 Herzl: *Altneuland*, S. 88.

sagen zur Erläuterung der einzelnen Phasen dieser „Verpflanzung" erstens von einer Loslösung vom alten Boden bis hin zu zweitens dem konkreten Transport und drittens schließlich der Einpflanzung im neuen Boden Palästinas.

V „Befruchtende ‚Menschenströme'" für den Boden in Not

In einer Ansprache an den deutschen Kaiser in Jerusalem am 2. November 1898 formuliert Herzl seine Vision einer fruchtbaren Verbindung aus Boden und Volk, die beide in aktueller Notlage seien und die beide von einer Kolonisierung profitieren würden:

> Da ist das Land unserer Väter, das sich für eine Kolonisierung und Kultivierung eignet. Ew. Majestät haben das Land gesehen. Es schreit nach Menschen, die es bebauen sollen. Und wir haben unter unseren Brüdern ein schreckliches Proletariat. Diese Menschen schreien nach einem Lande, das sie bebauen wollen. Nun möchten wir aus den zwei Notständen – des Landes und des Volkes – durch die planvolle Verbindung beider eine neue Wohlfahrt schaffen. Für so gut halten wir diese Sache, für so wert, einer Teilnahme der Großmütigsten, daß wir Ew. Kaiserliche Majestät um Ihre hohe Hilfe zu dem Werke bitten.[20]

Herzls Appell richtet sich an die mächtigen Staatsoberhäupter, um der emotionalen und kulturellen Verbindung zwischen jüdischem Volk und palästinensischem Boden eine noch ausstehende rechtliche Legitimation folgen zu lassen. Denn das jüdische Volk ist bis dato „durch keinen geltenden Besitztitel [...] mit dem heiligen Boden verknüpft",[21] sondern lediglich durch die kollektive Erinnerung.

Die organische Verbindung von Boden und kolonisierendem Volk führt Herzl in mehreren Schriften weiter aus.[22] Am 23. April 1897 verfasst Herzl eine in Teilen scharfe Replik auf prominente Stimmen aus der orthodoxen jüdischen Welt, die sich kritisch gegen sein Programm des national-politischen Zionismus ausgesprochen haben und insbesondere gegen die Idee einer territorialen Lösung in Palästina. „Schon die bisherigen Versuche haben gezeigt, daß der Boden in Palästina gut und das ‚Menschenmaterial' vortrefflich ist. Und gerade die bäuerlichen Existenzformen sind am schwersten herzustellen."[23] Warum das Verpflanzungs-

20 Herzl: „Ansprache an den deutschen Kaiser in Jerusalem", S. 326.
21 Ebd., S. 325.
22 Zu den historischen Umsetzungen der Herzl'schen Ideen in konkrete Pflanzungen und die Konsequenzen etwa im Forstbereich Palästinas siehe Amir/Rechtman: „Forest policy in Israel".
23 Herzl: „Güdemanns Nationaljudentum", S. 146.

Projekt gerade in Palästina gelingen wird, begründet Herzl mit der Verbindung von Nationalgedanke des jüdischen Volkes in organischer Verbindung mit dem dortigen Boden,

> [w]eil ‚Nationaljudentum' den alten Boden düngt [...] Und es wird rasch und hoch zugehen, wenn die Nation ganz wach ist, die wir Zionisten aufrütteln. Da sieht sie ihr altes Land am Mittelmeer herrlich gelegen, mit kaltem, gemäßigtem und warmem Klima; ein Land, aller Kulturen fähig, mit langruhenden Bodenschätzen und doch für andere nichts wert, weil andere nicht die befruchtenden Menschenströme hinzuleiten vermögen, die dem Zionismus gehorchen.[24]

VI Sorgfältiger Aushub mitsamt dem Wurzelwerk

Von großer Bedeutung für das Gelingen eines solchen kollektiven Projekts der „Verpflanzung" ist in Herzls Augen die nachhaltige Motivation und Bereitschaft der europäischen Juden zur aktiven Teilnahme. Wie Herzl in seinem Brief an Sir Francis Montefiore vom 14. Dezember 1903 unterstreicht, kann diese befruchtende Verbindung von Boden und „Menschenstrom" seines Erachtens daher nur in Palästina gelingen. In seinem Schreiben nimmt er ausführlich Stellung zur Idee, als Alternative einen Boden für das kollektive Transplantationsprojekt zu wählen, der in Uganda statt in Palästina liegt: „Ich bin ein Zionist und tiefst überzeugt, daß die Lösung unserer Volksfrage nur in diesem Lande Palästina erfolgen kann, mit dem die nationale Existenz unseres Volkes geschichtlich und gefühlsmäßig unzertrennlich verbunden ist."[25] Neben der zu geringen Größe, den Zweifeln an der geeigneten Beschaffenheit sowie an den Zugeständnissen, dass „der jüdische Charakter der Ansiedlung gewährleistet bliebe",[26] spricht nach Herzls Ansicht vor allem ein viertes Kriterium entscheidend gegen eine Kolonisierung in Uganda und für Palästina, nämlich „die Voraussetzung der Voraussetzungen – der Enthusiasmus unserer Leute [...]. Ich stehe lange genug in unserer Bewegung, um zu wissen, wie tief und beharrlich die Liebe ist, die unser Volk für Palästina empfindet."[27]

Die konkreten Schritte zur Umsetzung der kollektiven „Verpflanzung" aus dem „alten Boden" Europas in den „neuen Boden" Palästinas erläutert Herzl an zahlreichen Stellen in seinen Reden und Schriften. Eine prominente und systematische Darstellung findet sich in seiner programmatischen Schrift „Der Juden-

24 Ebd., S. 147.
25 Herzl: „Brief an Montefiori", S. 539.
26 Ebd., S. 540.
27 Ebd.

staat". Im Kapitel „Immobiliengeschäft" erläutert Herzl, wie die zu gründende „Jewish Company" die Massenmigration durch gezielte Maßnahmen auf dem Immobilienmarkt unterstützen soll. „Die Art, in der das geschieht", so Herzl, „verhütet Krisen, sichert jedem das Seine, und ermöglicht jene innere Wanderung der christlichen Mitbürger, die schon angedeutet wurde." (JS, S. 70). Die „Company" werde als Güterkäuferin auftreten, „richtiger als Gutstauscherin. Sie wird für ein Haus ein Haus, für ein Gut ein Gut geben, und zwar ‚drüben'. Alles ist, wenn möglich, so zu verpflanzen, wie es ‚hüben' war. Und da eröffnet sich für die Company eine Quelle großer und erlaubter Gewinne." (JS, S. 71). Die hier bereits verwendete botanische Terminologie nimmt keineswegs lediglich eine Nebenrolle ein in Herzls Schrift „Der Judenstaat", sondern zählt zu den zentralen Topoi in seinem programmatischen Werk. Im Kapitel „Ortsgruppen" überschreibt Herzl einen ganzen Abschnitt mit dem Titel „Verpflanzung":

> Schon entfernt uns die wirtschaftliche Not, der politische Druck, der gesellschaftliche Haß aus unseren Wohnorten und von unseren Gräbern. Die Juden ziehen schon jetzt jeden Augenblick aus einem Land in's andere; eine starke Bewegung geht sogar über's Meer nach den vereinigten Staaten – wo man uns auch nicht mag. Wo wird man uns denn möglich, solange wir keine eigene Heimat haben? Wir wollen aber den Juden eine Heimat geben. Nicht, indem wir sie gewaltsam aus ihrem Erdreich herausreißen. Nein, indem wir sie mit ihrem ganzen Wurzelwerk vorsichtig ausheben und in einen besseren Boden übersetzen. So wie wir im Wirtschaftlichen und Politischen neue Verhältnisse schaffen wollen, so gedenken wir im Gemütlichen alles Alte heilig zu halten. (JS, S. 103)

Ein zentraler Baustein in Herzls „Verpflanzungs"-Vorstellung ist somit die kulturelle Translozierung und die Herausforderung, das identitätsstiftende Kultursystem im Verlauf der Umsiedelung Tausender jüdischer Migranten durch gezielte Maßnahmen zu bewahren. Die politische und ökonomische Dimension ist für Herzl auf einer pragmatischen und strategischen Ebene als eine Art „institutionelle Transplantation"[28] darstellbar. Die kulturelle Dimension stellt hingegen sowohl eine große Herausforderung im konkreten Migrationsprojekt dar als auch in der schriftlichen Darstellung. In seinen Ausführungen zur kulturellen Verpflanzung skizziert Herzl die Umrisse eines Heimatkonzepts, das Emotionen, Brauchtum, individuelle und kulturelle Erinnerungen über die Generationen hinweg umfasst:

> Es gibt alte Gewohnheiten, Erinnerungen, mit denen wir Menschen an den Orten haften. Wir haben Wiegen, wir haben Gräber, und man weiß, was dem jüdischen Herzen die Gräber sind. Die Wiegen nehmen wir mit – in ihnen schlummert rosig und lächelnd unsere Zukunft.

---

28 De Jong/Lalenis/Mamadouh: *The theory and practice of institutional transplantation.*

> Unsere teueren Gräber müssen wir zurücklassen – ich glaube, von denen werden wir habsüchtiges Volk uns am schwersten trennen. Aber es muß sein. (JS, S. 102)

Ebenfalls Teil des Heimat stiftenden „Wurzelwerks", mitsamt dessen die jüdische Bevölkerung aus dem europäischen Boden „ausgehoben" werden solle, sind institutionelle Strukturen ebenso wie persönliche Beziehungen: „Man wird sich schon lange vorher verabreden [...] die Wohlhabenden werden zu Reisegesellschaften zusammentreten. Man nimmt die persönlichen Beziehungen sämtlich mit." (JS, S. 104)

Für die sorgfältige Verpflanzung und die Pflege des Wurzelwerks sieht Herzl trotz aller Ablehnung gegenüber dem Einfluss der institutionellen Religion in kultur- und nationalpolitischen Fragen des Zionismus auch eine Rolle für die religiösen Experten vor: „Jeder, der sich dem nationalen Gedanken anschließt, wird wissen, wie er in seinem Kreise für die Verbreitung und Bestätigung zu wirken hat. Wir werden vornehmlich an die Mitwirkung unserer Seelsorger appellieren." (JS, S. 105) Den Rabbinern kommt in Herzls Vision dabei lediglich eine funktionale, ausführende, jedoch keinesfalls gestaltende Funktion zu, denn „die Ortsgruppen werden kleine Vertrauensmänner-Kommissionen unter dem Vorsitz des Rabbiners einsetzen. Hier wird alles Praktische nach den Ortsbedürfnissen beraten und festgesetzt werden. Die Wohltätigkeitsanstalten werden durch die Ortsgruppen frei verpflanzt." (JS, S. 106) Die zurückgelassenen Gebäude wiederum sollen Hilfsbedürftigen in der alten Heimat zur Verfügung gestellt werden und somit „wie an manchen anderen Punkten dieses Planes, Gelegenheit geboten [werden], einen Versuch zum Wohl der ganzen Menschheit zu machen." (JS, S. 106f.)

Einmal „ausgehoben" mitsamt dem „Wurzelwerk" sei die äußerst vorsichtige Verpflanzung vor allem eine Frage sorgfältiger Organisation und Verwaltung, so Herzl:

> Bei der Landverteilung wird darauf Rücksicht genommen werden, daß die schonende Verpflanzung, die Erhaltung alles Berechtigten möglich sei. In den Ortsgruppen werden die Stadtpläne ausliegen. Unsere Leute werden im vorhinein wissen, wohin sie gehen, in welchen Städten, in welchen Häusern sie wohnen werden [...] Wie in der Verwaltung eine straffe Zentralisierung, ist in den Ortsgruppen die vollste Autonomie das Prinzip. Nur so kann die Verpflanzung schmerzlos vor sich gehen. (JS, S. 108)

Während Theodor Herzls politischer Zionismus die Idee der Verpflanzung als Heimkehr in eine territoriale, alt-neue Heimat propagiert, so steht dies in direktem Gegensatz zu sogenannten kulturzionistischen Projekten zeitgenössischer Denker, deren erklärtes Ziel es war, anstelle einer geographischen Massenmigration die innere Heimkehr des jüdischen Kollektivs und die Errichtung eines spirituellen

Zentrums anzustreben. Als Hauptvertreter des sogenannten Kulturzionismus stand etwa Achad Haam in zentralen Fragen in Opposition zu Theodor Herzls aktionsfokussierten Vorstellungen. Ab 1896 gab Achad Haam als Sprachrohr seiner Anliegen die Zeitschrift *Haschiloach* heraus, die nach einiger Zeit zu einem führenden Medium jüdischen Denkens und Lebens wurde. Seine Publikationen wurden in einer Auswahl bereits vor dem Ersten Weltkrieg sowie 1923 in der zweibändigen deutschen, von Achad Haam autorisierten, Übersetzung mit dem Titel „Am Scheideweg" einem deutschsprachigen Publikum zugänglich gemacht.

Einem Achad Haams Ansatz verwandten Gedanken folgt Martin Bubers und Franz Rosenzweigs Projekt der Bibelübersetzung, die man im Kontext des Verpflanzungsprojekts Theodor Herzls eher als Arbeit an den Wurzeln selbst bezeichnen könnte. Explizit nennen Buber und Rosenzweig ihre linguistische Arbeit dabei „Übertragung" statt Übersetzung, um ihrem Anliegen Ausdruck zu verleihen, dem Lutherdeutsch entgegen die im Hebräischen angelegten kulturellen und sinnlichen Dimensionen ins Sprachfeld des Deutschen zu übertragen. Im Jahre 1963 beendete Martin Buber seine 1923 gemeinsam mit Franz Rosenzweig begonnene, neuerliche Übertragung der Bibel ins Deutsche, ein Werk ungeheuren Ausmaßes. Der in der deutschen Galut lebende Jude, der den Zugang zu seinen sprachlichen, kulturellen und religiösen Wurzeln verloren hatte, sollte an eben jene Wurzeln auf dem Wege der „Übertragung" wieder herangeführt werden. Wie Franz Rosenzweig es in seinem Brief an Martin Buber vom 18. August 1929 formuliert, ist diese kulturelle Wurzelarbeit dabei explizit ein „Golus-Projekt", d.h. ein Exilprojekt. Denn dieses Programm der Rückbesinnung geht geradezu von einer Exilsituation der Heiligen Schrift als Metapher für die Exilsituation der Deutschen Juden aus. Auch die Schrift sei orientalischen Ursprungs und besitze, so die beiden Übersetzer, im hebräischen Original noch eine wilde Ungezähmtheit, mit der die modernen europäischen Juden wieder in ästhetische Berührung kommen müssten. Theoretisch basierte das Projekt auf Bubers und Rosenzweigs Übersetzungskonzept, das unter anderem eine konsequente Verwendung ein und desselben deutschen Äquivalents für eine hebräische Wurzel durch das gesamte semantische Feld sowie durch die gesamte Schrift hindurch festlegte. Damit sollte dem Leser ermöglicht werden, selbst im deutschen Sprachduktus die zahlreichen Assoziationen und Begriffskonnotationen des hebräischen Originaltextes nach*zufühlen*. Der hier lediglich skizzierte Kontrast der unterschiedlichen Zugänge zur Frage nach einer kulturellen Erneuerung der jüdischen Diaspora macht deutlich, welche Radikalität dem Herzl'schen Projekt nicht nur hinsichtlich seiner diplomatischen, logistischen und staatspolitischen Dimensionen innewohnt. Auch seine kulturelle Auffassung eines jüdischen Kollektivs sieht er im diametralen Gegensatz zu einer „Wurzelarbeit" innerhalb des europäischen Kontexts lediglich durch eine komplette „Verpflanzung" und neugeschaffene Heimat umsetzbar.

VII Sicherung der neuen Pflanzung

Die neu „verpflanzten“ Gruppen gilt es in Herzl Vorstellung stabil und wehrhaft zu gestalten. In einer Rede an den Makkabäer-Klub argumentiert er daher:

> Wenn man den Menschen, die wegen Verfolgungen auswandern, eine neue Heimat – wäre es auch die historische – anweist, so muß man ihnen doch wenigstens versprechen können, daß sie aus religiösen oder aus nationalen Gründen nie mehr verfolgt werden sollen. Das verspricht unser politischer Judenstaatsgedanke.[29]

Die „neue Heimat“, welche durch die Verpflanzung grundgelegt wird, muss folglich im legitimierten Staatsgefüge zur wehrhaften Heimat werden.

Wie ein genauerer Blick auf die zahlreiche Passagen in Herzls Schriften und Reden zeigt, ist wie bei Leo Pinsker auch Herzls Programm der „Verpflanzung“ aufs engste mit Konstruktionen von Heimat verbunden. Der Boden Palästinas, der in Verbindung mit dem anvisierten jüdischen „Menschenstrom“ und mit der „düngenden“ Wirkung des Nationalstolz gedeihen soll, wird dabei auch als heimatliche Scholle vorgestellt: „Wir sollen endlich als freie Männer auf unserer eigenen Scholle leben und in unserer eigenen Heimat ruhig sterben.“ (JS, S. 147). Im Bild der autochthonen Heimat bildet Palästina somit Zielpunkt und Trutzburg, denn „die starken Juden kehren trotzig zu ihrem Stamm heim, wenn die Verfolgungen ausbrechen“ (JS, S. 40) und sollen in Palästina den Ort finden, der Heimat als Nukleus des nationalen Kollektivs ermöglicht, „eine langgesuchte, nach der unser Volk nie aufgehört hat sich zu sehnen; für die es sich erhalten hat, für die es durch den Druck erhalten worden ist: die freie Heimat!“ (JS, S. 116).

So berichtet Herzl nach seiner Palästinareise mit Begeisterung von ersten sichtbaren Erfolgen der osteuropäischen Kolonisten, die aus Motivation, körperlicher Arbeit und wiedergenesendem Boden neue, blühende Heimstätten entstehen lassen: „Überall“, so schreibt Herzl nach seiner Rückkehr, „wartet die Natur, warten die Zustände auf die helfende Menschenhand, die wieder Gärten und wohnliche Heimstätten für die Menschen schaffen soll und kann“.[30]

Eine wachsende Anzahl von historischen, kultur-, film- und literaturwissenschaftlichen Studien zum deutschen Konzept der Heimat haben in jüngerer Vergangenheit das kulturhistorische Potenzial dieses facettenreichen Konzepts abzustecken begonnen, welches Vorstellungen von Herkunft, Behausung und kultureller Zugehörigkeit verbindet und sich im Schnittpunkt zentraler Topoi

29 Herzl: „Rede an Makkabäer-Klub“, S. 114.

30 Herzl: „Palästina-Reise“, S. 330 (Weitere Nachweise unter Angabe der Sigle „PR“ sowie der Seitenzahl direkt im Text.).

deutscher Kollektivimagination bewegt.[31] In den „Koordinaten von Raum, Zeit und Identität"[32] stellt das moderne Heimatkonzept dabei ein Reservoir bereit, um Strategien der Beheimatung zu verhandeln und die Möglichkeit von Heimat in erzählten Ordnungssystemen zu reflektieren. Somit lässt sich ein symbolisch besetzter kultureller Raum beschreiben, der sowohl auf der Ebene der Sprache als auch der Sinneswahrnehmung ein erinnerungskulturelles Netzwerk liefert, innerhalb dessen Konstruktionen von Identität ihre narrative Formierung erfahren.[33] Dieser Identitätsraum, der eine Verhandlung ist in den Worten Bernd Hüppaufs erfüllt „von ersten Erinnerungen an eine regionale Sprache, Geräusche, Gerüche, Farben, Gesten, Stimmungen und sprechende Dinge und tief im Gedächtnis verankert".[34]

VIII Wachstum, Früchte, Veredelung

Wie Herzl stets in idyllischen Bildern zu illustrieren weiß, werden die zu erwartenden Früchte dieser kollektiven Verpflanzung in der neuen Heimat seiner Auffassung nach mannigfaltig sein. Auch vonseiten des Osmanischen Reiches und der internationalen Staatengemeinschaft könne es angesichts solch großer Wohlfahrt im Grunde keine rationalen Bedenken geben, denn „[w]er hat gegen die Vermehrung der Kultur gerade auf diesem Boden etwas Ernstes einzuwenden?" (PR, S. 331). Bedeutende Früchte würde ebenfalls das Osmanische Reich selbst ernten: „Für die Türkei bedeutet die Ausführung des zionistischen Planes ganz zweifellos eine Vermehrung ihrer Macht und Wohlfahrt." (Ebd.)

Dass der physisch zu besiedelnde und zu bestellende Boden nicht nur einen zentralen Platz in der jüdischen kollektiven Erinnerung innehat, sondern ebenso für andere Religionsgemeinschaften, sollte in Herzls Augen nicht zum Konflikt führen:

> Das ist das Vaterland von Ideen, die nicht einem Volke, nicht einer Konfession ausschließlich gehören. Je höher die Menschen in der Gesittung steigen, um so deutlicher erkennen sie das Gemeinsame in diesen Ideen. Und so ist auch aus der wirklichen Stadt Jerusalem mit

---

31 Vgl. Applegate: „The Question of Heimat in the Weimar Republic"; Boa/Palfreyman: *Heimat. A German dream*; Blickle: *Heimat: A critical theory of the German idea of homeland* sowie Moltke: *No place like home.*

32 Gebhard/Geisler/Schröter: „Heimatdenken", S. 13.

33 Zu erinnerungs- und raumtheoretischen Aspekten von Heimat in kulturwissenschaftlicher Perspektive siehe Eigler/Kugele: *Heimat: At the intersection of memory and space.*

34 Hüppauf: „Heimat. Die Wiederkehr eines verpönten Wortes", S. 112.

> ihren schicksalsvollen Mauern längst eine symbolische Stadt geworden, die allen Kulturmenschen heilig ist.[35]

Indem Herzl den Anspruch anderer Religionsgemeinschaften auf Gebiet, Orte und Stätten in Palästina ins Reich der „Ideen“ verlegt, richtet sich sein Plädoyer für eine Form des egalitären Kosmopolitismus rhetorisch an die aufgeklärten „Kulturmenschen“, um deren Einsicht und Unterstützung er wirbt. Bei geschickter Moderation der einflussreichen Herrscher ist somit der Weg frei für seine Vision der Verpflanzung, die letztlich das Potenzial zum historischen Frieden berge: „Ein Kaiser des Friedens zieht mächtig ein in die ewige Stadt! Wir Juden grüßen Eure Majestät in diesem hohen Augenblick und wünschen dabei aus tiefster Brust, daß ein Zeitalter des Friedens und der Gerechtigkeit anbrechen möge für alle Menschen.“[36] Herzls Adresse an den deutschen Kaiser in Jerusalem evoziert die heilsgeschichtliche Bedeutung des Einzugs Jesu in Jerusalem und weist dem deutschen Herrscher somit eine nicht nur historische Rolle im Kontext der europäischen Kolonialpolitik zu, sondern stellt gar eine heilsgeschichtliche Bedeutung als „Friedensfürst“ in Aussicht.

Herzl sieht in der Verpflanzung auch eine positive Entwicklung für den europäischen Raum, da die jüdische „Jugend verwendbar“[37] werde und insgesamt eine starke Verringerung der Zahl in Europa lebender Juden dem Antisemitismus die Grundlage entziehe: „Es würde zum Schwinden und zum Zusammenbruche des Antisemitismus führen.“[38] Doch sein Hauptargument gilt der Veredelung des jüdischen Menschenstroms, die gleichzeitig mit einer Veredelung des Bodens Palästinas einhergehe und damit letztlich in einem dritten Schritt der weltweiten Wohlfahrt gereiche. Herzls Verpflanzungsvorstellung lässt sich insofern in ihrer Interferenz von natürlichen, künstlichen und kulturellen Aspekten aus dem Blickwinkel einer „allgemeinen Greffologie“[39] betrachten und basierend auf dem Konzept der Transplantatio im Sinne einer Technik zur Verwandlung und Verpflanzung[40] ganz in ihrer seit der Antike zentralen Bedeutung der Veredelung und Fruchtsteigerung interpretiert werden.

---

35 Herzl: „Ansprache an den deutschen Kaiser in Jerusalem“, S. 326

36 Ebd., S. 327.

37 Herzl: „Rede in der Österreichisch-Israelitischen Union“, S. 131.

38 Ebd.

39 Vgl. Wirth: „Aufpfropfung als Figur des Wissens“.

40 Vgl. Fichtner: „Transplantatio“, S. 8–20.

Literatur

Amir, Shaul/Orly Rechtman: „The development of forest policy in Israel in the 20th century: Implications for the future", in: *Forest Policy and Economics* 8/1 (2006), S. 35–51.

Applegate, Celia: „The question of Heimat in the Weimar Republic", in: *New Formations* 17 (1992), S. 26–35.

Bein, Alex: „Von der Zionssehnsucht zum politischen Zionismus. Zur Geschichte des Wortes und Begriffes Zionismus", in: *Robert Weltsch zum 70. Geburtstag*, hg. v. Hans Tramer/Kurt Loewenstein, Tel Aviv 1961, S. 33–63.

Blickle, Peter: *Heimat: A critical theory of the German idea of homeland*, Rochester (NY) 2002.

Boa, Elizabeth/Rachel Palfreyman: *Heimat: A German dream. Regional loyalties and national identity*, Oxford 2000.

De Jong, Martin/Konstantinos Lalenis/Virginie Mamadouh (Hg.): *The theory and practice of institutional transplantation*, Dordrecht u. a. 2002.

De Vries, Simon Philip: *Jüdische Riten und Symbole*, Wiesbaden 1981.

Eigler, Friederike/Jens Kugele (Hg.): *Heimat: At the intersection of memory and space*, Berlin 2012.

Fichtner, Gerhard: *Transplantatio. Zur Geschichte eines Begriffs und einer Vorstellung in der Medizin*, Med. Diss. Universität Tübingen 1968.

Fishman, Aryei: „‚Torah and labor': The radicalization of religion within a national framework", in: *Studies in Zionism*, 6 (1982), S. 255–271.

Gebhard, Gunther/Oliver Geisler/Steffen Schröter: „Heimatdenken. Konjunkturen und Konturen. Statt einer Einleitung", in: *Heimat. Konturen und Konjunkturen eines umstrittenen Konzepts*, hg. v. dens., Bielefeld 2007, S. 9–56.

Gelber, Nathan M.: *Zur Vorgeschichte des Zionismus. Judenstaatsprojekte in den Jahren 1695–1845*, Wien 1927.

Haumann, Heiko: „Zionismus und die Krise des jüdischen Selbstverständnisses. Tradition und Veränderung im Judentum", in: *Der Traum von Israel. Die Ursprünge des modernen Zionismus*, hg. v. dems., Weinheim 1998, S. 9–64.

Hertzberg, Arthur: „Ein Land, das ich dir zeigen werde", in: *Jüdisches Volk – Gelobtes Land. Die biblischen Landverheißungen als Problem des jüdischen Selbstverständnisses und der christlichen Theologie*, hg. v. Willehad Paul Eckert/Nathan Peter Levinson/Martin Stöhr, München 1970, S. 15–36.

Herzl, Theodor: „Ablehnung des Uganda-Projekts (‚Brief des Dr. Herzl an Sir Francis Montefiori in London')", in: ders.: *Zionistische Schriften*, Berlin 1934 (1905), S. 539–542.

Herzl, Theodor: „Ansprache an den deutschen Kaiser in Jerusalem", in: ders.: *Zionistische Schriften*, Berlin 1934 (1905), S. 325–327.

Herzl, Theodor: „Güdemanns Nationaljudentum", in: ders.: *Zionistische Schriften*, Berlin 1934 (1905), S. 138–147.

Herzl, Theodor: „Palästina. Bericht über die Reise im Oktober/November 1898", in: ders.: *Zionistische Schriften*, Berlin 1934 (1905), S. 328–335.

Herzl, Theodor: „Rede im Makkabäer-Klub", in: ders.: *Zionistische Schriften*, Berlin 1934 (1905), S. 107–116.

Herzl, Theodor: „Rede in der Österreichisch-Israelitischen Union", in: ders.: *Zionistische Schriften*, Berlin 1934 (1905), S. 117–133.

Herzl, Theodor: *Altneuland*, Wien 1933 (1902).

Herzl, Theodor: *Der Judenstaat. Versuch einer modernen Lösung der Judenfrage*, hg. v. Klaus H. Fischer, Schutterwald/Baden 2011 (1896).

Hotam, Yotam: „Theodor Lessing. Culture as a mental disease", in: *Arche Noah. Die Idee der ‚Kultur' im deutsch-jüdischen Diskurs*, hg. v. Bernhard Greiner/Christoph Schmidt, Freiburg (Breisgau) 2002, S. 273–287.

Hüppauf, Bernd: „Heimat. Die Wiederkehr eines verpönten Wortes. Ein Populärmythos im Zeitalter der Globalisierung", in: *Heimat. Konturen und Konjunkturen eines umstrittenen Konzepts*, hg. v. Gunther Gebhard/Oliver Geisler/Steffen Schröter, Bielefeld 2007, S. 109–140.

Krämer, Gudrun: *Geschichte Palästinas. Von der osmanischen Eroberung bis zur Gründung des Staates Israel*, München 2002.

Krüger-Führhoff, Irmela Marei: *Verpflanzungsgebiete. Wissenskulturen und Poetik der Transplantation*, München 2012.

Moltke, Johannes: *No place like home. Locations of Heimat in German cinema*, Berkeley u. a. 2005.

Pinsker, Leo: *Autoemanzipation. Mahnruf an seine Stammesgenossen von einem russischen Juden*, Brünn 1913 (1882).

Pyka, Marcus: „Israel und Diaspora in der jüdischen Geschichtsschreibung", in: *Jüdische Geschichte. Alte Herausforderungen, neue Ansätze*, hg. v. Eli Bar-Chen/Anthony D. Kauders, München 2003, S. 35–46.

Rendtorff, Rolf: „Das Land Israel im Wandel der alttestamentlichen Geschichte", in: *Jüdisches Volk – Gelobtes Land. Die biblischen Landverheißungen als Problem des jüdischen Selbstverständnisses und der christlichen Theologie*, hg. v. Willehad Paul Eckert/Nathan Peter Levinson/Martin Stöhr, München 1970, S. 153–187.

Rüthers, Monika: „Von der Ausgrenzung zum Nationalstolz. ‚Weibische' Juden und ‚Muskeljuden'", in: *Der Traum von Israel. Die Ursprünge des modernen Zionismus*, hg. v. Heiko Haumann, Weinheim 1998, S. 319–329.

Stemberger, Günter: *Jüdische Religion*, München 1999.

Wirth, Uwe: „Aufpfropfung als Figur des Wissens in der Kultur- und Mediengeschichte", in: *Kulturgeschichte als Mediengeschichte (oder vice versa?)*, hg. v. Lorenz Engel/Joseph Vogl/Bernhard Siegert, Weimar 2006, S. 111–121.

Zu den Autorinnen und Autoren

HELGE BAUMANN, Dr. phil., Wissenschaftlicher Mitarbeiter am Institut für Altertumswissenschaften der Justus-Liebig-Universität Gießen. Ebendort Studium der Gräzistik und Latinistik. Promotion 2018 am Fachbereich Geschichts- und Kulturwissenschaften der Justus-Liebig-Universität Gießen, ausgezeichnet mit dem Dr. Dieter und Sigrun Neukirch-Preis. Publikationen: *Habt euch müde schon geflogen? Reise und Heimkehr als kulturanthropologische Phänomene. Beiträge des 3. Gießener Studierendenkolloquiums vom 24. bis 26. 2009* (Mithg.), Marburg 2010; „Der ewige Gärtner. Statius' *Silve* 2.3 als Geburtstagsgedicht zwischen Intertextualität und Gartenbaukunst", in: *Antike und Abendland* 59 (2013), S. 89–111; *Das Epos im Blick. Intertextualität und Rollenkonstruktion in Martials Epigrammen und Statius' Silvae, Millennium-Studien 73*, Berlin u.a. 2019.

BENJAMIN BÜHLER, PD Dr. phil., Literatur- und Kulturwissenschaftler. Studium der Germanistik, Philosophie und Biologie in Konstanz und Berlin. Ausgewählte Veröffentlichungen: *Zwischen Tier und Mensch. Grenzfiguren des Politischen in der Frühen Neuzeit*, München 2013; gemeinsam mit Stefan Rieger: *Kultur. Ein Machinarium des Wissens*, Frankfurt a.M. 2014; *Futurologien. Ordnungen des Zukunftswissens* (Mithg.), Paderborn 2016; *Ecocriticism. Grundlagen – Theorien – Interpretationen*, Stuttgart 2016; *Ökologische Gouvernementalität. Zur Geschichte einer Regierungsform*, Bielefeld 2018.

OTTMAR ETTE, Professor für Romanische Literaturwissenschaft und Komparatistik an der Universität Potsdam. Ordentiliches Mitglied der Berlin-Brandenburgischen Akademie der Wissenschaften und der Academia Europaea. Wichtigste Veröffentlichungen: *WeltFraktale: Wege durch die Literaturen der Welt*, Stuttgart 2017; *TransArea: Eine literarische Globalisierungsgeschichte*, Berlin u.a. 2012, übersetzt ins Englische 2016: *TransArea. A Literary History of Globalization*; *Der Fall Jauss. Wege des Verstehens in eine Zukunft der Philologie*, Berlin 2016; *ÜberLebenswissen: die Aufgabe der Philologie*, Berlin 2004, übersetzt ins Portugiesische 2015: *SaberSobreViver. A (o) missão da filologia*; *Roland Barthes: Landschaften der Theorie*, Paderborn 2013, übersetzt ins Spanische 2017: *Roland Barthes: Paisajes de la teoría*; *Alexander von Humboldt-Handbuch: Leben – Werk – Wirkung* (Hg.), Stuttgart 2018; Alexander von Humboldt: *Das Buch der Begegnungen: Menschen – Kulturen – Geschichten aus den Amerikanischen Reisetagebüchern* (Hg.), München 2018; *Alexander von Humboldt: Views of the Cordilleras and Monuments of the Indigenous Peoples of the Americas. A Critical Edition. Edited with an Introduction by Vera M. Kutzinski and Ottmar Ette* (Mithg.), Chicago u.a. 2012.

SOLVEIG LENA HANSEN, Dr. phil., wissenschaftliche Mitarbeiterin am Institut für Ethik und Geschichte der Medizin an der Universitätsmedizin Göttingen. Promotion 2016 als erste Doktorandin im Fach Bioethik an der Philosophischen Fakultät der Universität Göttingen. Studium der Komparatistik, Skandinavistik und Geschlechterforschung an der Universität Göttingen von 2005–2010. Nachwuchspreis der Akademie für Ethik in der Medizin 2017. Wichtigste Veröffentlichungen: *Alterität als kulturelle Herausforderung des Klonens. Eine Rekonstruktion bioethischer und literarischer Verhandlungen*. Münster 2016; gemeinsam mit Marthe L. Eisner/Larissa Pfaller/Silke Schicktanz: „‚Are you in or are you out?!' Moral Appeals to the Public in Organ Donation Poster Campaigns – a Multimodal and Ethical Analysis", in: *Health Communication* 33 (2017) Heft 8, S. 1020–1034; „Family Resemblances: Human Reproductive Cloning as an Example for

https://doi.org/10.1515/9783110619348-018

Reconsidering the Mutual Relationships between Bioethics and Science Fiction", in: *Bioethical Inquiry* 15 (2018) Heft 2, S. 231–242; „Dystopie und Methode: zur fiktionalen Verhandlung moralischer Überzeugungen in der Bioethik", in: *Ethik in der Medizin* 29 (2017) Heft 4, S. 306–322.

IRMELA MAREI KRÜGER-FÜRHOFF, Professorin für Neuere deutsche Literatur an der Freien Universität Berlin. Studium der Allgemeinen und Vergleichenden Literaturwissenschaft, Germanistik und Betriebswirtschaftslehre an der FU Berlin und der Cornell University; Promotion an der Humboldt-Universität zu Berlin, Habilitation an der Universität Bielefeld. Postdoktorandin und Wissenschaftliche Mitarbeiterin an der HU Berlin, der Universität Greifswald, der Universität Bielefeld und am Zentrum für Literatur- und Kulturforschung Berlin; Gastprofessorin an der University of Cincinnati und der Stanford University; Leiterin des „PathoGraphics"-Forschungsprojekts (2016-2021) zu Krankheitsnarrationen in Literatur und Comic (Förderung durch die Einstein Stiftung Berlin). Wichtigste Veröffentlichungen: *Der versehrte Körper. Revisionen des klassizistischen Schönheitsideals*, Göttingen 2001; *Askese. Geschlecht und Geschichte der Selbstdisziplinierung* (Mithg.), Bielefeld 2005; *Engineering Life. Narrationen vom Menschen in Biomedizin, Kultur und Literatur* (Mithg.), Berlin 2008; *Verpflanzungsgebiete. Wissenskulturen und Poetik der Transplantation*, München 2012; *SICK! Kranksein im Comic / Reclaiming illness through comics* (Co-Autorin), open access publication Berlin 2017.

JENS KUGELE, PhD, Principal Investigator, Mitglied des Executive Boards und Leiter der Forschungskoordination am exzellenzgeförderten International Graduate Centre for the Study of Culture (GCSC) der Justus-Liebig-Universität Gießen. Nach abgeschlossenem Magisterstudium der Religionswissenschaft, Jüdischen Geschichte und Politikwissenschaft an der Ludwig-Maximilians-Universität München wurde er an der Georgetown University, Washington DC, mit einem PhD in German Literature und Cultural Studies promoviert. Aufenthalte als Gastwissenschaftler am Berkley Center for Religion, Peace and World Affairs der Georgetown University sowie am Institute for German Cultural Studies der Cornell University; wissenschaftlicher Mitarbeiter (Assistenz) an der LMU München (2012–2014). Mitbegründer und Mitherausgeber der wissenschaftlichen Zeitschrift *On_Culture*. Zu seinen Forschungsinteressen zählen Schnittpunkte von Literatur-, Kultur- und Religionsgeschichte, deutsch-jüdische Kultur und Literatur, Autobiographie und Religion, Theorie der kulturellen Erinnerung und Raumtheorie. Neuere Veröffentlichungen: Sonderheft des *Journal of Religion in Europe* zu „Relocating Religion(s) in Museum Spaces" (Mithg.), Brill 2001; *Heimat: At the Intersection of Space and Memory* (Mithg.), Boston 2012; „Positionen in der Raumzeit. Kafkas *Bau* aus der Perspektive Bachtins", in: *Räume in der Literatur. Exemplarische Zugänge zu Kafkas Erzählung Der Bau*, hg. v. Doris Müller/Julia Weber, Berlin 2013, S. 179–194; *Migration: Changing Concepts, Critical Approaches* (Mithg.), Berlin 2018; *Futures of the Study of Culture* (Mithg.), erscheint 2019.

ANJA LEMKE, Professorin für Neuere deutsche Literatur an der Universität zu Köln; Co-Direktorin des Käte Hamburger Kollegs „Morphomata". Studium der Germanistik, Politikwissenschaft, Philosophie und Hispanistik in Freiburg, Madrid und Hamburg. Wichtigste Veröffentlichungen: *Konstellation ohne Sterne – Zur poetischen und geschichtlichen Zäsur bei Martin Heidegger und Paul Celan*, München 2002; *Gedächtnisräume des Selbst – Walter Benjamins „Berliner Kindheit um neunzehnhundert"*, Würzburg 2008; *„Es bleibet aber eine Spur / Doch eines Wortes" – Zur späten Hymnik und Tragödientheorie Friedrich Hölderlins* (Mithg.), München 2004; *Kunst und Arbeit. Zum Verhältnis von Ästhetik und Arbeitsanthropologie vom 18. Jahrhundert bis zur Gegenwart* (Mithg.), München 2014; *Art works. Ästhetik im Postfordismus* (Mitautorin), Berlin 2015.

MARIE MILLUTAT, wissenschaftliche Mitarbeiterin am Institut für deutsche und niederländische Philologie an der Freien Universität Berlin, Dissertationsprojekt zum Thema Schneiden als Arbeitstechnik in der Moderne. Studium der Literatur- und Kulturwissenschaft, Philosophie, Soziologie und Editionswissenschaft in Dortmund, Reykjavík und Berlin. Veröffentlichungen: „Walter Benjamins Papierbausteine. Rekonstruktion einer frühen Fassung des Kafka-Essays", in: *Paperworks. Literarische und kulturelle Praktiken mit Schere, Leim, Papier*, hg. v. Irmgard M. Wirtz/Magnus Wieland, Göttingen u. a. 2017, S. 147–166; gemeinsam mit Jule Ana Herrmann: „Die Märchen Ferdinand Grimms: Von der mündlichen Tradition zur literarischen Bearbeitung", in: *Hörendes Lesen und Sehen von Märchen. Synergien von Mündlichkeit und Schriftlichkeit*, hg. v. Diana Kühndel/Ursula Offermann, Heidelberg 2017, S. 241–262; „Es ‚schreibt kein Mensch mehr' – digitalisierte Schreibpraxis und ihre Werkzeuge", in: *Schreiben als Ereignis. Künste und Kulturen der Schrift*, hg. v. Jutta Müller-Tamm/Caroline Schubert/Klaus Ulrich Werner, München 2018, S. 305–318.

GESINE MÜLLER, Professorin für Romanische Philologie an der Universität zu Köln und Leiterin des ERC-Projekts „Reading Global. Constructions of World Literature and Latin America". Von 2008–2016 Leiterin der Emmy Noether-Nachwuchsgruppe „Transkoloniale Karibik" (DFG). Herausgeberin der Reihe „Latin American Literatures in the World" (De Gruyter). Wichtigste Publikationen: *Crossroads of Colonial Cultures. Caribbean Literatures in the Age of Revolution*, Berlin/Boston 2018; *Die koloniale Karibik. Transferprozesse in frankophonen und hispanophonen Literaturen*, Berlin 2012; *Die „Boom"-Autoren heute: García Márquez, Fuentes, Vargas Llosa, Donoso und ihr Abschied von den „großen identitätsstiftenden Entwürfen"*, Frankfurt a. M. 2004; *Re-Mapping World Literature. Writing, Book Markets and Epistemologies between Latin America and the Global South* (Mithg.), Berlin 2018; *New Orleans and the Global South. Caribbean, Creolization, Carnival* (Mithg.), Hildesheim 2017; *Kreolisierung revisited. Debatten um ein weltweites Kulturkonzept* (Mithg.), Bielefeld 2013.

ERNST RÜHL, Professor für Rebenzüchtung an der Hochschule Geisenheim University (seit 1991). Studium der Allgemeinen Agrarwissenschaften an der Universität Hohenheim. Promotion an der Universität Hohenheim (1981), Hochschulassistent an Universität Hohenheim bis 1985, von 1985 bis 1991 Senior Research Officer bei CSIRO Div. of Horticulture, Merbein, Australien. Wissenschaftliche Arbeiten zur Trockentoleranz von Reben, Kaliumaufnahme von Unterlagen und Einfluss auf die Weinqualität, Entwicklung von Rebklonen mit hoher Botrytis-Toleranz. Wichtigste Veröffentlichungen: gemeinsam mit Joachim Schmid (Hg.): *Proceedings of the Workshop on Rootstocks' Performance in Phylloxera Infested Vineyards*, Geisenheim 2003; *Acta Horticulturae 617*, (Mithg.), Geisenheim 2013; „Weinbau – Die Reben als Kulturpflanze", in: *Kulturgut Rebe*, hg. v. Helmut König/Heinz Decker, Berlin u. a., S. 63–72; gemeinsam mit Joachim Schmid/Rudolf Eibach/Reinhard Töpfer: „Grapevine breeding programmes in Germany", in: *Grapevine Breeding Programs for the Wine Industry*, hg. v. Andrew G. Reynolds, Amsterdam u. a. 2015, S. 77–102; Astrid Forneck/Andrej Benjak/Ernst Rühl: „Grapevine (Vitis spp.): Example of clonal reproduction in agricultural important plants", in: *Lost Sex. The Evolutionary Biology of Parthenogenesis*, hg. v. Isa Schön/Koen Martens, K./Peter van Dijk, P., Dordrecht u. a. 2009, S. 581–598.

YVETTE SÁNCHEZ, Professorin für Hispanische Literatur- und Kulturwissenschaft an der Universität St. Gallen. Studium der Hispanistik, Ethnologie und Anglistik an der Universität Basel. Veröffentlichungen: *Coleccionismo y literatura*, Madrid 1999; gemeinsam mit Felix Philipp Ingold: *Fehler im System. Irrtum, Defizit und Katastrophe als Faktoren kultureller Produktivität*,

Göttingen 2008; gemeinsam mit Ottmar Ette/Veronika Sellier: LebensMittel, Zürich 2013; gemeinsam mit Claudia Franziska Brühwiler: *Transculturalism and Business in the BRIC States. A Handbook*, London 2015; „Literatura y arte latinoamericanos hoy: ¿boom o burbuja?", in: *Alea*, 18/2 (2016), S. 206–312; „New Transcontinental Configurations: The US Latinos", in: *Images of Latin America, 1810–2010: Legacies and Dreams*, hg. v. Aline Helg/Claude Auroi; London 2012, S. 101–122.

SILKE SCHICKTANZ, Professorin für Kultur und Ethik der Biomedizin am Institut für Ethik und Geschichte der Medizin an der Universitätsmedizin Göttingen. Studium der Biologie und Philosophie sowie Promotion im Fach Ethik der Biowissenschaften an der Universität Tübingen. Mehrmonatige Forschungsaufenthalte an der UC Berkeley, Tel Aviv University, University of Lancaster, Jawaharlal Nehru University Delhi, University of Montréal (CA). Wichtigste Veröffentlichungen: *Organlieferant Tier?*, Frankfurt a. M. 2002; gemeinsam mit Aviad Raz: *Comparative Empirical Bioethics: Dilemmas of Genetic Testing and Euthanasia in Israel and Germany*, Cham 2016; Mitherausgeberin von u. a.: *Planning Later Life*, London 2016; *Genetics as social practice*, London 2014; *Public engagement in organ donation and transplantation*, Lengerich 2013; *Pro-Aging oder Anti-Ageing: Altern im Fokus der Medizin*, Frankfurt a. M. 2012; sowie >60 peer-review Aufsätze in internationalen Zeitschriften wie u. a.: *BMC Medical Ethics; Cambridge Quarterly of Healthcare Ethics; Developing World Bioethics; Ethik in der Medizin; Health Care Analysis; Journal of Medical Ethics; Journal of Public Health; Journal of Risk Research; Medicine, Healthcare and Philosophy; Philosophy, Ethics and Humanities in Medicine; Reproductive Biomedicine & Society; Social Science and Medicine.*

ANNETTE SIMONIS, Professorin für Allgemeine und Vergleichende Literaturwissenschaft sowie Neuere deutsche Literatur an der Justus Liebig-Universität Gießen. Studium der Germanistik, Anglistik, Philosophie und Pädagogik an den Universitäten Köln und Manchester. Wichtigste Veröffentlichungen: *Gestalttheorie von Goethe bis Benjamin. Diskursgeschichte einer deutschen Denkfigur*, Köln u. a. 2001; *Mythen in Kunst und Literatur. Tradition und kulturelle Repräsentation* (Mithg.), Köln u. a. 2004; *Intermediales Spiel im Film. Ästhetische Erfahrung zwischen Schrift, Bild und Musik*, Bielefeld 2010; *Historische Gestalten der Antike. Rezeption in Literatur, Kunst und Musik. Der Neue Pauly – Supplemente*, 2. Staffel, Bd. 8 (Mithg.), Stuttgart u. a. 2013; *Das kulturelle Imaginäre. Comparatio* 6.1 (Mithg.), Heidelberg 2014; *Mythos und Film. Mediale Adaption und Wechselwirkung* (Mithg.), Heidelberg 2016; *Das Kaleidoskop der Tiere. Zur Wiederkehr des Bestiariums in Moderne und Gegenwart*, Bielefeld 2017.

GEORG TOEPFER, Biologe und Philosoph, ist seit 2012 Leiter des Forschungsschwerpunkts *Lebenswissen* am *Leibniz-Zentrum für Literatur- und Kulturforschung Berlin*. Zurzeit leitet er dort die beiden Forschungsprojekte „Lebenslehre, Lebensweisheit, Lebenskunst" und „Die wandernden Grenzen der Biologie". Im Wintersemester 2016/17 hat er die Professur für Geschichte der Naturwissenschaften an der Universität Jena vertreten. Er studierte Biologie in Würzburg und Buenos Aires, schloss das Biologiestudium mit einem Diplom ab und wurde an der Universität Hamburg im Fach Philosophie promoviert, in dem er sich an der Universität Bamberg auch habilitierte. Seine Arbeitsschwerpunkte sind die Geschichte und Philosophie der Lebenswissenschaften sowie die kulturellen Bezüge und begrifflichen Übertragungen des biologischen Wissens. Wichtigste Publikation: *Historisches Wörterbuch der Biologie. Geschichte und Theorie der biologischen Grundbegriffe*, 3 Bde., S 2011.

DIRK WIEMANN, Professor für Englische Literatur an der Universität Potsdam. Studium der Anglistik und Germanistik in Oldenburg. Sprecher des Graduiertenkollegs „Minor Cosmopolitanisms" an der Universität Potsdam. Wichtigste Publikationen: *Genres of Modernity: Contemporary Indian Novels in English*, Amsterdam 2008; *The Politics of Passion: Reframing Affect and Emotion in Global Modernity* (Mithg.), Frankfurt a. M. 2013; *European Contexts for English Republicanism* (Mithg.), London 2013; *New Perspectives on English Revolutionary Republicanism* (Mithg.), London 2014; *Postcolonial Justice* (Mithg.), Amsterdam 2017.

UWE WIRTH, Professor für Neuere deutsche Literatur und Kulturwissenschaft am Institut für Germanistik der Justus-Liebig-Universität Gießen. Studium der Germanistik, Linguistik, Philosophie und Geschichte in Heidelberg, Frankfurt a. M. und Berkeley. Von 2005–2007 Wissenschaftlicher Geschäftsführer des Zentrums für Literatur- und Kulturforschung, Berlin. Wichtigste Veröffentlichungen: *Diskursive Dummheit. Abduktion und Komik als Grenzphänomene des Verstehens*, Heidelberg 1999; *Die Welt als Zeichen und Hypothese* (Hg.), Frankfurt a. M. 2000; *Performanz. Zwischen Sprachphilosophie und Kulturwissenschaft* (Hg.), Frankfurt a. M. 2002; *Kulturwissenschaft. Eine Auswahl grundlegender Texte* (Hg.), Frankfurt a. M. 2007; *Die Geburt des Autors aus dem Geist der Herausgeberfiktion. Editoriale Rahmung im Roman um 1800*, München 2008; *Dilettantismus als Beruf* (Mithg.), Berlin 2010; *Impfen, Pfropfen, Transplantieren* (Hg.), Berlin 2011; *Rahmenbrüche, Rahmenwechsel* (Hg.), Berlin 2013; *Komik. Ein interdisziplinäres Handbuch* (Hg.), Stuttgart 2017.

www.ingramcontent.com/pod-product-compliance
Lightning Source LLC
LaVergne TN
LVHW010644300926
849161LV00005B/1034